KB080157

힐   링
알고리즘
바로잡기

힐 링

당신은
진짜 건강해지는
비밀을 알고 싶은가?

알고리즘

조준호 지음

바로잡기

$$R = N^2 + 1$$

에듀웰
eduwell

"모든 것은 다른 모든 것과 연결되어 있다."

― 베리 코모너(Barry Commoner)

고도로 발달한 현대의학으로도 많은 질병을 아직 원인조차 제대로 설명하지 못하고, 해결하지 못하는 이유는 무엇일까요? 현대의학은 객관적인 기준을 토대로 하는 근거중심의학(Evidence based medicine)이라고 할 수 있습니다. 다양한 진단 기술로 객관적인 통계를 내 그 근거로 질병을 진단하고 치료한다는 것이지요. 그런데 '근거중심'이라는 말이 주장하는 것만큼 객관적이며 정확하지 않다는 것이 문제입니다. 두통, 고혈압, 만성피로, 우울증부터 심근경색, 암에 이르기까지 우리가 아는 질병들은 대부분 정확한 원인을 알 수 없는 것들이며, 각각 독립적인 문제가 아닌 복합적인 증후군의 형태를 띠고 있기 때문입니다.

그런데도 근거중심의학은 통계를 기초로 만든 매뉴얼에 따라 같은 질병을 가진 사람은 같은 방법으로 치료받게 합니다. 여기에서 중요한 문제는 논리의 근거가 되는 전제 조건부터 틀렸다는 것입니다. 우리는 모두 똑같은 키, 몸무게, 체형을 가지고 있지 않습니다. 같은 활동을 하거나 같은 직업을 가지고 있지도 않습니다. 우리 몸의 항상성 조절의 핵심은 반사(Reflex) 기능에 있으며, 서로 상이한 조건에 의해 반사의 결과 또한 다를 수밖에 없습니다. 이같은 이유로 현대의학이 '환자가 중심이 되는' 전체주의적 관점을 갖지 못한다고 비판받고 있으며, 증세에 대처하는 데 급급한 '항(Anti)'에 토대를 둔 모델에 지나지 않는다는 말을 듣기도 합니다. 예를 들면, 항고혈압제, 항히스타민제, 항전간제, 항염증제만으로는 근본 원인을 다스리기 어렵고, 예기치 못한 의원성(Iatrogenic) 문제가 언제든 발생할 수 있습니다.

현대의학을 부정하거나 폄하하는 말이 아닙니다. 현재 질병으로 어려움을 겪고 있다면 과거부터 스스로 만들어온 관성과 편협한 사고에서 빠져나와 전체를 바라봐야 합니다. 기존의 사고방식에서 새로운 발상의 전환이 필요합니다.

신체의 기능을 포함한 세상에서 벌어지는 많은 일은 비선형적인 모습을 띠고 있습니다. 사람들은 변수들과 그 결과가 1:1 매칭의 선형적일 것으로 기대합니다. 국소적인 것을 가지고 일반화하려고 합니다. 이는 'A는 B의 원인이며, 그 결과인 B는 C의 원인이 된다.'라고 믿는 것입니다. 물론 간단한 수학 문제처럼 그런 경우도 종종 있습니다. 그러나 대부분의 현상들은 단순한 일반화로 설명되지 않습니다. 필연적인 것은 아무것도 없고, 균형상태도 존재하지 않습니다. 더욱더 문제가 되는 것은 '불확실성'에 의해 언제, 어디서 문제가 터질지 알 수 없다는 것이고, 드러나지 않는 문제의 양은 기하급수적인 스케일업(Scale-up)을 한다는 것입니다. 즉시 개입하지 않으면 우리는 이미 손쓸 수 없는 최악의 상황을 맞이할 수 있습니다.

"전체는 각 부분의 단순 총합이 아니다."

우리 몸은 단순한 세포 덩어리가 아닌 네트워크입니다. 요즘은 어디에서나 네트워크라는 말이 등장하지만 그것은 의외로 의학에서 출발한 것입니다. 17세기에 피부 조직을 설명하기 위해 네트워크라는 용어를 사용하기 시작하면서, 유기체(Organism)의 의미가 부여되고 육체를 곧 '형태를 형성하고, 확장하고 확대되며, 보이지 않는 수많은 조직으로 구성된' 개체로 인식하게 되었습니다.

네트워크의 핵심은 연결(Link)입니다. 연결되어 각각의 시스템들이 유기적으로 상호작용을 하며 그 안에서 생성, 진화, 발전, 퇴행, 소멸하는 규칙을 따릅니다. 또한 네트워크는 고정된 시작점이나 끝이 없이 열려 있습니다. 그래서 양(Positive), 음(Negative)의 예측 불가능한 확장성을 가집니다. 어느 날 갑자기 전혀 관련 없어 보이는 곳에서 좋은 일이나 나쁜 일이 생길 수 있다는 것입니다. 이런 네트워크의 다양성은 어느 시점, 각도, 상황에서 그 현상을 보느냐에 따라 다르게 해석될 수 있습니다. 그래서 맥락적인 사고가 매우 중요합니다. 단순히 표면적으로 보이는 현상을 넘어서 시스템적으로 생각해야 합니다. 반드시 기억해야 할 점은 그 네트워크를 사용하는 주체가 네트워크의 방향을 결정한다는 것입니다.

가장 두려운 질병 중 하나를 예로 들어보겠습니다. 내 몸은 단순히 내 의지에 따라 움직이는 것 같지만, 몸 안에는 보이지 않는 수많은 연결과 질서가 존재합니다. 만약 체계와 질서를 벗어나 제어되지 않고, 독단적으로 나쁜 행동을 하면서 커가는 세포가 있다면 그게 바로 암입니다. 암은 발생한 해당 기관만의 문제가 아닙니다. 전체 시스템 안에서 체계와 질서의 붕괴가 반복되면서 예상치 못하게 나타나는 것입니다. 암세포는 과거 어느 시점부터 계속 있었으나 단지, 지금 검사를 통해 진단됐을 뿐입니다. 어제오늘의 문제가 아닙니다. 그런데 현대의학에서는 이런 시스템적, 맥락적 사고를 하지 않고 단순히 진단된 시점에서 암을 바라보면서 정해진 매뉴얼에 따라 항암제, 수술, 방사선치료로 암세포 자체만을 줄이려고 합니다.

아쉽게도 이러한 최첨단 치료를 받고도 암을 제어하지 못하고 무너진 체계와 질서는 되살아나지 않고, 재발과 전이라는 예측 불가능한 확장성을 보이곤 합니다. 그 체계와 질서를 유지하는 연결은 바로 '자율신경' 시스템이며, 어떤 질병이라도 자율신경을 함께 치료해주어야 완치의 희망에 더욱 가까워집니다.

더욱 중요한 사실은 당신에게 생긴 암은 단순히 운이 나빠서 생긴 것이 아니라는 점입니다. 네트워크를 사용하는 주체인 당신의 잘못으로 나타난 분명한 실체가 있는 과정이자 결과물입니다. 예를 들어, 넘어져서 발목을 다쳤다면, 재수가 없어서 그런 것이 아니라 평상시 잘못된 자세가 쌓여 잘 넘어질 수밖에 없는 밸런스를 가지고 있었고 자세 반사도 좋지 않은 상태였기 때문입니다. 질병이 발생하는 데에는 반드시 문제의 실체가 있으며, 물질적으로 실체가 있는 문제는 고칠 수 있습니다. 중요한 것은 자신의 건강을 최종적으로 결정하는 것은 영양학자나 의사가 아닌 바로 당신이라는 사실을 반드시 명심해야 합니다.

"만물은 상호 의존을 통해 존재하고 본성을 지닌다. 그 자체로는 아무것도 아니다."

– 나가르주나(불교철학자)

실시간 각 장기들의 정보를 처리하고 있는 뇌는 자율신경이라는 연결을 통해 신체 네트워크 환경을 지휘하고 있습니다. 자율신경은 컴퓨터 과학에서 이야기하는, 입력된 정보에 대해서 반응하도록 설계된 '오토마타(Automata)'라고 할 수 있습니다. 정도의 차이는 있겠지만 살아 있는 생물이라면 다수의 오토마타를 가지고 태어납니다. 인간이 가지고 있는 고통에 대한 신체적 반응, 본능이나 반사작용도 모두 오토마타입니다. 즉, 반사를 통해 반드시 출력을 만들어내고, 그 결과의 합이 모여 혈액순환, 호흡, 장간 해독, 호르몬, 수면, 체온조절 등이 자율신경 안에서 지휘되고 있는 것입니다. 자율신경은 온몸의 장기를 순조롭게 움직이고 활동을 조절합니다. 끊임없이 발생하는 자극에 최적의 반응을 이끌어내는 센터인 것입니다.

현재 수면 위로 드러난 불편한 증상들은 한 순간에 발생한 문제가 아닙니다. 질병은 반복되는 문제의 '양'이 '질'적인 변화(양질전환, 量質轉換)를 만들어내고, 임계치를 벗어난 기능의 질적 변화가 돌이킬 수 없는 손상을 발생시킨 결과입니다.

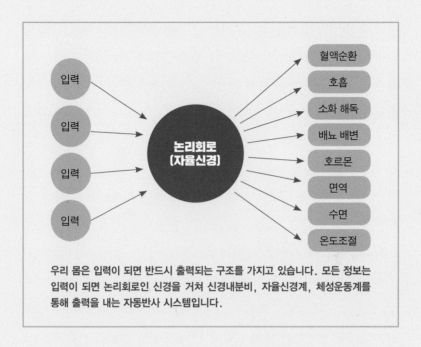

우리 몸은 입력이 되면 반드시 출력되는 구조를 가지고 있습니다. 모든 정보는 입력이 되면 논리회로인 신경을 거쳐 신경내분비, 자율신경계, 체성운동계를 통해 출력을 내는 자동반사 시스템입니다.

지금부터 우리는 특정한 기관이나 증상을 개별이 아닌, 큰 그림 안에서 의미를 파악해야 합니다. 그 연결, 관계, 통합 네트워크인 자율신경 기능에 집중해야 합니다. 자율신경의 흐름을 막고 있는 것들을 해결하고 나머지는 모든 것을 몸에 맡기면 됩니다. 신경의 흐름이 막힘없이 원활하게 흐르는 상태가 원래 우리 몸이 원하는 상태입니다. 자율신경이 살면 혈액순환이 살아나고, 혈액순환이 살아나면 손상받은 조직과 기관이 살아납니다. 이러한 관점이 바로 자율신경 기능의학입니다.

수년 동안 자율신경 기능의학 관점에서 환자들을 바라보고 치료하면서, 질병이 발생하고 치료되는 과정을 공부하다 보니 우리가 지금껏 당연히 옳다고 생각해왔던 것 중 많은 부분이 잘못되었다는 것을 깨닫게 되었습니다. 현재 건강과 관련하여 당신의 머릿속에 뿌리박힌 생각들은 '프로크루스테스의 침대'와 같습니다. 그리스 신화에 나오는 프로크루스테스의 집에는 철로 만든 침대가 있었는데 침대 길이에 손님의 몸을 맞추었다고 합니다. 키가 작은 사람은 사지를 잡아 늘이고, 키가 침대보다 크면 그만큼 잘라낸 거지요. 사람마다 다름을 인정하지 않고, '수치만을 정상으로 맞추려는' 치료(예: 고혈압약, 콜레스테롤약)와 같은 맥락을 가집니다.

이 책이 그 누군가에게는 굉장히 불편한 이야기일 것입니다. 어려운 개념들을 설명하기 위해서는 그럴듯한 이론과 수많은 데이터가 필요합니다. 데이터가 많을수록 더 많이 개입하게 되고 잡음에는 쉽게 휘둘리지만 정작 반응해야 할 진정한 정보에는 귀를 기울이기 어렵게 됩니다. 기구상들은 새로운 수술법을 계속 만들어내야 하고, 제약회사는 영양제와 약을 판매하기 위해서 정보를 끊임없이 생산해내야 합니다. 그러나 정작 행동으로 옮길 때는 이런 데이터들이 필요하지 않습니다. 안정된 자율신경 하나만으로도 족합니다. 관심을 가져야 할 것은 시스템과 연결이지 사건 자체가 아닙니다.

당신은 이렇게 말합니다.

"아무도 이해해주지 않습니다. 꾀병이라고, 한심하다고 합니다. 아슬아슬하게 하루하루를 버텨온 나에게 완치는 먼 나라 이야기 같습니다. 그저 현상 유지만 되었으면 더 바랄 게 없습니다."

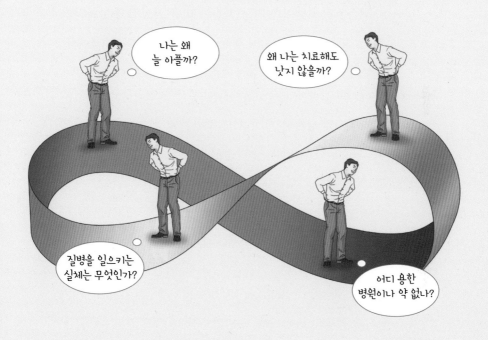

그러고는 세뇌시켜 갑니다. 다 괜찮아질 거라고⋯⋯ 나만 견뎌내면 된다고⋯⋯. 결국 질병에 걸린 것을 이해받지 못하고 부끄러움이 되고, 전부 자신 탓으로 여기게 됩니다. 그러나 갈수록 커지는 문제들은 속수무책으로 곪아가고, 그 속도는 가속화되고 있습니다.

더이상 특별한 해결책이 없다는 사실은 더욱 절망하게 만듭니다. 유명하다는 병원을 전전하며 처방받는 약들은 이름만 다를 뿐 어딜 가나 진통소염제, 스테로이드, 항우울제뿐입니다. 특별한 치료라고 해야 아직도 옛날 방식 그대로이며, 치료받는 그때뿐입니다.

질병마다 치료가 어려워 보이고 모두 다르게 접근해야 할 것 같지만 뿌리는 같습니다. 수많은 질병 경로에 '자율신경 기능이상'이라는 공통분모가 존재하고 있습니다.

그 어느 때보다도 지식 변화의 속도가 급변하는 시대에 우리는 지금까지 단순하게 가져왔던 믿음을 의심해봐야 합니다. 기존의 믿음을 계속 품고 있으면 이 믿음은 더욱 견고해지고, 극단적이 되면서 더 중요한 시각을 놓치고 맙니다.

이런 의미에서 자율신경 기능의학적인 관점은 우리에게 새로운 시각을 보여줍니다. 지금까지 세상에 없던 새로운 나만의 이론을 이야기하고자 하는 것이 아닙니다. 내가 생각하는 모든 것에 독자가 동의할 것이라고 기대하지 않습니다. 단지 절실한 그 누군가에게는 도움이 되었으면 하는 바람입니다.

모두들 궁금해합니다.

"왜 나는 치료해도 낫지 않는가?"

"질병이 찾아오는 이유는 무엇인가?"

"무엇을 치료해야 할 것인가?"

"문제를 일으키는 실체는 무엇인가?"

이 질문들에 해답을 찾고자 한다면 이 책이 당신을 확신에 찬 혁신으로 이끌 것입니다. 이 책에 담긴 내용이 건강을 기원하는 모든 사람들에게 큰 희망이 되길 바랍니다.

차례

제 2 부

자율신경 기능의학으로 만나는
힐링 알고리즘

1장 전신과 자율신경

2장   머리와 자율신경

3장   가슴과 자율신경

4장   배와 자율신경

5장   골반과 자율신경

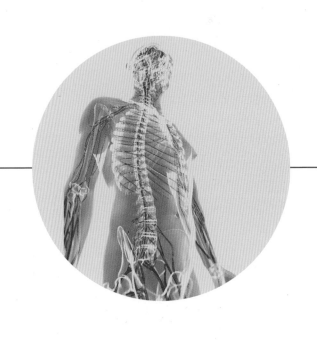

제 1 부

우리 몸의 구조와
자율신경 기능의학

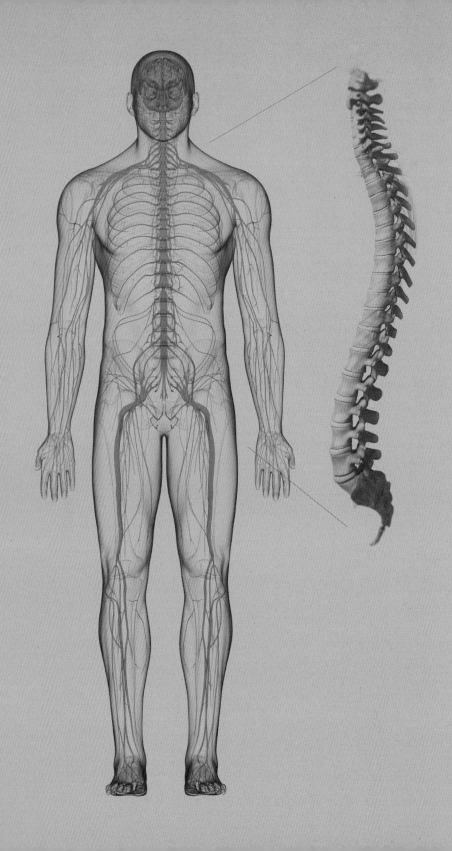

1장

나의 힐링 알고리즘을 만나다

톡톡! 건강을 담은 생각

아브라카다브라(Abracadabra)

아브라카다브라는 "내가 말할 때 나는 창조한다."라는 히브리어에서 나온 말로, 중세에는 병을 낫게 해달라고 비는 주문이었다고 합니다. 후에 마술사들이 저주의 주문으로 사용하면서 마법사의 주문으로 알려지기도 했습니다.

말이 씨가 되듯이 긍정적인 자기 확언은 자신감을 불어넣어주고 자기암시를 통해 원하는 것을 성취할 수 있도록 만들어주는 긍정의 마법이 되곤 합니다. 그러나 말로만 끝나는 긍정의 힘은 지친 사람들에게 위로가 될 수는 있지만, 허공의 메아리로 끝나기 쉽습니다. 벤저민 프랭클린은 "실천이 말보다 낫다."라고 했습니다. 실제로 무언가 결과를 만들어내는 것은 말이 아닌 행동을 통한 실천입니다.

건강에서도 마찬가지입니다. 낫게 해달라고 희망 주문만 외칠 것이 아니라 내 질병에 대해 근본 원인을 알고 그것을 해결할 만한 새로운 방법, 힐링 알고리즘을 찾아내야 합니다. 그 실천이 우리의 지속 가능한 건강을 유지하는 중요한 자원입니다.

허공을 향해 아브라카다브라만 목 놓아 외치고 있지 않나요?
중요한 것은 바로 당신의 행동입니다.

왜 치료해도 낫지 않을까?

인간은 누구나 태어나는 순간부터 퇴행의 길을 걷게 됩니다. 그 과정에서 질병을 얻게 되는데, 병에 걸린 대부분의 사람들은 '왜 나만 아플까, 왜 나만 치료되지 않을까' 라는 생각을 하게 됩니다. 그러면서 용하다는 병원, 한의원, 민간요법을 수소문하여 찾아다니고, 좋다는 식재료, 영양제를 구하려고 백방으로 노력하게 됩니다. 과연 그러한 노력이 가장 중요한 걸까요?

인간에게 나타나는 질병 중에는 감염성질환, 종양, 혈액질환, 면역계질환, 정신 및 행동장애, 신경계질환, 내분비, 영양, 대사질환, 손상이나 외상, 중독, 기형, 유전병 등 정확히 명명된 질병들이 있습니다. 그 외에 분류되지 않은 난치성 증상들은 훨씬 더 많습니다.

의학적 치료 방법도 아주 다양합니다. 일반적으로 병원에서 진료를 받고 약을 처방받고, 주사를 맞고, 시술이나 수술을 하는 현대의학은 '평균 의학'입니다. 평균 의학은 다양한 진단 기술을 통해서 대규모 연구를 한 결과를 토대로 질병을 진단하는 근거 중심 의학을 말합니다. 기존의 이론으로 검증되었거나 경험적인 치료 방법들도 치료의 효과나 부작용에 대해 검증을 거쳐 그 통계를 적용합니다. 통계 수치에 따라 치료 단계마다 일정한 표준 즉, 매뉴얼을 정해놓고 그에 따라서 치료를 하는 것입니다.

예를 들어, 암이 생기면 3대 암 치료인 수술, 항암 약물치료, 방사선치료를 하게 됩니다. 이때 수술이나 약물 투여, 방사선 조사량 등에 대한 방법과 용량 등이 일률적으로 정해져 있습니다. 이는 현대의학의 뛰어난 장점이지만 한계점으로도 볼 수 있습니다. 그 정해진 치료법으로 질병이 치료되면 다행이지만, 다른 사람에게 적용해 성공한 치료법이 나에게는 통하지 않는 사태가 발생할 수 있기 때문입니다. 또한 신체 전반에 다양한 기능성 문제들이 발생하는 경우 원인 규명을 하기 어렵거나 따로 치료법이 없으니까요.

따라서 각각의 환경이나 상태에 따른 치료법을 제시하는 '맞춤의학'이 필요합니다. 맞춤의학은 환자 개인의 특성과 과거부터 현재까지의 상황을 모두 고려하여 치료의 정확도를 높이고 치료 효과를 극대화하는 치료법입니다. 질병이 발생하는 원인은 유전병을 제외하고는 좋은 약, 좋은 영양제, 첨단 치료의 부재 때문이 아닌 잘못된 생활습관이 대부분입니다. 살아온 환경, 식습관, 자세, 삶을 바라보는 태도와 같은 일상적인 문제들의 합이 현재 나에게서 가장 취약한 부분부터 문제를 일으키는 것입니다. 질병을 예방하고 잘 치료하려면 잘못된 생활습관을 개선하는 개인적인 실천이 가장 중요합니다. 그런 의미로 맞춤의학을 넘어서 '참여의학'이 되어야 합니다. 드러난 증상과 질병을 일으키는 숨겨진 근본 원인을 찾으려 하지 않고, 문제 해결을 위한 생활 속에서의 실천도 없다면 질병을 아무리 치료해도 낫지 않거나 재발이 반복될 것입니다. 일반적인 병원에서는 모든 상황을 고려하여 치료해주지도 않고 치료할 수도 없습니다. 이러한 이유로 최근에 많은 환자들이 기능의학병원을 찾고 있습니다.

'분자교정의학(Orthomolecular medicine)'으로 출발한 기능의학은 개인의 영양 상태에 따라 음식 및 영양물질을 공급하여 인체 시스템의 균형을 이루는 방법을 말합니다. 비타민, 미네랄, 효소, 호르몬 등의 양을 조절하여 신체 기능을 회복시키기 위한 방법을 연구해 왔습니다. 비타민, 미네랄은 1920년대부터 사용되었으며, 1952년 정신과 전문의 에이브럼 호퍼(Dr. Abram Hoffer)와 험프리 오스몬드(Dr. Humphrey Osmond)에 의해 학문으로 자리 잡았습니다. 이후 라이너스 폴링(Linus Pauling) 박사가 1968년 분자교정의학을 정리하면서 노벨상을 두 번이나 수상했고, 그러면서 세상에 널리 알려지게 되었습니다. 특정한 영양물질이 특정 질병에 대한 예방이나 치료에 관계함을 발견했으며, 암과 같은 신체적인 문제뿐만 아니라 정신분열병, 우울증과 같은 정신적인 영역에서까지 효과를 증명하며 학문적으로 발전해왔습니다.

분자교정의학, 영양의학 측면에서는 환자의 식생활을 분석하고 부족한 영양소를 찾기 위해 다양한 방법을 적용하고 있습니다. 소변 유기산 대사균형검사, 모발 미네랄검사, 음식 알레르기 검사와 같은 기능의학 검사를 통해 식생활을 개선시키며, 부족한 비타민, 미네랄을 고용량으로 처방하고 있습니다.

여기서 의문을 가져야 합니다. 우리 몸에 영양제가 부족해서 병에 걸리는 걸까요? 우리가 먹는 음식만으로는 비타민이나 미네랄이 결핍될 수밖에 없는 걸까요? 약이나 영양제를 먹으면 질병이 완치되나요? 결론은, 아닙니다! 그렇기 때문에 현대의학에서 분자교정의학, 영양의학을 영양제 팔이로 매도하기도 합니다.

이런 의문을 해결하기 위해서는 힐링 알고리즘에 대해 알아보고 한 단계 더 발전된 '자율신경 기능의학'의 관점에서 질병을 바라봐야 합니다.

질병이 찾아오는 이유

과연 질병의 시작은 무엇이었을까요?

영양 부족은 결코 아닙니다. 결론부터 이야기하면 '자율신경 기능 이상' 때문입니다.

이를 설명하기 위해 세포의 입장에서 살펴보겠습니다.

세포는 스스로 생존하기 위해서 에너지가 필요합니다. 그 에너지 원을 ATP라고 합니다. 혈류가 임계 수준 이하로 떨어지면 5분 이내에 ATP 90%가 감소되며 제시간 안에 교정되지 않으면 세포는 죽고 맙니다. 즉, 문제는 세포가 요구하는 에너지가 충족되지 않는 것에서 시작합니다. 이때 세포를 살리는 길은 ATP가 생성되도록 하는 일뿐입니다. 목숨 줄 넘어가는데 입술 벌려 약과 영양제만 넣어준다고 결코 살아나지 않습니다. ATP가 적절하게 생성되지 않는 이유를 찾아내어 해결해야 하는데, 바로 그 중심에 자율신경 기능이상이 있습니다.

ATP가 부족한 원인은 크게 두 가지로 볼 수 있습니다.
첫 번째는, 에너지 공장에 재료가 부족한 경우이고
두 번째는, 세포 에너지 공장에 문제가 발생한 경우입니다.

어떤 경우에 에너지 공장에 재료가 부족할까요?
먼저 음식을 통해 섭취하는 영양소가 부족한 경우입니다. 분자교정의학에서 영양제를 처방하는 이유이지요. 그런데 다양한 음식을 섭취하고 있는데 정말 영양소가 부족한지 의문을 가져야 합니다. 오히려 영양소 부족보다 장간의 소화, 흡수, 가공 능력이 저하되어 있을 가능성이 더 큽니다. 즉, 장간의 기능이 저하된 상태에서는 아무리 좋은 음식과 양질의 영양제를 먹어도 흡수가 되지 않기 때문에 효과는 미미할 수밖에 없습니다. 영양제 주사를 맞고, 구하기 어려운 성분의 영양제를 복용해도 효과가 시원치 않은 이유입니다. 즉, 장간의 적절한 기능이 더 우선되어야 하며, 그 기능을 자율신경이 스스로 조율하고 있습니다. 그렇기 때문에 자율신경의 기능 상태가 건강과 질병을 결정하는 핵심 키워드가 되는 것입니다.

또 영양소는 충분한데 세포까지 전달되지 않는 경우입니다. 물건은 충분한데 택배로 배송되지 않는 경우와 같습니다. 영양소는 혈관을 통해 세포로 이동하며, 세포 구석구석 혈관이 잘 뚫려 있어야 영양소가 혈액을 통해 잘 공급됩니다. 그런데 혈관이 좁아지면 세포는 영양분을 적절하게 공급받지 못해 영양 결핍에 빠지게 됩니다. 이렇게 중요한 혈관을 조율하는 것 또한 자율신경입니다. 특히 교감신경을 항진시키는 원인이 오랫동안 해결되지 않으면 혈관은 수축되고 세포는 에너지 부족에 빠져 기능 저하는 물론 질병 발생으로 이어집니다.

이때 혈액이 부족하면 더욱 문제입니다. 사막에서 물 한 모금 못 마시는 극단적인 상황이 아닌데도 요즘 많은 사람들이 기능적인 탈수에 빠져 있습니다. 탈수로 인해 혈액량이 부족하고 그 상황 자체가 또 스트레스가 되어 교감신경을 항진시켜 혈관을 수축시킵니다. 부족한 혈액과 혈관의 수축은 세포를 영양 결핍 상태로 만들고 맙니다.

어떤 경우에 세포 에너지 공장에 문제가 발생하는 걸까요?

세포는 살아남기 위해서 전기 신호를 이동시키기 위한 탈분극과 재분극 과정에서 나트륨 - 칼륨ATP가수분해효소에 의해 고정비용이 계속 지출됩니다. 고정비용을 맞추지 못하면 세포 기능은 점점 나빠집니다. 에너지는 세포 내 공장인 미토콘드리아에서 생성되며, 효율적인 에너지 생산 과정에는 산소가 필수 요소입니다. 몸속 산소의 상태에 따라 에너지 생성률이 15배 정도 차이가 나며, 산소가 부족하면 세포는 에너지 결핍으로 고통스러워집니다. 폐호흡을 통해 들어온 산소는 혈액 내의 헤모글로빈에 붙어 혈액을 따라 세포로 전달되며, 세포 호흡을 통해 ATP를 만들어냅니다. 즉, 호흡 기능, 혈액순환 기능이 적절해야 세포 공장이 효율적으로 돌아가는데, 그 기능은 자율신경을 지휘하고 있습니다.

또한, 산소가 헤모글로빈에 붙기 위해서는 철이 필요하고, 세포 생존을 위해서는 Na+, K+과 같은 미네랄들이 필수적으로 필요합니다. 즉, 적절한 에너지 생성을 위해서는 음식에 들어 있는 미네랄의 소화 흡수를 위한 장간의 기능이 우선입니다.

정리하면, 건강한 세포 기능을 위한 에너지 생산 과정에는 적절한 장 기능, 간 기능, 호흡 기능, 혈액순환 기능을 지휘하는 자율신경의 안정화가 중요한 요소입니다.

미토콘드리아는 에너지 생산 과정에서 산소대사의 결과로 발생한 활성산소에 의해 손상될 수 있습니다. 산화스트레스는 미토콘드리아 기능이상의 첫 번째 원인으로 과도하게 산소를 사용하는 상황이나, 반대로 산소가 부족한 저산소 상황에서 활성산소가 과도하게 생성되어 에너지 공장을 망가뜨립니다. 과로, 과음, 과식, 과한 운동은 물론 호흡 기능 저하로 인한 저산소 상태는 산화스트레스를 증폭시키고, 그 결과로 미토콘드리아를 손상시켜 에너지 부족 상태를 만듭니다.

결론적으로 질병이 찾아오는 이유는 절대적인 에너지 부족 때문이며 그 세밀한 과정을 지휘하고 있는 자율신경 기능이상이 큰 부분을 차지하고 있습니다.

무엇을 어떻게 치료해야 할 것인가?

그렇다면 무엇을 어떻게 관리하고 치료해야 할까요?

산소 사용이 적절하지 않은 환경은 에너지 생산에 장애를 가져오고, 미토콘드리아를 손상시킵니다. 또한 전달하고 피드백 받아야 할 '정보의 양'이 많을수록 전기 신호를 많이 발생시켜 과도한 활성산소 발생으로 인한 세포의 손상 가능성이 커집니다. 신체 내부에서 발생한 과도한 정보는 다른 말로 '스트레스'라고 합니다.

정보의 양, 즉, 스트레스가 늘어날수록 에너지 소모량과 산소 소모량은 극대화됩니다. 여기서 이야기하는 스트레스는 정서적인 문제를 포함한 신체 내부와 외부에서 발생되는 정보의 총합(Sum)을 말합니다. 스트레스는 내부, 외부로부터의 압력인 'Stressor'와 스트레스 요인에 대응하는 탄성 회복력인 'Resilience'의 차이의 적분값인 'STRESS'를 말합니다.

$$\Sigma Stressor - Resilience = STRESS$$

쉽게 설명하면, 스트레스를 일으키는 원인의 객관적인 종류와 양도 중요하지만, 전체적인 스트레스 수치는 결국 스트레스를 이겨내는 힘의 양에 따라 결정된다는 것입니다. 예를 들어, 권투선수끼리 가볍게 치는 주먹은 그들에게 전혀 스트레스가 되지 않습니다. 하지만 권투선수가 일반인을 가볍게 툭 쳐도 그에게는 엄청난 스트레스가 되는 것처럼 스트레스의 양은 상대적으로 결정됩니다. 추가로 시간도 중요합니다. 스트레스가 일회성인지 지속적인지에 따라 스트레스의 총량에 절대적인 영향을 미칩니다. 문제가 발생한 위치, 개인적인 회복력, 흘러간 시간에 따라서 결과는 천차만별이 되는 것입니다.

스트레스가 지속적으로 발생하면 어떤 일이 생길까요?

첫째, 자율신경이 움직입니다. 유해한 스트레스 정보는 자율신경 중 교감신경을 자극합니다. 혈액순환의 핵심 알고리즘인 교감신경은 심박출량을 늘리기 위해 신체 대부분의 혈관을 수축시켜 혈액순환 시스템을 바꾸게 됩니다. 즉, 생존을 위한 중요 기관을 제외하고는 혈액 공급이 떨어지게 됩니다. 이런 일들이 일회성이면 문제가 되지 않지만 계속해서 반복된다면 결국 혈액 공급이 원활하지 못한 기관에 큰 질병이 찾아오게 될 것입니다.

둘째, 호르몬이 움직입니다. 스트레스를 받으면 우리 몸은 코르티솔을 분비합니다. 코르티솔은 신장 위에 있는 부신이라는 기관에서 분비되는데, 코르티솔뿐만 아니라 에피네프린, 노르에피네프린과 같은 카테콜라민 호르몬을 분비해 스트레스에 대항하여 우리 몸의 대사와 항상성을 유지하려고 합니다. 따라서 스트레스가 지속되면 부신 호르몬에 의해 대사질환이 발생할 수 있습니다. 에피네프린은 주로 심혈관에 작용하는데. 심장의 수축력을 높여 혈압과 맥박을 증가시킵니다. 코르티솔은 혈당을 올립니다. 싸우거나 도주하려면 포도당이라는 휘발유가 필요하기 때문에 몸 안에 축적된 영양소를 가공하여 혈당을 올리는 것입니다. 이처럼 지속되는 혈압과 혈당의 상승은 전신질환인 고혈압, 당뇨, 고지혈증, 비만과 같은 대사증후군 질환을 일으킵니다. 뿐만 아니라 면역기능과 연관된 다른 호르몬 대사에도 직접적인 영향을 주어 신경계통은 물론 전신 기능의 질적인 변화를 가져오게 됩니다.

정리하면, 세포가 에너지 결핍 상황을 겪게 되면 스트레스의 합이 증가하고 그로 인해 자율신경계와 호르몬이 움직이면서 처음에는 열심히 복구하지만, 시간이 흐르고 스트레스가 패턴화되면서 결국 퇴행의 길인 질병으로 진행됩니다. 그래서 분자교정의학이나 일반적인 영양의학으로 접근하는 단순 기능의학만으로는 질병의 예방, 진행을 막는 데 역부족입니다. 자율신경 기능이상을 만들어내는 객관적인 스트레스 요소들을 찾아 해결하고, 탄성 회복력을 높여주는 '자율신경 기능의학'이 근본에 가까운 치료의 길입니다.

자율신경 기능의학적 치료는 자연 치유력의 핵심인 혈액순환과 호흡, 장간의 기능을 유지하고 강화하기 위한 근본적인 치료입니다. 치료가 거듭될수록 총 스트레스의 양은 줄어들고, 탄성 회복력은 강해집니다. 즉, 뿌리 원인을 다루고, 자연 치유력을 높여 질병으로 진행되는 속도를 낮추며 앞으로 다가올 질병까지 예방하는 효과를 얻게 됩니다.

정리하면, 현대의학적인 치료는 당장 효과는 볼 수 있지만 다가올 질병의 진행을 늦추지는 못합니다. 반대로, 힐링 알고리즘의 핵심을 다루는 자율신경 치료는 효과는 느릴지 모르지만 시간이 흐를수록 건강하게 제 명대로 살 가능성이 커지는 것입니다.

이제, 탄성 회복력을 강화하고, 자연 치유력을 높여주는 자율신경 기능의학이 무엇인지 자세히 알아볼까요?

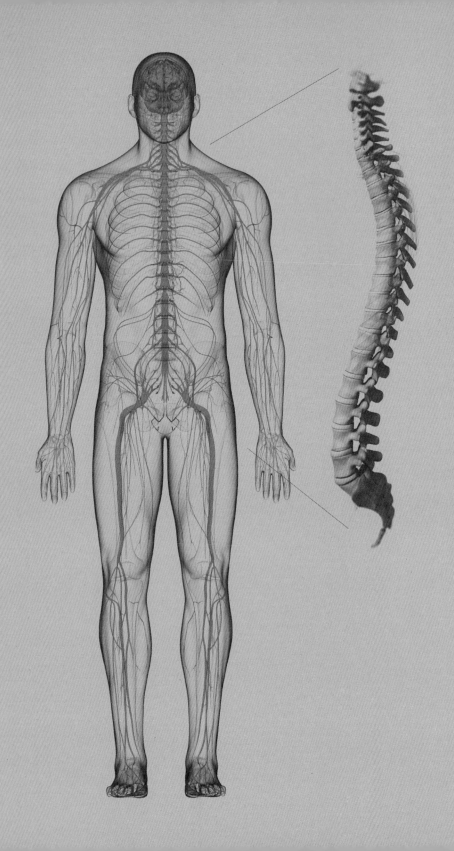

2장

자율신경 기능의학을 만나다

톡톡! 건강을 담은 생각

그레셤의 법칙: 악화가 양화를 몰아낸다.

– 토머스 그레셤(Thomas Gresham)

그레셤의 법칙이란 영국의 경제학자인 토머스 그레셤이 화폐 시장에서 소재 가치가 높은 화폐(Good money)는 사라지고 가치가 낮은 화폐(Bad money)만 유통되는 현상을 설명한 말입니다. 이 법칙은 오늘날 경제를 넘어 전반적인 삶에서 광범위하게 적용되고 있습니다. 시장에서도 짝퉁 때문에 좋은 제품이 설 자리를 잃고, 소프트웨어 산업에서도 불법 복제판이나 해적판에 의해 좋은 제품들이 사장되기도 합니다.

건강도 마찬가지입니다. 정작 꼭 챙겨야 할 중요한 일을 나쁜 습관에 밀려 하지 못하는 경우가 많습니다. 건강을 잃고 새로운 치료 방법을 찾아 방황하기 전에 평소 나쁜 자세, 나쁜 식단을 확인하고 줄이려는 노력이 필요합니다. 이를 게을리하면 건강도 악화에게 우리 삶을 내주고 말 것입니다.

건강을 지키고 좀 더 나은 삶을 향유하고 싶다면 끈질기게 좋은 습관을 강화하고 나쁜 습관들을 몰아내도록 해야 합니다.

건강 복잡계 네트워크

현대의학은 질병 자체만을 바라보는 경향이 있습니다. 환원적 사고(Reductionism)에서 비롯된 것입니다. 신체를 각각의 시스템의 합으로 보고 사람 자체를 부분으로 조각내어 기계적인 접근을 하는 것입니다. 그래서 고혈압이 생기면 혈압약을, 당뇨가 있으면 당뇨약을 처방하게 됩니다. 암에 걸리면 암을 죽이거나 없애기 위한 수술, 방사선 치료나 항암 치료를 선택하게 됩니다. 또, 어깨통증이 생기면 어깨만을 집중적으로 치료합니다. 만약 허리 디스크가 발생하면 허리 디스크 수술을 할 뿐이지 허리 디스크를 만든 전체 밸런스와 하중 불균형 문제는 안중에도 없습니다.

그러나 우리 몸은 '복잡계'입니다. 복잡계는 비선형적이며 불안정한 혼돈입니다. 건강복잡계를 예를 들면, 암 관련 유전자를 가지고 있다고 해서 꼭 암이 생기지 않습니다. 평생 술을 마시고 담배를 피워도 장수하는 사람도 많습니다. 많은 구성 요소 간의 유기적인 결합으로 인해 복잡한 현상들이 예측할 수 없게 무작위로 창발하는 것입니다. 인체의 관점에서 보면 우리 몸속에는 약 30조 개의 세포가 상호작용을 하고 있습니다. 또 인체에 존재하는 미생물의 숫자는 30조 개부터 100조 개까지 다양하게 알려져 있으며, 미생물의 유전자 수는 인간 유전자 수의 100배가 넘는다고 합니다. 신경세포 또한 약 1000억 개의 뉴런이 100조 개의 시냅스를 이루고 있다고 합니다. 이런 다양성과 복잡성 때문에 어떤 현상을 환원적인 방식으로 설명하는 것은 불가능합니다. 그래서 현대의학이나 단순 기능의학처럼 각각의 구성 요소에 집중하는 기존의 방법들은 한계가 있을 수밖에 없습니다.

복잡계 네트워크 이론을 보면, 네트워크의 중요한 특징으로 노드(Node)와 노드-노드를 연결하는 링크(Link)의 개념을 들고 있습니다. 각각의 노드들이 하나씩의 링크만 가져도 모든 노드가 연결될 수 있다는 점입니다. 그 링크가 한 개가 아닌 여러 개일 경우 상상할 수 없을 만큼의 노드 연결이 이루어집니다. 우리 몸에 적용해본다면 면역계, 순환계, 소화계, 호르몬계, 근골격계 등의 노드들이 무수히 많은 링크를 통해 연결되어 상호작용하며 한 부분의 문제가 전체에 문제를 일으키고, 이때 나타나는 현상들은 같은 조건임에도 개인마다 다른 형태로 드러나게 됩니다.

여기서 허브(Hub)라는 개념이 있습니다. 특별히 많은 링크를 가지는 노드들이 허브입니다. 만약 중요 허브들이 취약해진다면 전체가 취약해지는 결과가 쉽게 나타나고 부정적인 블랙스완이 창발하게 될 가능성이 커집니다. 건강의 관점에서 본다면 불안정한 허브가 치명적인 아킬레스건이 될 수 있습니다. 허브가 망가지면 많은 시스템이 한꺼번에 타격을 받을 수 있다는 것입니다. 불편한 증상이나 질병들은 해당 부위가 아닌 다른 곳에서 나타나기 마련입니다. 전신 건강의 관점에서 신체 허브 시스템의 기능 회복과 연결성 확보는 질병을 막는 가장 빠른 지름길입니다.

즉, 우리 몸의 핵심 허브 역할을 하는 순환과 호흡, 그리고 이들을 총괄 지휘하는 자율신경의 안정화가 감기부터 암까지의 질병 치료와 예방의 핵심입니다. 암이 발생했을 때 암을 제거하려는 현대의학적인 치료를 넘어서 암을 발생시킨 복잡계 네트워크 중 취약한 허브들을 객관적으로 찾아 치료해주고, 자율신경 기능을 높여 연결성을 확보해준다면 현대 난치병들을 극복할 수 있을 것입니다.

자율신경이 가장 중요한 이유

설명되지 않은 증상들로 병원을 방문하면 의례적으로 이런 말을 듣습니다. "스트레스 때문입니다.", "신경성이네요." 한의원을 방문하면 맥을 짚어보고 이야기합니다. "기가 허해서 그래요.", "열이 많아서 그렇습니다." 최첨단 과학기술이 범람하는 시대에 과학적으로 설명되지 않는 이런 진단이 마음에 와 닿지 않을 것입니다.

질병이란 심신의 전체 또는 일부가 일시적 또는 반복적으로 장애를 일으켜 정상적인 기능을 할 수 없는 상태를 말합니다. 크게 감염성 질병과 비감염성 질병으로 나누며, 질병의 종류에는 약 30,000개 정도가 있다고 합니다. 그러나 이름을 붙이지 못하는 수많은 증상에 대해서는 아직 정확한 정의를 내리지 못하고 있습니다.

경제학자 애덤 스미스(Adam Smith)가 말한 '보이지 않는 손'의 개념처럼, 건강 복잡계에서도 우리가 인지하지 못하는 '자율신경'에 의해 전체가 유기적으로 조율되고 있습니다.

신체 시스템은 세 가지 기능으로 나눌 수 있습니다. 정보를 입력하는 감각계, 입력 정보에 맞추어 결과를 출력하는 운동계, 이 모든 것을 조율하는 조절계입니다. 조절계는 자율신경의 전기 신호와 혈액순환을 통한 호르몬으로 지휘하고 있으며 혈액순환은 다시 자율신경에 의해 조율됩니다. 즉, 우리 몸의 항상성을 조율하고 있는 보이지 않는 손은 자율신경이며, 자율신경을 안정화시키는 것이 질병 회복의 핵심입니다. 고통받고 있는 난치병, 암을 포함한 만성질환으로부터 건강을 유지하고 회복하려면 해당 부분에 대한 치료도 중요하지만, 전체 시스템을 지휘하는 자율신경의 회복 없이는 요원한 일입니다.

자율신경이 중요한 이유를 예를 들어볼까요?

우리 몸을 집이라고 생각하고 평생 살 집을 같이 지어봅시다. 집

힐링 알고리즘: 자율신경 시스템

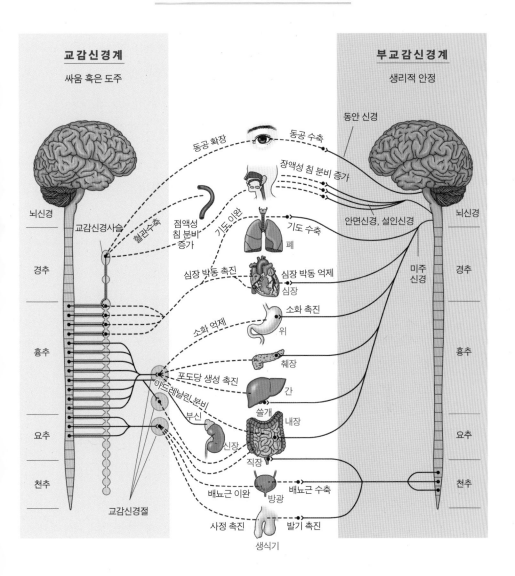

교감신경계

싸움 혹은 도주

부교감신경계

생리적 안정

동안 신경

동공 확장　　동공 수축

장액성 침 분비 증가

뇌신경

교감신경사슬

혈관수축

점액성 침 분비 증가

기도 이완

기도 수축

폐

안면신경, 설인신경

경추

심장 박동 촉진

심장 박동 억제

심장

미주 신경

소화 억제

소화 촉진

위

흉추

췌장

포도당 생성 촉진

아드레날린 분비

간

부신

쓸개

내장

신장

직장

요추

배뇨근 이완

배뇨근 수축

방광

천추

교감신경절

사정 촉진

발기 촉진

생식기

뇌신경

경추

흉추

요추

천추

자율신경계는 감각, 운동, 내장기관 기능 모두에 관여하고,
공통된 신경회로인 척추를 통해 기능합니다.

을 짓기도 전에 인테리어부터 하나요? 가구나 전자기기부터 사나요? 아닙니다. 가장 먼저 상하수도 배관, 전기시설 등 기초 작업을 해놓고 그 위에 튼튼한 철골, 시멘트 작업을 합니다. 골격을 잘 올린 후에 내부 인테리어를 하고 세입자도 들여 더불어 살아갑니다. 이 가운데 한 가지라도 문제가 생기면 건물이 손상되기 시작하는데 처음에는 복구가 가능하지만, 시간이 흐르고 문제가 쌓이면 손상 속도가 빨라지고 결국 무너지게 됩니다.

우리 몸에 빗대어 보면 상하수도 시설은 혈액순환이고 전기시설은 안정된 자율신경 기능입니다. 즉, 건강에 있어서 원활한 혈액순환과 신경의 안정화가 가장 먼저 확보되어야 합니다. 그 이후 단단한 철골과 시멘트인 근골격계의 바른 정렬상태와 관절의 안정성이 확보되어야 합니다. 건물 자체의 골격이 기울어져 있거나 약하면 건물이 오래 가기 힘들고, 그 집에 사는 주인도, 세입자도 불안해서 살기 힘들어집니다. 그런 불안정한 골격에는 고급 인테리어를 해도 아무 소용이 없습니다. 우리 몸에서 인테리어는 점막입니다. 건강한 점막을 만들기 위해서는 우리 몸의 세입자인 미생물들과의 관계가 중요합니다. 미생물들이 점막을 손상하면 처음에는 집주인이 복구하겠지만 손상 속도가 빨라지면 복구 속도가 따라가지 못하고 결국 건강이 망가져버립니다.

건강관리 및 질병의 치료도 마찬가지입니다. 호흡과 혈액순환, 자율신경 안정화가 가장 기본이 되어야 합니다. 좋다는 약, 영양제부터 찾을 것이 아니라 자율신경계의 안정화를 방해하는 요소를 찾아 해결하는 것이 우선되어야 합니다. 그 위에 다양한 치료를 더해주면 매우 강력한 치유 효과를 기대할 수 있습니다. 토양을 비옥하게 만들어 놓으면 어떤 씨앗을 심어도 좋은 성적을 거두기 쉽습니다. 꼭 기억해야 할 것은 비싼 약, 영양제를 먹는다고 쓰러져가는 척추와 불안정한 자율신경 기능이 돌아오지는 않는다는 사실입니다. 밑 빠진 독에 물 붓기일 뿐입니다.

자율신경과 힐링 알고리즘

질병 이름에는 단지 증상을 나타낸 것이 많습니다. 고혈압, 당뇨, 고지혈증, 편두통, 소화불량 등 환자가 불편해하는 증상이 바로 질병명입니다. 그런데 질병명이 있다고 해서 정확한 원인을 알거나 분명한 치료법이 있는 것이 아닙니다. 원인을 모르는 경우에는 신드롬, 증후군을 진단명에 붙이기도 합니다. 만성피로증후군, 쇼그렌증후군, 독성쇼크증후군, 과민성대장증후군 등 질병명은 있지만 어디서부터 손을 대야 할지, 무슨 치료를 해야 할지 알 수 없는 경우가 태반입니다. 못 고치면 '불치병', 고치기 어려우면 '난치병'이라고 하는데, 생각해보면 아직까지 감기약이 없듯이 대부분 난치병, 불치병이라고 할 수도 있습니다. 그렇기 때문에 환자들이 여러 불편한 증상을 호소하며 병원을 전전하면서 방황할 수밖에 없는 것입니다. 누구에게나 정서적, 신체적인 질병이 찾아올 수 있습니다. 대부분 병원 치료를 받지만 모두가 회복되는 것은 아닙니다. 반대로 잊어버리고 살았더니 말기 암이 깨끗이 사라진 기적 같은 일도 있습니다.

무엇이 우리를 질병으로부터 회복하게 할까요? 약이나 주사, 수술이나 시술 같은 의학적 방법일까요?

상식적으로 생각해봐도 의학적인 다양한 방법은 회복에 도움이 되는 재료일 뿐 결국 회복의 주체는 '나'입니다. '우리 몸은 스스로 병을 고친다.'라는 말이 있듯이, 우리 몸은 어떤 치료적인 기법의 도움 여부와 상관없이 회복의 주체가 됩니다. 즉, 질병을 앓고 있는 현재의 몸 상태에 따라 회복 여부가 결정된다는 이야기입니다. 정상적인 치유를 진행하기 위해 전신의 시스템이 동시다발적이면서 유기적으로 가동됩니다. 매우 정교한 일련의 과정인 힐링 알고리즘을 우리 몸이 스스로 해내고 있는 것입니다.

건강한 몸을 위한 힐링 알고리즘 작용에는 세 가지 조건이 필요합니다.

첫째, 손상에 대한 신호가 정확하고 빠르게 전달되어야 합니다.

조직이 손상을 입으면 손상 회복을 위한 일련의 시스템이 빠르게 가동되어야 합니다. 가장 중요한 신호는 유해자극 신호(Nociception)이며, 무엇인가 잘못되었다는 신호는 통증감각을 통해 시작됩니다. 손상이 발생하면 전기적인 신호를 신경을 통해 척수로 보냅니다. 그후 신호는 척수의 반대편으로 이동하고 대뇌를 자극하고 뇌간(Brain stem)을 통해 자동 반사가 일어납니다. 신호가 뇌간을 통과할 때 자율신경계 기능을 활성화시킵니다. 결과적으로 적절한 입력 신호는 자율신경을 통해 혈액순환, 호흡, 호르몬 기능 등을 조절하여 '힐링 알고리즘'을 총괄 지휘합니다.

우리가 보통 염증을 병원균 침입에 대한 유해반응이라 오해하기 쉽습니다. 그러나 염증의 실체는 외부적, 내부적 손상 신호에 의한 개체 보호반응이라 할 수 있습니다. 염증반응을 통해서 초기 문제의 원인들을 제거하고, 손상된 부분을 수리하도록 알려주는 것입니다. 복잡하고 정교한 세포 간의 소통과 그에 대한 피드백을 통해 정확한 염증반응을 만들어내고 그것이 해결되면 정상으로 초기화되는 것입니다. 만약 이런 반응이 적절하게 일어나지 못하면 만성적인 염증반응으로 자가면역질환과 같은 난치성 질병을 유도하고, 주변 정상 세포들까지 손상시켜 과도한 세포 노화와 퇴행이 진행될 수 있습니다.

둘째, 조직의 기능을 유지하려면 혈관을 통한 순환이 원활해야 합니다.

조직이 손상되면 매우 다양한 재료들이 필요합니다. 이런 재료들을 공급하기 위해 가장 중요한 유통 체계는 혈관입니다. 혈액은 체내의 모든 조직을 끊임없이 순환하며 산소와 영양분을 전달하고 노폐물을 배출시켜 세포를 기능하게 합니다. 즉, 혈액순환에 문제가 생기면 유기적으로 연결된 조직 및 기관들이 제 역할을 하지 못해 퇴행 속도가 빨라지면서 질병이 발생하고 악화됩니다. 여기서 혈관의 톤과 순환 기능을 결정하는 것이 바로 자율신경입니다.

셋째, 활성산소의 적절한 조율이 중요합니다.

자율신경이 지휘하는 건강한 호흡은 조직의 생존에 가장 중요한 요소임이 틀림없습니다. 세포는 산소를 통해 효율적인 에너지대사를 하여 기능이 유지됩니다. 그러나 동시에 산소를 이용한 세포 대사

과정에서 반응성이 크고 잠재적으로 유해한 산소화합물이 생성됩니다. 반면 세포는 산화스트레스를 이겨내기 위한 항산화 방어 체계가 잘 조직되어 있습니다. 만약 활성산소와 항산화 방어 시스템의 불균형이 생기면, 세포 신호전달 과정을 교란시키고, 조직 손상을 유발하며, 혈관 기능을 약화시킵니다. 이차적인 화학반응에 의해 염증성 세포 신호전달 체계를 활성화시켜 내피세포 기능장애, 고혈압, 동맥경화, 심부전 및 염증을 일으키는 데 큰 역할을 합니다.

정리하면, 회복의 주체는 우리 몸에 내재된 힐링 알고리즘인 자율신경 기능이며, 빠르고 정확한 정보전달과 적절한 순환과 호흡을 통해 우리 몸을 지켜낼 수 있게 됩니다.

우리 몸 중 어느 곳에 병이 가장 잘 생길까요?

확실한 것은 혈액순환이 원활하지 않은 곳에서 기능이상부터 암까지 생기기 쉽습니다. 불이 났을 때 골목길에 불법주차한 차들이 있으면 소방차가 진입하려고 해도 갈 수가 없어 불을 끌 수 없습니다. 마찬가지로 조직 내에 문제가 발생하면 면역세포들을 보내야 하는데 혈액순환 기능이 떨어져 있고 혈관이 좁다면 뇌에서 치유인자들을 보내려고 아무리 명령을 내려도 보낼 수가 없습니다.

혈관의 톤(Tone)을 조율하는 핵심은 자율신경 중 교감신경 기능에 달려 있습니다. 교감신경은 척수 중간외측핵(Intermediolateral nucleus, IML)의 신경세포에서 시작해 척수신경과 함께 주행하다가 흉추와 요추(T1-L2) 사이에서 나와 척추 주위 신경절을 통해 서로 교통하며 교감신경 사슬(Sympathetic chain)을 형성하며 직접 지배 장기에 도달합니다. 교감신경 사슬은 척추 전체에 펼쳐져 있기 때문에 머리부터 발끝까지 우리 몸의 전신에 분포하여 전체의 기능을 지휘합니다.

내부적, 외부적인 스트레스에 노출되면 교감신경이 활성화됩니다. 교감신경이 자극되면 노르에피네프린(NE), ATP, 뉴로펩타이드 Y(NPY), 아세틸콜린(ACH), 칼시토닌 유전자 관련 펩타이드(CGRP)와 같은 혈관 활성 매개인자들의 방출을 유도합니다.

교감신경은 아드레날린 수용체를 통해 혈관을 조율합니다. 전신을 순환하는 동맥과 정맥에서 일부를 제외하고 대부분 α1 아드레날린 수용체가 위치하고 있으며, 혈관 평활근 수축 효과에 의한 혈관 압력을 높이는 작용을 합니다. 즉, 교감신경이 항진되면 대부분의 혈관은 수축하여 좁아진다고 보면 됩니다.

혈관 내피세포는 혈관 긴장을 유지하고 있으며 자율신경에 의해 혈관이 활성화되는 것에 반응하며, 내피세포에서 산화질소(NO), 엔도텔린(Endothelin) 등을 분비하여 조율합니다. 내피세포가 병리적으로 손상된 경우, 신경전달물질 방출, 재흡수, 수용체 민감도 조절을 통해 자율신경계에 다시 영향을 미칠 수 있습니다. 또한 교감신경 기능을 항진시키는 염증반응을 더욱 높일 수 있습니다.

정리하면, 세포 손상을 일으키는 내부적, 외부적인 스트레스 상황이 오면 교감신경 기능이 활성화되면서 대부분의 혈관이 수축합니다. 이런 스트레스가 반복되고 패턴화되면 혈관 내피세포 손상으로 혈관수축에 대한 대응을 적절하게 할 수 없고, 교감신경에 의한 염증반응 향상으로 비가역적인(돌이킬 수 없는) 병리적 변화를 만들게 됩니다. 특히 지속적인 교감신경 항진은 대부분의 기관들로의 혈액순환을 줄여 영양 및 산소 공급, 노폐물 배출 장애로 기능이 점차적으로 떨어지고 반복 지속되면 질병으로 발전할 가능성이 높아집니다.

항상성이라고 해서 항상 정상이 아닌 이유

많은 사람들이 항상성에 대해 쉽게 오해하는 부분이 있습니다. 항상성이라고 해서 모두 정상, 건강한 상태를 의미하지는 않습니다. 항상성은 신체 내부에서 결정된 특정 설정값(Set point)으로 맞추려는 자율신경 대응 메커니즘을 말합니다. 즉, 그 특정 설정값이 부적절하게 세팅된 경우에는 반응 또한 문제가 되고, 무한 피드백 루프(Feedback loop)를 통해 기능이 악화되면서 질병에 점점 가까워지게 됩니다. 그래서 설정값이 적절하지 않은 경우 새로운 항상성 지점을 빠르게 마련할 수 있는 힐링 알고리즘이 매우 중요합니다.

최적의 범위에서 이루어지는 항상성을 '유스타시스(Eustasis)'라고 합니다. 우리 몸에 문제가 발생하면 새로운 항상성 지점을 찾게 되어 '신항상성(Allostasis)' 상태로 적응하게 됩니다. 그러나 이런 적응을 적절히 하지 못하면 '항상성 장애(Cacostasis)' 상태가 되어버리고, 질병에 가까워집니다.

고혈압을 예로 들면, 고혈압은 세포에서 요구하는 혈관의 압력 값이 현재 항상성 설정값으로는 부족하다고 중추신경계가 판단하면서 발생합니다. 평소의 건강한 상태에서는 120/80mmHg의 압력으로도 세포가 편안하게 기능을 했었는데, 다양한 세포 대사 문제가 발생하면 생존하기 위해 140/90mmHg라는 새로운 항상성 값으로 혈압이 재설정됩니다. 이런 상태가 '신항상성' 상태입니다.

그런데 이를 '고혈압'이라고 진단명을 붙이고, 세포 스스로가 살기 위해 혈압을 상승시켜야만 하는 근본 원인들이 고쳐지지 않은 채 항고혈압약만 먹게 되면 '항상성 장애(Cacostasis)'가 되면서 세포 요구 수준을 맞춰줄 수 없게 됩니다. 그래서 검사상 혈압은 약을 통해 낮췄지만 세포 기능은 적절히 유지하지 못해 오히려 해로운 영향을 줄 수 있습니다.

즉, 현재의 항상성은 맥락 속에서 살펴봐야 하며, 경우에 따라 항상성 시스템이 과대 반응하거나, 너무 과소 반응하게 되어 해로운 영향을 줄 수 있음을 알아야 합니다. 가장 이상적인 상황은 스트레스를 받으면 자율신경이 움직이면서 다시 본래 상태의 항상성 지점으로 돌아가는 것이겠지만, 이미 여러 시스템들의 퇴행이 진행되고 있는 상황에서는 절대 있을 수 없는 일입니다. 오히려 새로운 항상성 지점을 찾아 적응하면서 그 상태를 적절하게 유지하는 것이 현실적으로 필요한 상태입니다. 퇴행은 하지만 시시각각 빠르고 적절히 대응하면서 신체 기능을 최대한 유지하는 것이 최상의 시나리오입니다.

현대 질병의 원인들이 항상성의 역설적인 결과인 경우가 많습니다. 평소 스트레스 요인을 많이 가지고 있다면 과대 반응을 하거나,

과소 반응을 하게 돼 혈관의 압력을 적절히 조율하지 못할 것이고, 그로 인해 기능은 현저하게 감소되어 동반 질환들이 동시다발적으로 생기거나, 악성질환이 될 가능성이 높습니다. 예를 들면, 정상적인 식량 부족에 대한 에너지 저장 기전이 현대사회에서는 비만과 대사증후군과 관련된 질병을 일으킵니다. 세포 탈수 상황에 대한 체액과 전해질 저장 기전이 고혈압, 심뇌혈관계질환과 관련되어 있으며 외부 물질 침입에 대한 면역반응이 자가면역질환, 알레르기질환을 유발시킵니다. 한편 위협에서 빨리 벗어나기 위한 공포, 각성 반응은 불면증, 불안장애, 공황장애, 우울증을 일으키며 조직 손상과 변형을 방지하기 위한 반응들이 섬유근육통, 만성피로증후군 등을 일으킵니다.

정리하면, 우리 신체 내부에는 자율신경계 시스템을 가지고 있고, 최상의 설정값을 결정해주는 항상성 유지 장치가 가동되고 있습니다. 그러나 스트레스가 반복, 지속되거나 보호시스템들이 제대로 가동되지 못할 상황에 노출되면 문제가 발생됩니다. 양날의 검처럼 우리 몸을 살리기 위한 피드백이 오히려 질병을 일으키는 과정이 될 수 있습니다. 여기서 주목해야 할 것은 현재 상태에 대한 정보의 발생 여부와 빠르고 정확한 정보전달을 위한 자율신경계 주행 경로의 안정성입니다. 결국 건강을 잃지 않기 위해서는 신경, 특히 자율신경의 안정화와 자율신경계 길인 '척추의 바른 정렬상태, 관절의 안정성'을 확보해야 합니다.

구조치료가 모든 치료의 기본이 되어야 하는 이유

안타깝게도 기능의학이 '영양제 팔이'로 매도될 정도로 생화학적 개념에 쏠려 있는 현실 속에서 진정한 기능의학이라면 더욱 근본적인 문제를 다뤄야 합니다. 자율신경 기능의학 치료에서 가장 강조하고 있는 부분은 자율신경을 보호해주고 있는 구조(Structure, Spine)의 안정성입니다. 즉, 전신의 안정적인 기능은 근골격계와 대들보인 척추의 안정성에 달려 있기 때문에 전신 건강을 위해서는 핵심 구조인 척추를 반드시 치료해야 합니다.

구조의 형태(Form)와 기능(Function)에 대한 고민은 모던 건축디자인 철학에서 빠지지 않는 화두였습니다.

"형태는 기능을 따른다(Form follows function)."

생물학자 장바티스트 라마르크(Jean-Baptiste Lamarck)는 '용불용설'과 '획득 형질의 유전'을 주장했습니다. 주로 기린을 예로 들면서, 기린이 굵고 기다란 목을 가진 이유는 점점 더 높은 곳의 이파리를 뜯어먹으려는 과정에서 '신경액(Nervous fluid)'이 기린의 목을 점점 길게 해주었다고 했습니다. 즉, 기능을 만족시키기 위해 구조가 변화되었다는 이야기입니다.

그럼 당신은 왜 목의 C자형 커브가 사라지고 일자목, 거북목처럼 변화되었을까요? 생물학적인 진화 과정일까요? 아닙니다. 기린처럼 생명을 유지하기 위해 여러 위험을 감수하며 목이 길어졌다기보다 문명의 이기인 PC, 스마트폰을 과도하게 사용하면서 생긴 잘못된 자세들의 합이 형태를 변화시켰고 그로 인해 기능적인 합병증에 시달리게 되었다고 볼 수 있습니다. 어찌 보면 생존하기 위해서는 고개를 꺾고 숙이지 않을 수 없으며, 그 결과가 일자목과 거북목 자세일 거라는 씁쓸한 생각마저 듭니다.

그와 반대로 "기능이 형태를 따른다(Function follows form)."는 주장도 있습니다. 기능주의적 철학에 대한 반론으로 건축의 형태가 먼저 있고 기능이 그 형태에 맞추어 이루어진다는 뜻입니다.

이런 의미를 신체에 적용해보면 척추의 형태가 변하면 기능도 변하게 됩니다. 즉, 거북목의 형태가 되어버린 것이 특정 기능을 위해 바뀐 것이라기보다 오히려 거북목이 됨으로써 본래 목(경추)의 기능 이상이 발생한 것으로 볼 수 있습니다. 또한 목의 형태와 기능의 변화는 유기적으로 연결된 신체의 감각, 운동, 내장기관의 모든 기능에 전반적인 영향을 미치기 때문에 단지 목 형태의 변화로 끝나지 않고 전신 건강에 직접적인 악영향을 끼치게 됩니다.

자율신경 기능의학에서는 경추의 형태와 기능을 매우 중요하게 다룹니다. 따라서 목(경추)의 기능적인 의미는 무엇이며, 그 기능을 효율적으로 만들어내기 위한 형태는 무엇일까를 고민해봐야 합니다.

경추는 두개골이 중력 때문에 떨어지지 않도록 떠받치고 있습니다. 그리고 중추신경계는 뇌와 척수신경으로 연결되어 있는데 경추는 두개골과 경추의 경계선으로부터 뇌에서 뇌간, 척수신경으로 넘어가면서 척추뼈, 뇌척수막, 뇌척수액을 통해 외부 충격으로부터 보호하고 있습니다. 즉, 목은 그 지정학적인 의미로 머리부터 발끝까지 감각, 운동, 내장기관의 기능을 조율하기 위한 정보전달 길이면서 보호자이기도 합니다. 따라서 목이 좋지 않으면 머리부터 발끝까지 기능에 악영향을 미치게 됩니다.

하늘을 받치고 있는 아틀라스는 그리스 신화에 등장하는 티탄족의 한 사람으로, 제우스와 티탄족의 대결에서 패하고 그 벌로 하늘을 떠받치게 되었다고 합니다. 우리 몸에서 하늘인 머리를 떠받치고 있는 경추 1번 뼈의 이름이 아틀라스입니다. 따지고 보면 경추 1번과 제우스에게 벌을 받고 있는 아틀라스는 같은 운명입니다.

경추 1번의 형태가 틀어지면 어떻게 될까요?

경추 1번(C1), 경추 2번(C2), 후두골(Occiput)을 상부 경추라고 부릅니다. 상부 경추는 두개골을 받치고 있으면서 머리의 움직임을 만들어내는 복합 구조물입니다. 후두골과 경추 1번 관절에서 목을 굽히고(굴곡), 목을 젖히는(신전) 운동의 25% 이상이 나옵니다. 경추 1번과 2번이 만나서 만드는 관절을 환추관절(Atlantoaxial joint)이라고 부르며, 이 관절을 통해 머리를 회전하는 움직임의 50% 정도가 나옵니다. 즉, 상부 경추의 문제는 일차적으로 머리의 움직임이 제한되며 고개가 잘 돌아가지 않고, 고개를 굽히거나 젖힐 때 통증을 느끼게 됩니다. 이런 문제를 보상하기 위해 두경부근육들을 무리하게 가동하는 과정에서 두통, 뒷목통증, 어깨통증이 발생합니다.

와이셔츠의 첫 단추를 잘못 끼우면 나머지도 모두 틀어지듯이 경추 1번의 정렬에 이상이 생기면 유기적으로 연결된 나머지 척추의 정렬도 따라서 이상이 발생합니다. 그래서 상부 경추의 문제가 발생하면 전신에 악영향을 주게 됩니다.

　　특히 상부 경추는 생존에 필수 기관인 뇌간이 위치하고 있으면서 척추동맥이 목에서 두개골로 들어가며 곡선으로 꼬이는 위치입니다. 그래서 상부 경추의 불안정성이 발생하면 척추동맥의 혈액순환에 장애를 주면서 뇌간, 소뇌, 후두엽의 기능저하를 발생시킵니다. 감각수용체를 필요 이상으로 자극하여 설명되지 않는 두통, 뒤통수 통증, 정수리통증, 턱관절주위통증, 뒷목통증 등을 일으키고, 후두엽으로의 혈액순환장애로 시야 장애, 눈 침침 등이 나타날 수 있습니다. 소뇌의 기능장애는 현기증, 어지럼증, 손떨림, 균형 이상으로 자주 넘어짐, 보행 장애 등이 나타나게 됩니다.

　　상부 경추 부위에 위치한 뇌간은 생존에 필수인 뇌신경, 자율신경핵들이 모여 있는 매우 중요한 부위입니다. 뇌간에는 심혈관, 호흡, 연하작용, 기침, 구토, 배뇨 등에 관여하는 신경중추가 존재하기 때문에 뇌간의 기능장애가 발생하면 신체 전반적인 필수 기능에 장애를 가져오고, 시간이 흐르면서 진단명이 붙은 질병의 형태로 진행됩니다.

　　생체 역학적으로 척추 밸런스가 가장 중요한 점은, 신체의 한 부위에서의 신경계의 움직임은 다른 먼 신체 부위의 신경계에 긴장과 움직임을 만들어낸다는 점입니다. 형태의 변화는 기능의 변화를 만들어내듯이 거북목, 일자목, 새우등, 골반 틀어짐처럼 척추 밸런스가 무너지면 해당 부위 신경의 긴장도뿐만 아니라 신체 여러 부위에서 전체적인 총 긴장도를 상승시켜 신경 기능을 떨어뜨리면서 다양한 질병으로 발전하게 됩니다. 기능의학 치료에 구조치료가 반드시 선행되어야 하는 이유입니다. 약, 영양제를 먹고 주사를 맞아도 척추 밸런스는 절대 좋아지지 않습니다.

원인 모를 증상과 질병으로 고통받고 헤매고 계신가요?

해결의 열쇠는 바로 자율신경 안정화에 있습니다. 강력한 자가 치유 알고리즘인 자율신경 기능을 방해하는 요소들을 해결해줌으로써 우리 신체가 최적의 기능을 발휘할 수 있도록 도와줘야 합니다. 이를 위해서는 자율신경 길인 척추 구조가 안정화되어야 합니다. 구조가 안정되면 기능은 저절로 안정됩니다.

지금부터는 전신, 머리, 가슴, 배, 골반 부위에서 흔히 나타나는 증상들의 실체를 자율신경 기능의학 관점에서 자세히 알아보겠습니다.

거북목이 만든 나비효과

구조의 변형은 미용상의 문제로만 끝나는 것이 아닌 전신의 기능이상을 만들어냅니다. "누구나 그런 거 아니야?"라고 쉽게 치부할 수 있는 거북목이 만들어내는 부정적인 나비효과에 대해서 알아보겠습니다.

거북목이 되면 신경에 무슨 일이 벌어질까요?

머리가 전방으로 1인치 빠질 때마다 척추가 받는 머리 무게가 4.5kg씩 더 증가합니다. 머리가 중립 위치에 있을 경우 머리의 무게는 약 5kg 정도 됩니다. 핸드폰을 보려고 60도가 기울어지면 약 27kg의 압력이 추가됩니다. 원인이자 결과로 거북

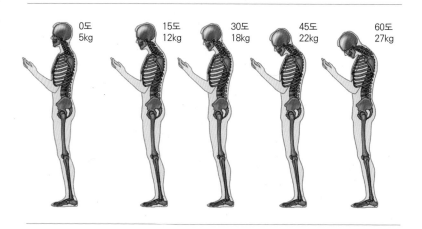

목과 같은 경추 정렬이상이 오면 호흡에도 영향을 미칩니다. 기능적인 산소 부족은 심혈관질환, 대사장애로 이어지게 됩니다. 특히 산소가 많이 필요한 뇌, 근골격계, 위장관 시스템이 가장 큰 영향을 받습니다. 장누수증후군, 과민성대장증후군과 같은 기능성 장질환에서도 거북목이 큰 원인을 차지합니다.

통증에도 취약해집니다. 경추 1-4번에서 나오는 고유 감각 신호가 신체의 통증을 조절해주는 엔돌핀 생성의 주요 자극원이기 때문에 거북목이 되면 통증을 제어하기 힘들게 됩니다. 부적절한 엔돌핀 생산으로 인해 예민해진 신경은 통증이 아닌 자극에도 통증으로 느낄 수 있습니다.

거북목이 되었을 때 각 신경의 반응

1. 거북목과 삼차신경

삼차신경은 얼굴의 감각과 저작근의 운동을 담당하고 있습니다. 삼차신경척수핵은 뇌간에서 경추 2번까지 길게 위치하면서 목, 경추로부터 올라오는 유해 감각들을 한데 모아 중추신경계로 보냅니다. 즉, 거북목이 되면 삼차신경 기능이상을 일으켜 감각으로는 두통, 안면통, 삼차신경통을 유발하고, 운동으로는 턱관절장애를 발생시키는 데 기여합니다.

2. 거북목과 자율신경

신경은 세포가 살아 있는 한 정보가 입력되면 무조건 출력을 발생시킵니다. 자율신경의 출력은 척수와 뇌신경에서 들어온 정보의 합에 의해 출력값이 조절됩니다. 그중 고속핵(NTS)은 뇌신경(CN VII, IX, X)의 일차 종착지이며, 체성감각(근골격계) 신호와 내장감각 입력 신호가 상호작용하는 곳입니다. 경추의 정렬이상은 경추 척수신경의 긴장도를 발생시키고, 바로 연접하여 위치한 고속핵을 포함하고 있는 뇌간에도 악영향을 미치게 됩니다. 즉, 거북목이 되면 뇌신경, 근골격계에서 올라온 체성신경, 내장기관에서 올라온 유해 감각들이 증폭돼 출력값을 높여 자율신경실조증과 같은 문제를 발생시킬 수 있습니다.

3 거북목과 부신경

부신경(Accessory nerve)은 뇌신경 11번에 해당되며 척수(Spinal)와 두개(Cranial) 두 분지로 나뉩니다. 두개 분지는 미주신경(Vagus nerve)과 직접적으로 연결되고, 내장기관에 영향을 미칩니다. 척수 분지는 경추신경과 합쳐져 흉쇄유돌근과 승모근에 분포하며 체성신경계인 근골격계를 지휘합니다. 부신경의 두개 분지는 내장기관을 지휘하기도 하지만 후두(Laryngeal)근육을 지배합니다. 그래서 문제가 발생하면 목소리 변화, 목 이물감 등을 유발시킬 수 있습니다.

경추 전반에 걸쳐진 척수부신경은 경추의 정렬상태에 물리적인 영향을 직접적으로 받습니다. 거북목이 되면 부신경의 기능이상으로 흉쇄유돌근, 승모근을 단축시켜, 목 자세를 더욱 나쁘게 하고 그로 인해 목통증, 어깨통증은 물론, 고개의 움직임을 자유롭고 안정적으로 유지하는 것도 힘들어집니다. 뿐만 아니라 후두근육 기능장애로 목감기 증상과 같은 불편함이 지속됩니다.

4. 거북목과 경추신경

거북목이 되면 경추는 펼쳐진 자세가 되고 경추에서 출발한 신경들의 기능이상을 동반할 수 있습니다. 경추에서는 8쌍의 척수신경이 양측에서 나오며 각각의 분지들이 합쳐져 신경총을 형성하고 있습니다. 경추신경은 감각과 운동의 복합신경이며 각각의 신경들이 고리처럼 상호 연결되면서 교차하고 재분배하여 기능을 하고 있습니다.

경신경총(Ansa cervicalis), 목신경고리는 경추 1-3번(C1-C3)에서 나와 목과 그 주위 감각과 근육운동을 지배하고 있습니다. 이마를 포함한 머리, 턱과 목 주변, 귀, 뒤통수, 어깨의 감각과 운동을 지배합니다. 거북목으로 경추신경에 물리적인 긴장이 발생하면 감각적으로는 두통, 뒷목통증, 어깨통증이 발생할 수 있습니다. 또한 삼키는 기능, 호흡 기능, 발성장애, 쉰목소리, 잦은 목감기 증상, 목 앞쪽 근육의 수축과 단축으로 인한 이물감, 목이 조이는 느낌 등을 느낄 수 있습니다.

5. 거북목과 횡격막신경

특히 경추의 건강이 중요한 이유는 경추와 호흡 기능이 매우 밀접한 관련이 있기 때문입니다. 호흡 기능에서 가장 중요한 운동신경인 횡격막신경(Phrenic nerve:

C3-5)이 경추에서 나옵니다. 횡격막은 일반 호흡 시 흡기량의 2/3를 담당할 정도로 호흡 기능에 있어서 핵심입니다. 거북목은 흉부의 수축 및 이동성 감소, 횡격막 기능을 감소시켜 호흡 기능을 현저하게 떨어뜨릴 수 있습니다. 그렇게 되면 부족한 호흡량을 보충하기 위해 두경부근육, 복근을 포함한 부호흡근을 과도하게 사용하게 되기 때문에 흉쇄유돌근, 전거근, 소흉근, 사각근, 흉횡근, 복횡근, 복사근, 복직근들의 과도한 수축으로 근육통증이 유발됩니다. 또한 반복적이며 지속적인 근육수축은 다시 거북목을 심화시켜 더욱더 큰 문제를 일으킵니다.

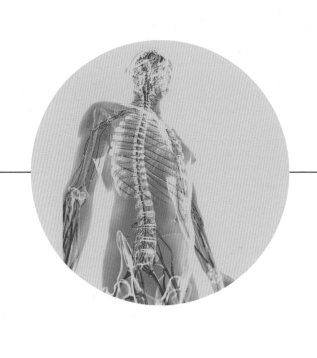

제 2 부

자율신경 기능의학으로 만나는
힐링 알고리즘

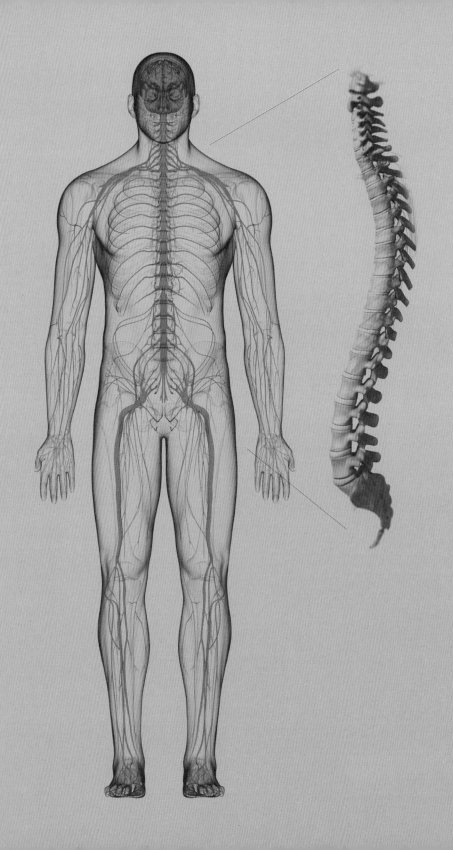

1장

전신과 자율신경

1
이유 없는 전신 증상!
'자율신경실조증'의
실체를 만나다

톡톡! 건강을 담은 생각

군자불원천불우인(君子不怨天不尤人)
'군자는 하늘을 원망하지 않고 남을 탓하지 않는다.'
- 맹자(孟子)

〈맹자〉의 「공손추하(公孫丑下)」편에 나오는 말입니다. 어떤 문제가 발생했을 때 제3자가 되어 멀찍이서 전체적인 맥락을 살펴보면 '내가 원인'인 경우가 많습니다. 내가 불쾌하게 바라보는 다른 사람의 말이나 행동이 실제로는 내 말과 행동에서 시작된다는 이야기입니다. 〈프레임〉의 저자 최인철 교수는, 우리는 상대방의 행동이 나 때문이라는 사실을 모른 채 '저 사람은 원래 그렇구나, 저렇게 살지 말아야지.'라고 자신의 신념을 정당화한다고 지적하고 있습니다.

마찬가지로 병에 걸리면 주변 사람들을 탓할 수도 있고, 일터의 스트레스 탓이라고 생각할 수도 있습니다. 아주 틀린 말은 아닙니다. 또 아픈 곳만 탓할 수도 있습니다. 하지만 그 질병이 어디로부터 온 것인지 하나하나 파고들어보면 오랫동안 스스로 키워왔음을 알게 될 것입니다.

현재 나의 건강 값은 남들이 내게 준 스트레스 때문이 아닌 내가 지금껏 보내온 시간의 적분값입니다. 내 삶을 구성하고 있는 요소들의 양과 질은 결코 불합리한 세상 탓이 아닌 내 탓입니다. 그렇다고 '내면을 향해 총구를 돌린 공격성'이라 설명되는 '내 탓'의 변질된 형태로 체념하고 스스로 벌을 내리라는 이야기는 아닙니다. 내가 만들어내고 있는 문제의 근본 원인을 균형 있는 시각으로 바라보는 지혜가 필요하다는 것이지요. 내 덕이요 내 탓입니다.

누구나 한번쯤은 겪어봤잖아!

    병원을 찾아 검사를 해봐도 뚜렷한 병명은 나타나지 않고, 머리부터 발끝까지 다양한 증상으로 고통스러운데 기댈 곳이 없는 사람들이 많습니다.

    실조증은 신경계의 퇴행성 질환을 말합니다. 실조증 앞에 명칭을 붙이면 특정 기관의 기능이 퇴행에 의해 문제를 일으키면서 실제 증상으로 나타나는 것을 의미합니다. 즉, 자율신경실조증은 자율신경계 기능의 문제로 발생되는 모든 감각적인 문제와 내장기관의 증상들을 말하며, 자율신경은 전신의 모든 기관을 지휘하기 때문에 정의하기도 어려운 애매한 증상들이 복합적으로 쌓인 경우가 많습니다. 고혈압, 당뇨처럼 간단한 검사를 통해 객관적으로 증명된 정상 범위가 정해진 것이 아니기 때문에 모호한 것도 사실입니다. 딱히 병원을 찾아가서 정밀검사를 받아도 납득할 만한 진단명이나 설명을 듣기 어려운 경우가 대부분입니다.

자율신경 기능이상이 발생하면 어떻게 될까요?

자율신경계는 전신의 피부를 포함한 모든 장기에 기능을 하고 있기 때문에 가벼운 증상부터 매우 심각한 형태까지 다양한 증상이 나타납니다.

흔하게 보이는 자율신경실조증 증상을 살펴보면 다음과 같습니다.

- 일어설 때 핑 도는 현기증 및 실신 또는 기립성 저혈압
- 귀의 기능이 정상인데도 나타나는 어지럼증, 이명, 귀먹먹 등의 증상들
- 얼굴, 손, 발의 부종과 온도조절이 되지 않아 항상 얼음장인 수족냉증
- 운동 시 심박수의 변화가 적절하지 않은 상태
- 땀을 많이 흘리거나 땀이 나지 않는 증상
- 가슴이 답답하고 호흡이 짧으며, 이유 없이 한숨을 많이 쉬는 호흡기 패턴
- 밥맛이 없고 소화가 안 되며, 복부팽만감, 변비, 설사와 같은 배변장애
- 삼킴곤란과 같은 연하장애
- 요실금, 빈뇨, 절박뇨, 잔뇨감과 같은 배뇨장애, 이차적으로 발생하는 방광염, 요도염 등 소변 관련 문제
- 사정장애, 발기부전과 같은 남성 비뇨생식기 문제
- 질건조증, 오르가즘 장애 등 여성 성적인 문제
- 시력 저하, 눈 피로, 눈 뻑뻑, 눈 침침, 눈동자가 빛에 빠르게 반응하지 못하는 등의 눈 관련 문제

- 편두통, 뒷목통증, 어깨통증, 허리통증과 같은 설명되지 않는 전신 근골격
계 통증
- 말로 설명하기 힘든 피로감

잘 보면 정도의 차이는 있겠지만, 대부분 일상적으로 느끼게 되는 증상들입니다. 별일 아니려니 무던하게 무시하고 지내다가 결국 내 장기관 손상에 의한 다발성 질병의 형태로 발전하기 쉽습니다.

자율신경실조증 극복을 위해 알아야 할 해부학

"지피지기 백전불태(知彼知己 百戰不殆)"

자율신경실조증을 이해하고 치료에 성공하려면 자율신경 해부학부터 파헤쳐야 합니다. 해부학을 정확히 알아야 검사상 정상임에도 증상이 발생한 이유를 알 수 있고, 어디에서 문제가 발생했는지, 무엇을 치료해야 할지 논리적으로 추론해낼 수 있습니다.

말초신경계는 골격근의 운동, 피부감각, 평형, 특수감각 등에 관여하는 '체성신경계'와 평활근, 분비선 등 전신에 분포된 '자율신경계'로 구성됩니다.

자율신경계는 다시 교감신경과 부교감신경으로 나뉩니다. 일반적으로 교감신경과 부교감신경은 대부분 쌍으로 신체 각 장기들과 연결되어 서로 길항적인, 반대되는 역할을 한다고 알려져 있지만 실

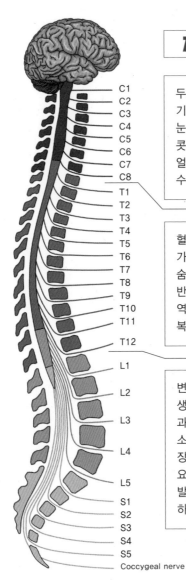

자율신경 이상 증상

척추 레벨	증상
C1 ~ T1	두통, 어지러움, 피로, 불면 기억력, 집중력 저하 눈침침, 눈뻑뻑, 눈통증 콧물, 코막힘, 재채기 얼굴, 손 붓기 수족냉증, 시림, 저림
T2 ~ T12	혈액순환장애, 부정맥 가슴통증 숨쉬기 답답, 잦은 한숨, 하품 반복되는기침 역류성식도염, 소화불량, 속쓰림 복통
L1 ~ S5	변비, 설사, 가스 생리통, 생리불순, 난임, 불임 과민성방광, 과민성대장 소장내세균과증식(SIBO) 장누수증후군 요실금, 변실금 발기부전, 성교통 하지정맥류, 하지부종, 저림

C1
C2
C3
C4
C5
C6
C7
C8
T1
T2
T3
T4
T5
T6
T7
T8
T9
T10
T11
T12
L1
L2
L3
L4
L5
S1
S2
S3
S4
S5
Coccygeal nerve

자율신경은 인체의 모든 장기와 구조를 연결하고 조정합니다. 따라서 척추 밸런스의
변화는 신경이 지배하는 감각, 운동, 내장기관 기능의 문제 모두를 일으킵니다.

주의) 각각의 척추 레벨과 특정 기능은 1:1 매치되지 않습니다. 자율신경 기능이상과 척추의
연관관계를 보여주는 대략적인 전개도입니다.

제로는 그렇지 않습니다. 또한 이름 자체가 자율신경이라 단독으로 기능할 것처럼 보이지만, 대뇌는 물론, 시상하부와 다른 모든 말초, 중추 신경의 지배를 받아 상호 조율하고 있습니다.

교감신경의 절전신경세포는 흉요수분절(Thoraco-lumbar division)이라 불리는 흉추 1번에서 요추 2번(T1-L2)까지 위치합니다. 절전신경은 척수 중간외측핵(Intermediolateral nucleus, IML)에서 시작해 척수전근을 따라 체성신경과 함께 척수를 추간공을 통해 빠져나옵니다. 이후 교감신경섬유들만 분리되어 백색교통가지(White ramus communicans)가 된 후 척추 옆에 위치한 척추주위신경절(Paravertebral ganglion)에서 절후 신경과 시냅스를 하고, 여기서 나온 일부분의 신경들은 회백색교통가지(Gray ramus communicans)를 통해 나와 다시 척수신경과 합쳐져 주행합니다.

척추주위신경절은 척수와 평행하게 상하로 연결되어 교감신경 사슬(Sympathetic chain)을 형성합니다. 교감신경은 등, 허리에서 나오지만 교감신경 사슬에 의해 척수 전체에 펼쳐져 있기 때문에 머리부터 발끝까지 전신의 모든 부위에 복합적으로 영향을 미칩니다. 교감신경 사슬에서 나온 절후신경은 직접 해당 장기에 도달하여 기능을 지휘합니다.

핵심 내용을 정리하면, 교감신경은 목을 통해 등허리에서 나와 기능을 하고, 체성신경과 함께 주행하면서 추간공을 통해 빠져나와 상하로 머리부터 발끝까지 교감신경 사슬로 연결되어 전신의 기능을 지휘합니다.

부교감신경계는 뇌간과 천수(천골, Sacrum)에서 시작됩니다. 그래서 뇌천수분절(Craniosacral division)이라고 합니다. 부교감신경계는 시상하부의 시삭상핵에서 시작해 시삭상핵-뇌하수체로, 뇌신경 III, VII, IX, X(CN 3, 7, 9, 10), 골반신경(Pelvic nerve)으로 지배하는 장기 또는 장기 근처의 인접 부위에서 시냅스를 이룬 후 평활근세포나 분비선 등을 지휘합니다.

부교감신경에 해당되는 뇌신경(Cranial nerve)의 각 기능

- **동안신경(CN III):** 동안신경핵(Oculomotor)에서 시작된 부교감신경은 동안신경을 따라 동공괄약근(Pupillary sphincter muscle)이나 눈의 모양체근(Ciliary muscle)에 분포합니다. 동안신경은 안구의 움직임에 관여하는 운동신경입니다. 안검근육과 외안근의 움직임을 조절하여 윗눈썹을 움직이고 눈을 위와 옆으로 움직이게 하며, 홍채를 통해 동공의 크기를 조절합니다.
- **안면신경(CN VII):** 혀의 앞부분에서 발생하는 미각을 대뇌로 전달하는 감각신경과 얼굴 표정 변화, 침과 눈물 등 타액을 분비하는 운동신경이 함께 작용합니다.
- **설인신경(CN IX):** 혀의 뒷부분에서 발생하는 미각, 인두의 감각을 전달하는 감각신경과 인두의 삼킴 작용, 침 분비를 조절하는 운동신경이 함께 작용합니다. 타액핵(Salivatory nucleus)에서 시작한 신경은 안면신경(Facial nerve)과 설인신경(Glossopharyngeal nerve)을 경유하여 침샘을 지배합니다.
- **미주신경(CN X):** 미주신경핵은 연수에서 시작하여 흉강과 복강에 분포하며 전체 부교감신경의 약 75%를 담당합니다. 인두근, 후두, 외이(귀)의 감각에 관여하는 감각신경과 삼킴, 소화작용 등의 내장운동, 심장 및 혈관운동, 인후두의 움직임을 조절하는 일에 함께 작용합니다.

정리하면, 부교감신경 대부분의 절전섬유는 뇌간에 존재하는 미주신경운동핵(Dorsal motor nucleus of vagus, DMV)과 의핵(Nucleus ambiguus)에 위치하고 두개골을 빠져나와 뇌신경과 골반신경을 통해 머리, 가슴, 배, 골반에 위치한 장기의 감각과 운동 모두를 지배합니다.

그래서 전신 건강을 위해서 자율신경과 관계된 뇌신경의 핵들이 위치한 뇌간의 물리적인 상태가 매우 중요합니다.

뇌간의 세부 구조와 뇌신경핵

- 연수(Medulla oblongata): 삼차신경척수핵, 설하신경핵, 미주신경등쪽핵
- 뇌교(Pons): 삼차신경주감각핵, 삼차신경운동핵, 삼차신경중뇌핵, 외전신경핵, 청각전도핵, 전정신경핵
- 중뇌(Midbrain): 도르래신경핵, 동안신경복합핵, 흑색질
- 그물형성체(Reticular formation): 섬유다발이 신경세포들을 마치 그물처럼 감싸고 있는 형태로 나타나기 때문에 그물형성체라고 불립니다. 그물형성체는 뚜렷한 핵을 이루지 않은 신경세포체들과 이들 사이를 주행하는 신경섬유 다발로 구성되어 있습니다. 발생학적으로 뇌에서 가장 오래된 부분이며, 생명 유지와 관련된 원시적인 기능을 담당합니다. 수면과 각성, 의식 등 대뇌피질의 기능, 호흡 및 심장혈관 기능과 관계된 내장 기능, 감각 전달, 골격근 운동기능을 모두 조절합니다.

핵심 내용을 정리하면, 부교감신경의 적절한 기능은 '뇌간'의 기능에 좌우되며, 뇌간은 생명 유지에 관련된 매우 중요한 역할을 합니다. 특히 치료적 관점에서 부교감신경의 주행 경로를 보면 부교감신

경이 뇌에서 빠져나올 때 두개골을 구성하는 뼈와 뼈 사이에 만들어진 틈과 구멍을 통해 나온다는 사실이 중요합니다.

이제 공부한 내용을 자율신경실조증이 발생한 원인 규명과 치료에 적용해보겠습니다.

꼬인신경 모델 vs 체성 - 내장 질병 모델

자율신경의 기능이 떨어져서 발생한 자율신경실조증은 어떤 문제가 시작이었을까요? 대표적인 원인으로 신경회로 장애를 일으키는 '물리적인 문제'와 '환경적인 문제' 두 가지를 들 수 있습니다. 풀어서 설명하면, 신경 기능을 가장 손상시키는 물리적인 긴장(압박) 요인을 찾아야 하며, 최상의 기능을 유지하는 데 필요한 건강한 신경세포 환경(산소, 영양소 공급 및 노폐물 배출)을 방해하는 혈액순환장애 요인을 점검해야 합니다. 가장 대표적인 자율신경실조증의 원인은 신경에 물리적인 압박과 긴장도를 만들어내어 결과적으로 세포 환경까지 악화시키는 척추 밸런스 불균형입니다.

신경에 미치는 물리적인 영향에 대해서는 꼬인신경 모델과 체성-내장 질병 모델 두 가지 이론이 있습니다.

꼬인신경 모델(Pinched nerve model)은 1960년대 이후 발전된 초기 이론 모델입니다. 척추의 정렬이상은 '추간공'을 통해 빠져나오는 신경에 대한 비정상적인 압력을 발생시킵니다. 여기서 말하는 신경은 체성신경과 자율신경 모두를 말합니다. 신경에 가해진 불필요한 물리적인 압력은 정보의 입력과 출력에 모두 문제를 일으키고, 그로 인해 체성신경이 지배하는 근골격계 증상은 물론 자율신경이 지배하는 내장기관의 질병들을 유발할 수 있게 됩니다.

위에서 살펴봤듯이, 자율신경은 혼자 주행하지 않고 체성신경(근골격계)과 합쳐져 주행합니다. 그래서 신경이 꼬여 압박을 당하면 통증뿐만 아니라 내장기관의 기능이상이 동시에 발생될 수 있는 것입니다. 그리고 그 통증과 기능이상이 합쳐져 훨씬 증폭된 형태로 다시 입력되면서 민감화를 유발하고 신경병성 통증이 발생하는 악순환의 과정을 겪게 됩니다.

반대로 압박되고 있는 신경의 압력과 스트레스를 낮춰주면 내장기관의 문제, 근골격계 문제들을 함께 해결할 수 있습니다. 아쉽게도 꼬인신경 이론은 환원주의적 사고를 기반으로 하고 있습니다. 특정 부위의 문제가 그와 직접적으로 연관된 문제를 일으킨다고 생각하고 있습니다. 그래서 문제가 되고 있는 부분을 결정하고, 그 부분만을 치료하면 눌린 신경의 압박이 풀리면서 해결될 것으로 보고 있습니다. 그러나 교감신경은 위에서 살펴봤듯이 체인을 형성하며 머리부터 발끝까지 연결되어 있기 때문에 한 부분에 발생된 문제가 전신에 영향을 미치며, 예상할 수 없는 다양한 증상이 나타나게 됩니다. 즉, 문제된 부분과 증상이 1:1 매치되지 않는다는 사실입니다. 또한, 증상의 중증도와 병변의 정도가 일치하지 않는다는 것도 '꼬인신경 모델'의 한계점입니다.

다음으로 체성-내장 질병 모델(Somato-visceral disease model)에 대해 알아보겠습니다. 꼭 척추의 아탈구부터 척추질환이 있어야만 내장기관에 문제가 생긴다는 '꼬인신경 모델'로는 통증이 없이 자율신경 실조증상을 일으키는 경우, 그 이유를 설명하기 어렵습니다. 그러나 척추에 병리적인 문제가 없더라도 체성신경과 자율신경 기능에 장애가 발생할 수 있습니다. 바로 신경긴장도(Neural tension)가 자율신경 실조증의 핵심 원인입니다.

우리 몸을 구성하고 있는 조직들은 모두 시작점(Origin)과 정지점(Insertion)이 있으며, 신축성을 가지고 있지만 늘어나는 데 한계가 있습니다. 즉, 조직이 양끝에서 고정되어 있기 때문에 움직임에 따라 조직이 늘어나는 긴장도(Tension)가 발생하게 됩니다. 신경의 경우도 마찬가지입니다. 뇌와 척수를 포함한 중추신경과 척추를 빠져나와 주행하는 말초신경도 신경을 보호하기 위해서 여러 방향에서 주변 조직과 연결되어 있기 때문에 신경을 보호하고 있는 근골격계의 형태가 바뀌면 신경긴장도가 발생합니다. 예를 들면, 경추커브이상인 일자목, 거북목이 되면 목뼈 구조가 펼쳐지면서 척수신경 길이를 5~7cm 늘려 신경정보전달 이상을 만들어 기능이상이 발생합니다. 단순 척추 밸런스 문제만으로도 통증 유무에 관계없이 자율신경계 이상으로 인한 내장기관의 문제가 발생할 수 있다는 이야기입니다.

'체성-내장 질병 모델'은 신경반사를 기반으로 설명하고 있습니다. 신경은 입력이 되면 반드시 출력이 나오게 되고, 유해한 감각신호의 입력은 자율신경 중 교감신경의 출력 신호를 높이면서 혈관을 수축시키는 반사회로를 더욱더 강화시키는 결과를 가져옵니다. 교감신경의 부적절한 출력에 의해 연관된 내장기관으로의 동맥이 수축하면 모세혈관의 압력이 낮아집니다. 그 결과 혈관 내 정수압이 떨어지면서 혈관과 세포 사이에서 물질을 주고받는 공간인 간질액이 모세혈관으로 역류하게 되어 간질액의 상태는 상대적으로 나빠집니다.

그로 인해 세포는 산소가 부족하게 되고, 저산소 상황에서의 생화학적 변화가 나타납니다. 이산화탄소와 젖산(Lactic acid)의 생성이 증가하고, 활성산소가 많이 발생합니다. 그리하여 이차적인 허혈 상태가 더욱더 조장됩니다. 이러한 반응들은 매개인자들을 통해 히스타민, 프로스타글란딘 등의 염증 관련 화학물질들의 분비를 증가시킴으로써 교감신경은 더욱더 출력값을 높이면서 혈관이 수축되는 악순환으로 이어집니다.

정상적인 상황에서는 이러한 일련의 반응들은 위기 상황에서 생존하기 위한 대처로 매우 훌륭한 메커니즘입니다. 교감신경을 활성화시켜 심박출량을 유지함으로써 핵심 장기로 산소를 충분히 공급하여 기능을 유지하게 하는, 허혈성 상황에 대한 방어 능력이라고 할 수 있습니다. 반면에 뇌, 심장, 근육을 포함한 핵심 장기를 제외한 다른 내장기관으로의 혈관은 수축합니다. 이로써 당장의 생명 유지 기능은 지켰을지 모르지만 유기적으로 연관된 다른 내장기관은 허혈성 타격을 입을 수밖에 없고, 이런 상황이 반복되고 지속되면 질병이 발생하는 것입니다. 게다가 체성신경을 통해 유해자극이 입력되면 근골격계로 출력이 나타나면서 근육을 과도하게 수축시켜 통증을 더 유발하고 교감신경을 항진시켜 내장기관으로 가는 혈액순환장애를 일으켜 내장기관 질병까지 유발하게 되는 것입니다.

정리하면, 전신에 걸쳐 설명되지 않는 증상이나 질병이 발생했을 때는 자율신경실조증을 생각해야 하며, 꼬인신경 모델과 체성-내장 질병 모델에서 살펴봤듯이 척추의 병리적인 문제뿐만 아니라 일자목, 거북목, 새우등, 골반의 비틀림과 같은 기능적인 문제가 직접적인 원인이 되면서 동시에 핵심적인 치료의 위치가 됩니다.

즉, 자율신경 문제를 치료하려면 이와 연결되어 있는 체성신경 문제를 치료해야 한다는 뜻입니다.

민감화와 수렴 개념 이해하기

체성신경과 내장신경의 연결고리들이 밝혀지면서 민감화(Sensitization)와 수렴(Convergence)이라는 중요한 개념들이 추가되었습니다.

이전에는 신경의 기능을 신경의 자극 정도에 따른 정보의 입력값과 그에 따른 출력값의 선형적인 관계에서만 생각했습니다. 1970년대 이후 중추, 말초 신경의 민감화에 대한 개념들이 나오면서 신경이 과도하게 압박되지 않더라도 문제를 일으킬 수 있다는 것이 밝혀졌습니다. 중추신경, 말초신경의 민감화는 흥분 역치를 감소시켜 쉽게 출력을 유발시키고, 이러한 상황이 장기적으로 반복되고 지속되면 질적인 변화가 오면서 세포, 시냅스, 뉴런이 변성됩니다. 초기에 발생했던 유해 감각들이 확산되면서 과민성 상태를 만들고 이러한 변화가 장기적으로 유해한 신경회로를 강화시키면서 적은 자극에도 불편한 증상을 쉽게 나타냅니다. 즉, 근골격계의 유해자극이 반복, 지속되면 병리적인 문제가 아니더라도 자율신경 과반사(내장기관 문제)를 일으켜 신체 모든 조직의 기능적, 해부학적인 변화가 발생하고, 퇴행의 속도는 가속화됩니다.

수렴이라는 개념은 출력값을 결정하는 입력 정보가 1:1인 하나가 아니라 여러 정보가 모이고 합쳐서 결정된다는 뜻입니다. 근골격계의 체성신경과 내장기관의 자율신경은 같은 신경회로를 사용하여 정보를 전달합니다. 그래서 근골격계에서 오는 정보와 내장기관에서 오는 정보가 중추 레벨에서 수렴되어 종종 구별할 수 없는 증상으로 인식되기도 합니다. 각각 따로는 역치를 넘지 않는 자극이었을지 모르지만, 근골격계와 내장기관에서 올라오는 유해자극이 수렴되어 합이 임계치를 넘으면 다음과 같은 증상으로 드러날 수 있습니다.

* **연관통(Referred pain)**: 내부 장기의 염증과 같은 유해자극이 발생하면 같은 회로를 사용하는 체성신경에 감각적인 통증의 형태로 나타나는 현상. 몸 속의 장기와 관련이 없거나 멀리 떨어진 부위에서 발생하므로 내부 장기의 병변을 놓치기 쉬움. 어깨통증이 심근경색의 첫 증상일 수 있음.
* **통각과민(Hyperalgesia)**: 통상적인 통증 유발 자극에 대해 더 심한 통증을 느끼는 현상으로 중추성·말초성 민감화, 감작에 의해 발생함.
* **이질통(Allodynia)**: 정상적으로는 통증을 일으키지 않는 약한 자극에 대해서도 통증을 경험하는 현상으로 옷이 스치기만 해도 아픔.

정리하면, 체성신경과 자율신경은 신경회로를 공유하기 때문에 체성신경의 기능이상이 자율신경 기능이상의 직접적인 원인이 됩니다. 또한 문제가 되어 보이는 부위와 증상을 일으키는 부위가 1:1로 반드시 일치하지 않습니다. 부분의 문제는 전체의 문제를 일으키며 특히 취약한 곳에서부터 근골격계 문제와 내장기관의 문제를 함께 일으킵니다. 이러한 과정은 신경긴장도 형성, 말초·중추 민감화, 수렴 등의 기전으로 발생합니다. 즉, 자율신경실조증 해결을 위해서는 근골격계 '체성신경 스트레스'와 '내장기관 자율신경 스트레스'의 총합을 낮추는 것이 핵심 열쇠입니다.

구조치료가 필요한 이유

자율신경 안정화를 위한 체성신경 스트레스를 낮추기 위해서는 무엇을 해야 할까요?

그것 또한 근골격계 속에 답이 있습니다. 신경이 주행하는 경로에서 좁은 곳, 안정성이 떨어지는 취약한 곳을 찾아야 합니다. 그중 신경들이 구멍을 통해 빠져나오는 곳에서 문제될 가능성이 가장 높습니다.

체성신경과 자율신경 중 교감신경은 척추 각 레벨의 추간공(IVF)을 통해서 빠져나오고, 부교감신경은 두개골의 접합부로 이루어진 틈과 천골을 통해 빠져나옵니다. 그래서 두개골 기능이상(Cranial fault)

을 포함한 전척추, 골반 복합체뿐만 아니라 사지관절을 포함한 근골격계 문제 모두가 자율신경실조증 치료의 범위에 들어갑니다.

특히 자율신경의 핵들은 뇌간에서 출발합니다. 뇌간은 경추 척수 신경과 바로 연접해 있기 때문에 일자목, 거북목과 같은 경추 정렬의 변화는 자율신경 기능에 치명적으로 악영향을 미치게 됩니다. 일자목, 거북목은 척추커브가 위아래로 펼쳐지는 형태입니다. 척추체가 펼쳐지면 척추체에 결합조직에 의해 단단히 고정된 척수신경은 물리적인 신경긴장도가 형성됩니다. 경추 척수신경의 물리적인 긴장이 유발되면 바로 연접하여 위치한 뇌간의 신경긴장도를 유발시키면서 자율신경실조증의 직접적인 원인이 됩니다. 따라서 자율신경이 제기능을 하려면 경추가 건강해야 합니다. 이러한 이유로 일자목, 거북목을 만드는 잘못된 자세를 확인하고 교정해야 하며, 문제가 있다면 자율신경 구조치료를 통해 회복을 유도할 수 있습니다.

정리하면, 구조적인 안정성이 기능의 안정성을 담보합니다. 구조치료가 내장기관의 치료가 되고, 내장기관의 치료가 난치성 통증치료가 됩니다. 척추 밸런스에 대한 치료가 자율신경실조증 치료의 핵심 재료가 됩니다.

사실이 이럴진대 아직도 영양제를 찾으러 다니는지요? 인테리어를 아무리 잘한다고 해도 쓰러져 가는 집을 세울 수는 없습니다. 반대로 척추와 신경이 안정화되면 모든 것이 저절로 해결됩니다.

자율신경 구조치료 개론

"어떠한 상황에서도 올바로 서 있게 하라." - 루스 슬라비드

아기 돼지 삼형제 중 첫째가 지었던 입으로 불기만 해도 쓰러질 것 같은 지푸라기 집은 아무리 치장해도 금세 무너질 것입니다. 반면 셋째가 튼튼하게 지은 집은 태풍이 불어도 창문은 몇 장 깨질지 몰라도 전혀 흔들림이 없습니다. 사는 사람, 사는 곳마다 집의 구조는 다를 수 있지만 원칙은 같습니다. 수천 년 전부터 지금까지 살아남은 건축물들의 공통된 원칙은 화려함이 아니라 구조의 안정성입니다.

사람도 마찬가지입니다. 자율신경 기능이상 시작은 척추의 정렬 이상과 관절의 불안정성(Instability)부터입니다. 따라서 척추의 정렬이 상을 교정하고 관절의 안정성을 확보하기 위해 어떤 방법이든 적용하면 좋습니다.

척추의 질량 중심(Center of mass)을 중력선에 가깝게 정렬상태를 맞추기 위해 '자율신경 도수치료'를 적용할 수 있습니다. 그러나 척추 정렬상태를 일시적으로 맞추었다고 그 상태가 계속 유지되지 않습니다. 따라서 불안정성, 관절의 헐거움(Laxity)을 반드시 해결해주어야 장기적인 안정성이 확보됩니다. 이때 자율신경 프롤로테라피가 큰 도움이 됩니다. 척추체를 잡고 있는 인대들을 강화시켜줌으로써 신경의 이동경로를 안정화시키고 감각과 운동, 자율신경의 정보전달을 원활하게 하여 지속 가능한 건강을 유지하는 데 큰 기여를 합니다.

2

99% 잘못 알고 있는 '만성피로'의 실체를 만나다

톡톡! 건강을 담은 생각

만일 내게 나무를 벨 시간이 한 시간 주어진다면
우선 나는 도끼를 가는 데 45분을 쓸 것이다.
– 에이브러햄 링컨(Abraham Lincoln)

원하는 목표를 달성하기 위해서는 나만의 지도를 가지고 준비하
는 과정이 매우 중요합니다. 지도 없이 이리저리 방황하는 것은
무의미한 시간 낭비로 끝날 때가 많습니다.
우리에게 질병 문제가 발생했을 때도 마찬가지입니다. 어떤 것이
몸에 좋다더라, 어디를 찾아가야 한다더라 등의 말에 따라 움직
이다 보면 바쁘게 대처한 것 같지만 결국은 제자리인 경우가 대
부분입니다. 오히려 그렇게 흘러가는 시간 동안 문제를 발생시킨
원인은 더욱 악화되고 퇴행의 속도는 빠르게 진행됩니다. 소중한
건강을 위해서 반드시 객관적인 평가가 우선되어야 하는 이유입
니다. 준비도 하지 않고 성공하길 바라면 안 됩니다. 그저 용하다
는 약, 영양제, 처치로 근본적인 회복을 바라는 것은 도둑 심보입
니다.
반대로 객관적인 평가를 통해 방향을 정확히 설정했다면 당장
마음먹은 대로 성과가 나오지 않는다고 실망하거나 중간에 그만
두지 마세요. 나무를 베는 작은 일조차도 시간이 필요합니다.

피로 사회

안타깝게도 피로가 질병이 되어버린 사회에 우리는 살아가고 있습니다. "힘을 내!", "너도 할 수 있어!", "포기하지 마!"를 되뇌어야만 버텨낼 수 있는 아슬아슬한 일상이 불안하기만 합니다. 무언가를 해내지 못하면 패배자로 낙인찍히며 우울증, 불안증, 공황장애와 같은 정서적인 문제까지 겪습니다. 경쟁에 뒤쳐지지 않고 치열하게 살아가려니 우리는 늘 피로합니다. 문제는 이런 증상들이 피로함을 넘어서 신체적인 문제, 정서적인 문제까지 한꺼번에 쏟아져 나오면 경우에 따라서는 극단적인 행동을 하기도 합니다.

피로는 누구나 느낄 수 있는 증상이지만 이것이 어느 순간부터는 전혀 해소되지 않게 됩니다. 만성피로 영양제, 만성피로 운동, 피곤하지 않는 법을 검색해보지만 딱히 도움이 되는 것도 아닙니다. 혹시 무서운 질병에 걸렸나 병원을 찾아 검사를 해보면 아이러니하게도 검사상은 정상이라고 하기 십상입니다.

"스트레스 때문입니다.", "신경성이에요." 이렇게 답을 듣고 돌아오는 길은 허무하기만 합니다. 스트레스를 관리하고, 푹 자고, 식생활을 바꾸고, 운동을 하고, 여가 시간을 즐기라고 해도 그럴 여유도 힘도 없습니다.

'피로하다'는 것은 실체가 없는 듯하지만 질병에 가까운 상태로, 반복되고 시간이 흐르면 마침내 질병이 발생하거나 건강이 파괴될 수 있는 상황을 의미합니다. "누구나 피로한 거 아니야?"라며 버티는 것은 너무 위험해 보입니다.

만성피로는 만성피로증후군으로 아직까지 결론이 나지 않은 수많은 증상 모음입니다. 아직까지도 이 병의 존재를 인정하지 않고 우울증, 신체화장애, 꾀병 등으로 생각하기도 합니다. 심한 피로감을 호소하면서 집중력장애, 인지기능저하, 수면장애 등 정서적인 증상들이 동반됩니다. 만성피로를 느끼는 1/3에서 우울증, 권태감이 나타나기도 합니다. 반면, 근골격계적인 통증에 시달리기도 합니다. 사실 피로감과 통증은 관련 없어 보이지만 섬유근육통(Fibromyalgia)과 증상이 겹치는 부분이 매우 많습니다.

피로감도 다양한 표현으로 이야기합니다. '몸과 마음이 총체적으로 힘들어진다. 독감을 앓는 것 같다. 몸이 늘어지고 무거워진다. 몸에서 기운이 모두 빠져나가는 것 같다. 약을 먹은 것처럼 혼미하고 정신이 맑지 못하다.' 등 전신 증상을 호소하는 경우가 많습니다. 특히 동반되는 증상을 흔한 순서대로 나열해보면 집중하기 어려움, 두통, 인후통, 림프선압통, 근육통증, 관절통증, 열감, 수면장애, 정서적인 문제, 알레르기, 복통, 체중감소, 피부발진, 빠른 맥박, 체중증가,

가슴통증, 식은땀 이외에도 위장장애, 운동 시 호흡곤란, 운동 후 심한 피로 증상, 수족냉증, 광과민(Photophobia), 이명 등이 있습니다.

즉, 만성피로를 해결한다는 말은 전신을 상대해야 하는 큰 일이 됩니다. 꼭 기억해야 할 점은 각각의 증상들이 따로가 아니라는 것입니다. 모든 증상들은 유기적으로 연결되어 있기 때문에 전체 속에서 원인을 찾고 치료해야 합니다. 부분만 치료해서는 필패입니다.

그렇다면 만성피로의 실체는 무엇일까요?

만성피로가 신경장애인 이유

심한 피로감에 집중력장애, 주의력장애, 기억력장애, 감각이상 등과 같은 증상들이 동반되기 때문에 만성피로 원인을 중추신경계 장애로 보는 의견들이 많습니다. 그리고 만성피로 환자의 5~15%에서 발병 후 6개월 이내에 마비, 시각장애, 운동실조, 혼란과 같은 국소적인 신경계 장애와 관련된 증상을 보였다는 연구 결과도 신경과의 연관성에 힘을 실어줍니다.

특히 만성피로증후군 환자에서는 자율신경실조증 증상이 자주 동반됩니다. 한 연구에 따르면 만성피증후군 환자의 96%에서 자율신경계실조증 진단 검사인 경사테이블검사(Tilt table test)에서 양성소견인 저혈압이 유발되었다고 합니다. 즉, 만성피로와 중추신경, 자율신경 기능이상은 매우 밀접한 관련이 있으며, 그 저변에는 중추신경 민감화(Central sensitization) 상태가 깔려 있습니다.

만성피로증후군과 섬유근육통은 나타나는 증상과 병이 발생하는 원인에서 많은 공통점을 가지고 있습니다. 중추신경 민감화로 감각 신호를 과민하게 받아들이면서 입력값과 출력값 모두 과도하게 반응하는 피드백 메커니즘으로 변하게 됩니다. 또한 이 증폭된 감각 신호의 입력값들이 자율신경계로 출력되면서 자율신경이 지휘하는 내장기관의 증상들을 동반하게 됩니다. 가벼운 자극에도 통증으로 느끼고, 빛이나 소리에 과민해지고, 화학적인 냄새에 취약해지며, 더위나 추위 등의 자극들까지 유해자극으로 느껴지게 됩니다.

이어서 자율신경계 이상 증상인 두통, 어지럼증, 이명, 빈맥, 저혈압, 눈 피로, 흐릿한 시야, 눈건조, 구강건조, 피부건조, 열감, 식은땀, 기침, 발성장애, 근육경련, 구역, 구토, 소화불량, 복통, 설사, 변비, 음식 알레르기, 호흡곤란, 순환장애, 수족냉증, 부종, 공황, 불안, 우울감, 공포감, 수면장애, 수면무호흡 등을 일으킵니다. 그래서 만성피로증후군을 과민성대장증후군, 편두통, 하지불안증후군, 근막통증증후군과 이름만 다른 쌍둥이 질환으로 볼 수 있습니다.

그렇다면 왜 중추신경 민감화가 발생할까요?

대표적으로 뇌간의 기능장애를 들 수 있습니다. 뇌간은 줄기 모양의 뇌 구조로 대뇌와 소뇌를 연결하며 신체 모든 정보가 지나가는 부위입니다. 대뇌피질로의 주요 감각 및 운동신경 회로, 소뇌와 연결된 회로, 뇌신경의 회로들이 모두 뇌간을 통과합니다. 뇌간은 단순한 신경통로의 역할만 하는 것이 아니라 신경핵들이 위치하여, 의식, 각성, 뇌신경, 자율신경, 근긴장도, 자세 등 생명 유지에 필수기능을 수행하고 있습니다. 즉, 중추신경인 뇌간이 민감해지면 신경전달물질, 신경 스트레스반응, 염증반응, 자율신경 기능이상을 발생시키며 전신에 문제를 일으킵니다.

한 연구에 따르면 만성피로증후군을 겪고 있는 환자들은 뇌간에서 현저하게 혈액순환 기능이 떨어져 있었다고 합니다. 신경조직은 혈액순환장애에 매우 취약합니다. 따라서 뇌간으로의 혈액순환을 방해하는 요소들을 찾아 해결해줌으로써 중추신경 민감화를 낮추고 만성피로증후군의 다양한 증상들을 해결할 수 있습니다.

만성피로 해결의 열쇠인 뇌간의 혈액순환에 대해 살펴보겠습니다. 뇌간은 후방순환계(Posterior circulation)에 해당하는 척추-뇌기저동맥 순환에 의해 혈류를 공급받습니다. 뇌기저동맥은 양쪽 척추동맥이 만나서 이루어지기 때문에 뇌간으로의 적절한 혈액순환이 되려면 척추동맥의 흐름이 원활해야 합니다. 척추동맥은 쇄골하동맥으로부터 분지되어 목 아래에서 시작하여 목뼈의 가로돌기구멍(횡돌기)을 바늘귀에 실을 꿰듯이 한 땀 한 땀 타고 올라가 위쪽으로 주행하며 대후두공(대공)을 통해 두개골 안으로 들어갑니다. 특히 목에서 두개골 안으로 들어가기 전 척추동맥은 매우 복잡한 형태로 구부러져 물리적인 압박에 취약하게 됩니다.

바늘구멍에 줄줄이 연결된 척추동맥은 경추 정렬의 이상이나 관절이 불안정한 상태에서 머리와 목을 움직이게 되면 물리적인 압박을 쉽게 받을 수 있습니다. 즉, 일자목, 거북목이 되면 척추동맥의 흐름에 장애를 가져오고, 그로 인해 뇌간 기능에 장애를 일으킬 수 있습니다. 결과적으로 자율신경 기능이상에 의해 내부장기에 스트레스 상황을 유발시키고, 피로함을 포함하여 머리부터 발끝까지 설명하기 힘든 증상들이 동반될 수 있습니다. 그래서 만성피로를 끝내기 위해서는 일자목, 거북목 교정이 반드시 이루어져야 합니다.

만성피로, 그 속에 숨겨진 비밀

만성피로 원인을 에너지 소모의 관점으로 살펴보겠습니다. 하루 중 생산되고 사용할 수 있는 에너지는 한정되어 있는데 일부 기관에서 너무 많이 사용하면 당연히 나머지 기관들은 에너지가 부족하게 되어 일상생활을 유지하기 힘들 정도로 기능이 떨어지게 됩니다. 우리의 인생도, 세포의 인생도 과도하게 높아진 고정비용의 원인과 에너지가 누수되고 있는 원인을 찾아 해결하면 만성피로에서 헤어나올 수 있습니다.

안정된 상태에서의 에너지 소모율을 살펴보면 뇌(18%), 심장(11%), 간장(20%), 신장(7%), 근육(20%), 피부(5%), 기타(19%) 순입니다. 한편 산소 소모율로 보면 뇌(20%), 근육(30%), 간장(25%), 기타(25%) 순으로 모두 근육이 1등입니다. 여기서 주목해야 할 점은 안정된 상태인데도 근육이 가장 많은 일을 한다는 것입니다. 그 이유는 바로 중력 때

안정 상태에서의 기관별 에너지 소비율							
기관	뇌	심장	간장	신장	근육	피부	기타
에너지 소비량(%)	18	11	20	7	20	5	19
체중(%)	2	6			52		40

문입니다.

우리가 지구에서 살아 있는 한 결코 벗어날 수 없고 피할 수 없는 스트레스는 중력 스트레스입니다. 당신을 쓰러뜨리려고 바닥으로 잡아당기는 중력에 역행하여 몸을 끊임없이 세우고 버텨야 하는 운명 속에 살아가는 것입니다. 중력은 일상생활에서 모든 활동에 영향을 미치는 매우 강력한 힘입니다. 이런 중력에 우리가 어떻게 효율적으로 대응하는지가 신체적인, 기능적인 건강의 핵심 열쇠가 됩니다. 중력에 대응하기 위해 우리 몸 전체에는 항중력(Antigravity) 근골격시스템이 가동되고 있습니다. 이 근육들은 뼈와 관절을 지지하고 중력에 대응하여 정렬을 유지합니다. 즉, 적절한 항중력 근육들이 효율적으로 기능을 해야만 척추정렬이 유지되고 더 나아가 신경 기능이 유지되는 것입니다.

반대로 척추의 정렬상태가 좋지 않고 관절의 불안정성이 있다면 항중력 근육들은 더욱더 수축하며 일을 해야 쓰러지지 않고 버텨낼 수 있습니다. 즉, 밸런스가 좋지 않다면 근육은 과도한 에너지를 소모하게 되고, 그로 인해 통증을 포함한 기능이상, 더 나아가 과도한 에너지 소모로 인한 만성피로는 필연적으로 발생할 수밖에 없습니다.

밸런스와 자세는 내 의지로 조율하는 것이 아니라 신경반사에 의해 무의식적으로 조율됩니다. 자세와 균형은 우리가 의식적으로 조율하는 것이 아닌 추체외로(Extrapyramidal) 시스템에 의해 자동으로 지휘되고 있습니다. 이 시스템은 넘어지는 것을 방지하고 자세를 유지시키기 위해 매우 빠르고 조화롭게 작동합니다. 자세를 바로잡기 위해서는 전정안반사와 전정척수반사가 작용하는데 이들을 통해 주동근, 길항근들이 부드럽고 조화롭게 수축과 이완작용을 하게 됩니다. 따라서 체성감각의 문제가 발생할 수 있는 근골격계질환이 있으면 빠르고 정확한 정보전달을 통한 피드백에 장애가 오고, 평형이 문제가 되면서 이를 보상하기 위해 근육은 무리하게 수축하게 됩니다. 밸런스 불균형의 상태가 오래 지속되면 전정척수반사는 끊임없이 에너지라는 돈을 지불하면서 중력에 대응해야 합니다.

밸런스가 무너진 상태에서는 자세 반사가 끊임없이 일어나야 하고, 그 과정에서 에너지 고정비용이 극대화되고, 이어지는 에너지 파산으로 내장 기능장애, 만성피로는 어쩔 수 없는 숙명이 됩니다. 매우 흔히 관찰되는 밸런스 불균형인 일자목, 거북목일 때 어떤 일들이 벌어지는지 함께 살펴봅시다.

만성피로의 원흉

"형태가 바뀌면 기능이 바뀐다!"

경추 척추체 정렬이 구조적으로 바뀌는 일자목, 거북목이 되면 전신의 기능에 정도의 차이는 있지만 전반적인 악영향을 미칩니다. 본질적으로 머리는 공중에 떠 있는 상태로 오직 경추 1번의 관절돌기(Condyle)에 받쳐져 있는, 태생이 매우 불안정한 구조 속에 존재합니다. 중력에 대항하여 안정성을 확보하기 위해 경추 인대와 두경부 근육들이 앞뒤에서 유기적인 역학관계를 형성하며 겨우겨우 버티고 있는 것입니다. 중력이 머리를 지면으로 잡아당길 때 목이 받쳐주어야 하는데 거북목이 되면 머리의 중심축이 앞쪽으로 치우쳐 머리를 떨어뜨리지 않으려고 무리하게 신전근육들을 사용하게 됩니다.

중력이 나를 당기면 몸 안에서는 항중력 근육들이 수축하여 버텨내는 결과로 나타납니다. 근육이 수축하기 위해서는 에너지 소모가 필수적입니다. 경제적으로 본다면 잘못된 자세만으로도 쓰러지지 않기 위해 비효율적으로 에너지 고정비용이 지출됩니다. 또한 매출(에너지 생산)이 일어나야 지출(에너지 사용)을 할 텐데, 일자목과 거북목은 에너지 생산 능력도 떨어져 있는 총제적 난국의 상태입니다. 엎친 데 덮친 격으로 근육이 수축하는 과정에서 대사가 일어나면 노폐물 찌꺼기 발생은 필연입니다. 그러나 지속적으로 과도하게 수축된 근육 자체로 인한 물리적인 압박은 혈액순환마저 장애를 일으킵니다. 그로 인해 세포로의 산소, 영양소 공급은 차질을 빚고, 노폐물 배출도 어렵게 됩니다. 세포는 산소가 적절히 공급되어야 효율적인 에너지대사가 되는데 저산소 상황에서는 젖산대사를 통해 '산소 빚'을 지면서 겨우겨우 에너지를 만들어내며 생존합니다. 결국 에너지 파산, 만성피로, 기능이상, 질병 발생의 파국으로 치닫는 스토리로 자연스럽게 흘러갑니다. 아이러니하게도 현대사회에서 인간의 행동 패턴은 숙이고 행하는 동작들이 대부분입니다. 이러한 현대의 삶이 인체 본연의 힐링 알고리즘을 역행하여 질병을 일으키고 있습니다. 이러한 관점에서 만성피로는 잘못된 말입니다. 근육피로가 무기력의 형태로 나타난 것이고, 중추신경 민감화로 인한 신경예민도 상승이 섬유근육통의 형태로 나타난 것입니다.

만성피로에 용하다는 약과 영양제를 아직도 찾고 있습니까? 약과 영양제를 먹지 않아서 피로하고 아픈 것이 아닙니다. 만성피로는 당신의 잘못된 생활습관의 합에 의해 발생된 결과일 뿐입니다. 만성피로의 근본 원인은 중추신경 민감화와 밸런스 불균형에 따른 근육피로 때문입니다. 일자목과 거북목을 포함한 척추 구조 밸런스 이상이 에너지를 파산시키는 만성피로의 근본 원인이자 치료, 재발 방지를 위한 핵심 포인트입니다. 움직여야 합니다. 걸어야 합니다. 한 자세로 오래 있지 않아야 합니다. 일자목과 거북목, 새우등이 되지 않도록 핸드폰과 PC 사용을 적절하게 해야 합니다. PC모니터를 눈높이로 올리세요. 핸드폰을 당장 내려놓으세요. 베개 높이를 낮추세요.

만성피로에서 탈출하고 싶다면 지금 바로 고개를 드세요!

만성피로 진단과
만성피로 동반 질병들

갑자기 단순한 피로가 아니라는 생각이 든다면, 그리고 쉬고 쉬어도 피로함을 느낀다면 무심코 넘기지 마세요. 놔두면 진짜 큰 병을 부릅니다. 다음 항목들을 스스로 점검해보고 적극적으로 대처해봅시다.

만성피로증후군 진단 기준(미국질병통제예방센터)

(1) 가장 핵심이 되는 만성 피로와 관련된 증상은 다음과 같이 정의됩니다.

① 임상적으로 평가되거나 설명되지 않는 새로운 피로가 6개월 이상 지속적 또는 반복적으로 나타납니다.
② 현재의 힘든 일 때문에 생긴 피로가 아니어야 합니다.
③ 휴식으로 증상이 호전되지 않아야 합니다.
④ 직업, 교육, 사회, 개인 활동이 만성 피로가 나타나기 전보다 실질적으로 감소해야 합니다.

(2) 다음 보기에서 네 가지 이상의 증상이 동시에 6개월 이상 지속되어야 합니다.

① 기억력 또는 집중력 장애
② 인후통
③ 경부 또는 액와부 림프선 압통
④ 근육통
⑤ 다발성 관절통
⑥ 새로운 두통

⑦ 잠을 자도 상쾌한 느낌이 없음

⑧ 운동 또는 힘든 일을 한 이후에 나타나는 심한 권태감

권위 있는 미국 질병통제예방센터에서 발표한 내용이지만 아쉬운 점은 만성피로증후군 진단 기준이 모두 주관적인 증상뿐이라는 것입니다. 그래서 더 질병으로 인정받기 어렵고 꾀병이라 치부되기도 합니다. 이런 모호함 때문에 반드시 만성피로를 보이는 환자들은 객관적인 검사상 다른 질병을 제외시킨 후 진단하는 것이 바람직합니다. 경련성질환, 편측부전 마비, 시신경염을 동반한 시력상실, 요실금, 변실금, 식욕부진, 체중감소, 원인이 확실한 열, 관절염 같은 증상이 동반된다면 관련 질병을 우선적으로 고려해야 하고 더 악화되기 전에 빠르게 대처해야 합니다.

만성피로 증상을 동반하는 병리적인 질병들

- **정신질환:** 우울증, 불안증, 신체화장애
- **약물 부작용:** 수면제, 항고혈압제, 항우울제, 신경안정제, 약물남용, 약물금단 증상
- **내분비 및 대사질환:** 갑상선기능저하증, 당뇨, 뇌하수체기능부전, 부갑상선기능 항진증/고칼슘혈증, Addison씨병, 만성 신부전증, 간 기능 부전증
- **악성종양 및 혈액질환:** 숨겨진 악성종양(췌장암, 대장암 등), 심한 빈혈
- **감염질환:** 결핵, 간염, 심내막염, 기생충질환, HIV 감염, 거대세포 감염증, 전염 성 단핵구증
- **심장 및 폐질환:** 만성울혈성심부전증, 만성폐쇄성호흡기질환
- **교원성 질환:** 류머티즘, 전신성 홍반성 낭창(SLE), 다발성경화증
- **수면장애:** 수면무호흡증, 발작성 수면
- **기타:** 위식도역류, 알레르기성비염, 비만, 심한 체력 저하

3
죽어도 죽지 않는
'암'의 실체를
만나다

톡톡! 건강을 담은 생각

항구에 도착하기 위해 우리는 항해를 시작해야 합니다.
닻을 내리는 것이 아니라 항해해야 합니다. 표류가 아닌
항해를 하십시오.
- 프랭클린 D. 루즈벨트

인간의 삶은 종종 항해에 비유됩니다. 우리의 인생은 바다 한가운
데서 조각배를 타고 나아가는 것과 같습니다. 아쉽게도 우리가 탄
배는 언제나 난파의 위험에 노출되어 있습니다. 순한 바람이 불어
와 편하게 갈 수도 있지만, 때로는 태풍이, 해일이 불어오기도 하
고, 어느 순간에는 바람 한 점 없어 정체되어 있을 때도 있습니다.
그러나 우리는 거친 바다로 나서는 사람처럼, 모험을 마다하지 않
는 사람이 되어야 합니다. 선장이 나침반을 가지고 방향만 잘 잡
아준다면 결국 우리가 원하는 곳에 도착할 수 있습니다. 해답으로
가는 길은 결코 단순하지 않지만 시간은 결국 우리 편이 됩니다.
내 건강 날씨도 마찬가지입니다. 평온한 날이었다가 어느 날은 열
이 나고 설사를 해서 고통스럽다 금세 말끔히 나아 언제 그랬나
싶기도 합니다. 그러다가 갑자기 중병에 걸려 죽을지 모를 상황에
처하기도 합니다.
평소 나만의 건강 나침판의 방향을 잘 잡고 꾸준히 관리하는 것만
이 갑자기 건강에 적신호가 들어와도 끄떡없이 헤쳐나갈 수 있는
길이 되어줄 것입니다. 복잡하고 어려운 길인 것 같지만 경각심을
가지고 내 몸에 좋은 습관을 들이세요.

당신이 암에 걸리는 숨겨진 이유

    2019년 국립암센터 자료를 보면, 국민 25명당 1명인 약 200만 명이 암유병자로 집계될 정도로 많은 사람들이 다양한 종류의 암으로 고통받고 있습니다. 암 환자는 늘어나는데 최첨단 의학이 발전하고 있음에도 암 발생 원인은 아직까지 오리무중입니다. 심지어 금지된 희망으로 이야기되는 강아지 구충제 항암 치료에 마지막 희망을 거는 사람도 있습니다. 도대체 암 발생 원인은 무엇일까요?

    암은 어느 날 갑자기 생기는 것이 아닙니다. 정상세포의 유전자에 문제가 발생하면서 암세포로 변하게 되고, 그 암세포를 물리쳐야 할 정상 면역세포들의 기능이 떨어지면서 암세포가 성장하고 결국 암을 진단받게 되는 것입니다.

암은 유전적인 문제도 일부 있지만, 대부분은 잘못된 생활습관 등 후천적인 요인으로 발생하는 경우가 많습니다. 발암성 물질, 발암성 병원체, 특정 음식들, 잘못된 생활습관의 합에 의한 결과가 사람에 따라 암으로 나타납니다. 즉, 교정 가능한 요인들이 많기 때문에 암 발생 메커니즘을 이해한다면 치료에 큰 도움이 될 수 있습니다.

2019년 노벨 생리의학상을 받은 미국 하버드대, 존스홉킨슨대, 영국 옥스퍼드대 세 명의 교수들이 '산소와 세포 상태에 대한 연구'에서 암 발생 메커니즘을 밝혀냈습니다. 주요 내용은 산소 농도에 따라 세포가 어떻게 반응하고 적응하는지 알아내는 적혈구 생성인자 (Erythropoietin, EPO), 저산소증 유발인자(Hypoxia-inducible factor, HIF-1)에 대한 연구입니다.

EPO는 적혈구 생성인자입니다. 세포에서 산소가 부족하다는 신호가 발생되면 인체는 EPO를 만들어내 산소를 운반하는 적혈구를 증가시킵니다. 즉, 저산소 환경이라는 신호가 입력되면 세포에서 산소를 더 끌어당기기 위한 방법으로 택배 트럭을 늘리는 신호를 내보낸다는 것입니다. 택배 트럭에 해당되는 EPO를 늘리려면 특정 신호가 필요한데 그 신호가 HIF입니다.

연구에서는 HIF, 저산소증 유발인자라는 단백질 복합체가 EPO 유전자의 산소 의존적 조절에 관여한다는 것을 발견하게 되었습니다. 즉, 조직 내에 산소가 부족하면 HIF라는 신호가 발생하고, HIF가 EPO 유전자에 관여하여 택배 트럭을 많이 만들어내어 산소를 옮기려고 빠르게 적응하게 됩니다. 이러한 저산소 환경으로 나타나는 일련의 과정들이 암 발생 과정에서도 나타납니다.

일단 저산소 상황은 세포 입장에서는 최고의 스트레스 환경입니다. 우리 몸의 가장 중요한 재료는 비타민, 미네랄이 아닌 산소이기 때문입니다. 우리가 먹고, 마시고, 자고, 활동하고, 면역, 생리 기능을 하는 데 기본적으로 충분한 산소가 제공되지 않으면 원활한 기능을 할 수 없습니다. 그래서 암을 예방하고 치료하려면 저산소 환경이 되는 이유와 세포의 산소 감지 과정 및 기능에 대한 이해는 필수입니다.

암 발생 과정에서 저산소증의 영향을 살펴보면 세포에서 산소가 부족하다는 신호가 나오면 혈관이 증식되고, 각종 성장인자, 사이토카인, 혈액응고 촉진인자가 활성화되면서 악성종양의 발생 및 악화의 핵심 단계를 유도합니다. 대표적인 현상이 암의 '신생혈관형성'입니다. 암세포는 혈관형성인자의 발현을 증가시키고, 혈관형성 저해인자의 발현을 감소시키게 되는데 이를 혈관신생스위치, 'Angiogenic swith'라 부릅니다.

세포들은 저산소증이 발생하면 생물학적인 대사까지 바꾸어버립니다. HIF-1의 활성화를 유도하여 세포가 에너지대사를 변형시켜 생존할 수 있도록 적응시킵니다. 세포는 살아남기 위해 HIF-1을 통해 여러 효소들의 발현을 증가시켜 포도당 분해 속도를 증가시킵니다. 실제적으로도 HIF-1은 정상조직에 비해 악성종양에서 과발현되는 것으로 밝혀졌습니다. 호기성대사에서 혐기성대사로 바뀌면서 HIF를 통해 EPO를 증가시키고, 신생혈관형성, 철대사, 당대사 등 전반적인 시스템이 완전히 바뀌게 됩니다. 즉, 저산소 상황은 암의 발생 및 악성종양세포의 생존을 위한 환경으로 바뀝니다. HIF-1은 특히 저산소 내장장기가 되어버린 암 덩어리에 혈관 공급을 늘리는 데 관여합니다. 암이 크기가 커지면서 발생된 저산소 상황은 성장인자를 방출시키면서 신생혈관생성을 더욱 유도합니다. 종양은 자라나기 위해서 반드시 많은 혈관이 형성되어야 하며, 이로 인해 암의 전이를 쉽게 만듭니다. 이 과정에서도 HIF-1은 혈관내피세포성장인자 (Vascular endothelial growth factor, VEGF)를 과발현시키는 핵심 역할을 합니다. VEGF는 강력한 혈관생성을 하는 인자이며, 대부분의 종양에서 실제적으로도 VEGF mRNA가 상향 조절되어 있습니다.

암을 발생시키는 숨겨진 원인으로 만성염증도 빼놓을 수 없습니다. 급성염증은 감염이나 조직 손상에 대한 정상적인 방어반응이지만, 만성염증은 오히려 면역기능 저하를 일으켜 암을 유발하는 데 큰 기여를 할 수 있습니다. 최근에는 암세포가 암 미세환경(Tumor microenvironment) 내에 염증을 유도해 암세포의 발생 및 성장에 유리한 조건을 만든다는 연구 결과도 발표되었습니다.

저산소 환경에서는 대사와 분자 생리 체계가 바뀌게 되면서 혈관 내피세포 기능에 중대한 영향을 미칩니다. 전신에 분포하는 혈관 내피세포는 다양한 종류의 매개 물질들을 이용해 혈소판, 백혈구, 평활근세포의 기능을 조율하며 항상성을 유지하고 있습니다. 혈관 내피세포는 혈액과 직접적으로 접촉하는 첫 번째 세포층이기 때문에 혈액 내의 모든 변화에 대처하고 있습니다. 그중 산소분압에 대한 변화에 심각하게 반응합니다. 저산소 환경이 되면 일어나는 가장 인상적인 변화 중에 하나가 혈관 내피세포에 염증 관련 세포인 백혈구의 부착이 증가한다는 것입니다. 사이클로옥시게나제(Cyclooxygenase)와 포스포리파아제(Phospholipase) A2의 활동성이 증가하면서 저산소에 노출된 내피세포에서 염증과 관계된 프로스타글란딘의 생성이 증가합니다. 포스포리파아제 A2가 활성화되면 프로스타글란딘의 대량 분비가 이루어지고 그와 함께 혈소판활성인자(Platelet activating factor)의 합성도 증가합니다. 혈소판활성인자는 혈관 내피세포에 백혈구를 부착시키는 것을 활성화시키는 역할을 합니다. 이러한 일련의 과정에서 활성산소가 대량으로 쏟아져 나오면서 염증매개인자인 류코트리엔, 사이토카인의 합성을 촉진합니다. 정리하면, 저산소 환경은 내피세포를 활성화시키고 암과 같은 허혈성 내장기관에서 백혈구를 모으고, 접착시키고, 활성화시키면서 일련의 염증반응들을 만성적이고, 지속적으로 일으켜 암을 성장시키고 전이시키기 좋은 환경을 만들어냅니다.

즉, 당신이 암에 걸리는 숨겨진 이유는 산소가 부족하기 때문입니다. 암은 신생혈관이 생성되면서 성장하고 전이가 되는데, 저산소 환경이 이 과정을 강하게 부채질하고 있습니다. 양적인 문제가 질적인 변화를 가져오면 암세포의 불멸화(Immortalization)로 바뀌게 됩니다. 문제가 있는 세포들은 세포자멸사를 통해 조절되어야 하는데 죽지 않는 좀비 세포들이 우리 몸속에 폭발적으로 늘어난다는 이야기입니다. 저산소증은 DNA에 변화를 초래하여 세포 불멸화를 유발시키면서 손상된 DNA의 복구 또한 방해합니다. 그래서 저산소증에 노출된 암세포가 더 빠르게 성장하고 전이되며 죽지 않는 것입니다. 현대 의학에서 암치료에 신생혈관형성을 억제하는 약물들이 사용되고 있지만 혈관생성을 촉진하는 강력한 요인인 '저산소증'을 해결해주지 않으면 큰 효과가 없습니다.

당신의 일자목이 암을 일으키고 있을지도 모른다

암세포들은 빠르게 성장하는 특성상 저산소에 빠지기 쉽고 저산소 적응 시스템을 가동해 오히려 더욱 성장하고 더욱 악성화됩니다. 저산소증에 의해 유발된 HIF가 과도하게 활성화되면 암세포는 계속 성장하고 혈관을 새로 만들어 전이되기 때문에 저산소 환경을 해결하여 HIF를 억제하면 암을 치료할 수 있다고 보고 있습니다.

누구나 똑같은 산소 분압하에 같은 공기를 마시면서 살고 있는데 왜 나만 산소가 부족하여 암을 성장시키고 전이시키는 상황이 되었을까요? 이것을 이해하려면 호흡 메커니즘을 이해해야 합니다.

호흡은 의식적으로 일부 조절할 수 있지만 대부분은 자동적인 반사에 의해서 이루어집니다. 신진대사, 심박동률, 혈중 기체의 구성 성분, 산염기 평형상태와 같은 여러 가지 정보는 '자율신경계'를 통해 스스로 조율됩니다. 자율신경 호흡센터의 핵은 뇌간에 위치합니다. 그래서 뇌간에 물리적인 신경긴장도가 가해진다면 호흡중추가 적절한 기능을 할 수 없습니다. 일자목, 거북목과 같이 경추가 펼쳐지면 경추에 바로 연접한 뇌간에 물리적인 긴장도를 만들어내며, 특히 상부경추 아탈구(Subluxation)가 발생하면 직접적인 악영향을 줍니다.

호흡은 신경 신호를 통한 근육의 움직임에 의해 조절됩니다. 적절한 호흡을 통해 산소를 흡수하려면 주인공인 호흡근육이 조화롭게 기능해야 합니다. 대표적인 주호흡근육은 횡격막과 늑간근이며, 복근과 경부근육이 부호흡근육으로 작용합니다.

횡격막을 지휘하는 신경은 경추 3번부터 5번에서 나와 기능합니다. 늑간근의 경우는 각각 레벨별로 흉추에서 나옵니다. 즉, 경추, 흉추의 정렬상태와 관절의 안정성이 호흡에 직접적인 영향을 미친다는 이야기입니다. 일자목, 거북목, 새우등이 되면 같은 지구에서 살지만 세포는 산소가 부족한 상황이 됩니다. 연구 결과에서도 거북목 자세는 주, 부 호흡근의 기능을 방해하여 폐활량을 최고 30%까지 감소시킬 수 있다고 합니다. 30%면 주식에서도 하한가입니다.

아무리 호흡을 잘해서 산소가 몸 안으로 들어왔다고 해도 세포까지 적절히 전달되지 않으면 세포는 항상 부족한 산소에 허덕입니다. 폐호흡을 통해 들어온 산소는 혈액에 녹아 혈관을 따라 세포로 이동합니다. 그런데 혈관을 수축시키는 교감신경이 항진된 상태에서는 혈관이 좁아져 세포 구석구석까지 산소 전달이 어려워집니다.

내부적, 외부적인 스트레스 상황이 발생하면 교감신경이 항진되면서 혈관과 전모세관괄약근은 수축하여 직경이 좁아지게 되고 세포는 산소를 적절히 공급받지 못하게 됩니다. 교감신경은 뇌간에서 시작하여 경추를 지나 흉추와 요추 척추에서 빠져나와 기능하기 때문에 밸런스 불균형이 있다면 문제가 반드시 발생합니다.

결론적으로, 일자목, 거북목, 새우등은 저산소 상황을 만들기 쉬운 환경이고 이러한 환경은 악성종양의 발생, 성장, 전이를 일으키기 매우 적합한 조건입니다. 암에서 해방되고 싶다면 더 나아가 암을 예방하려면 일자목, 거북목을 치료해야 하며, 이런 상황이 되지 않도록 자세를 바꾸는 것이 평생 건강의 핵심입니다. 가장 두려운 질환 중 하나인 암은 너무나 많은 원인들이 알려져 있지만 현재까지 완벽한 치료법도 없습니다. 그렇다면 암 발생의 핵심 메커니즘인 저산소 환경을 해결하는 데 집중해봅시다. 옆에 앉아 있는 친구와 가족들이 일자목, 거북목, 새우등인 채로 일에만 빠져 화만 내고 있다면 '열정적인 사람'이 아니라 '암이 걸릴 사람'일 수 있습니다. 핸드폰, PC에서 잠시만 눈을 떼고 가족과 친구, 그리고 자신의 자세를 바라보세요. 어떤가요?

4
만병의 근원!
'차가운 몸'의 실체를
만나다

톡톡! 건강을 담은 생각

심성구지 수부중불원의(心誠求之 雖不中不遠矣)

-『대학(大學)』

마음가짐이 최선이다. 마음으로 간절히 원하고 노력하면 비록 적
중하지는 못해도 크게 벗어나지는 않는다는 뜻입니다. 노력과
정성, 그리고 실천이 삶에 있어서 바른 자세임을 강조하는 말입
니다.

우리는 완벽한 최고가 아니더라도 한걸음 더 나아갈 수 있도록
최선을 다해야 합니다. 그리고 마음속으로만 건강과 성공을 꿈
꾸면서 여유와 준비라는 이름으로 그럴듯하게 포장한 채 시작을
미루지 않도록 점검해야 합니다.

미유학양자이후 가자야(未有學養子而后 嫁者也).

아이를 낳아 기르는 법을 배우고 나서 시집가는 여자는 없다고
했습니다. 안 되는 사람은 안 되는 이유를, 되는 사람은 되는 이
유를 찾습니다. 당신은 무엇을 찾고 있습니까? 안 될 이유를 찾
는 사람은 하나마나 실패합니다. 긍정 마인드로 되는 이유를 찾
아 건강을 지켜나가야 합니다.

왜 인간의 체온은 36.5℃로 유지되는가?

우리는 왜 엄청난 에너지를 사용해 가며 체온을 36.5℃로 유지하려고 하는 걸까요? 뜨거운 여름이 아니면 대부분 외부 온도에 비해 비교적 높게 설정되어 있는 36.5℃를 변함없이 유지하는 것이 매우 비효율적인 일로 보이는데 말입니다. 유기체는 신진대사가 끊임없이 이루어져야 생존할 수 있습니다. 신진대사는 매우 복잡한 효소체계를 매개로 일어나는 화학반응들입니다. 효소는 특정한 온도 범위 내에서 가장 활발하게 작동하여 최적의 대사 활동을 합니다. 즉, 36.5℃ 정도가 우리 몸이 효소를 매개로 한 신진대사를 할 때 가장 효율적인 설정값이기 때문이라고 생각해볼 수 있습니다.

또 다른 중요한 이유도 있습니다. 2010년 미국 미생물학회 저널에 발표된 내용에 따르면 체온이 물질대사에 미치는 영향과 온도의 증가에 따라 세균이 감소하는 비율을 연구한 결과, 세균의 감염을 막으면서 사람이 체온을 유지할 때 사용하는 에너지가 가장 효율적인 구간이 35.9℃에서 37.7℃ 사이로 나타났습니다. 최적의 온도는 36.7℃라고 보고했고, 이는 사람의 체온과 비슷합니다. 즉, 36.5℃는 인간이 면역과 대사를 효율적으로 할 가장 적절한 온도로, 생존에 이로운 온도라고 할 수 있습니다. 반대로, 체온이 적절하지 않다면 세포는 생존에 위협을 느끼게 됩니다.

인간의 체온조절 시스템

체온이 1℃만 올라가도 면역력을 10배 올릴 수 있다는 말이 있습니다. 우리가 세균이나 바이러스에 감되었을 때 우리 몸이 체온을 1~4℃ 더 올림으로써 위기에 대응하는 것을 보면 완전히 틀린 말은 아닌 것 같지만, 반대로 그만큼 체온 1℃를 올리는 것도 내 의지로는 어렵다는 의미이기도 합니다. 체온이 올라가면 면역계가 비상 상황임을 인식하고 활성도를 높여 염증을 해결하게 됩니다. 이런 의미로 바라보면 감기에 걸렸을 때 해열제를 무분별하게 복용하는 것은 오히려 자연 치유를 방해하는 행위가 될 수 있습니다.

그런데 우리 몸은 '체온 항상성'을 정교하게 유지하고 있는데 어떻게 체온이 40℃까지 올라갈까요? 감염이 발생하면 감염 부위에서 발생한 화학물질들이 체온조절중추에 전달이 되고, 설정값 자체를 재설정하기 때문입니다. 그래서 염증이 해결되지 않으면 체온을 정상온도로 낮추지 않고 높게 유지하게 됩니다. 염증이 심할 때는 외부 온도는 그대로임에도 몸이 덜덜 떨리거나 열이 나면서 추위를 타게 되는 것도 바로 그러한 이유 때문입니다.

체온조절은 자율신경에 의해 강력하게 조율되고 있습니다.

정상적인 사람에서는 약 0.3℃의 변화에서는 자율신경 반응이 유발되지 않지만, 이 범위를 조금만 벗어나도 자율신경 반응이 10~90%까지 증가합니다.

모든 시스템이 정상이라는 가정하에 온도감각의 정보들은 중추신경에서 정리되어 온도조절을 위한 출력값을 자율신경과 체성신경을 통해 나타냅니다. 심부체온이 높아지면 혈관확장, 땀을 내게 되고, 심부체온이 낮아지면 혈관수축, 비떨림열발생, 떨림열발생(Shivering thermogenesis)으로 이어집니다. 가장 효과적인 열교환을 하는 기관은 피부입니다. 대사열의 약 90%는 피부 표면을 통해 소실되고 10% 이하만이 호흡기계를 통해 소실됩니다. 피부는 온도감각 정보를 수집하여 입력된 정보를 바탕으로 자율신경을 통해 혈관수축, 땀샘 조절이라는 출력으로 체온을 조절합니다.

정상 상황에서 체온조절 과정을 구체적으로 살펴보겠습니다.

"체온이 높아졌다!" 세포 입장에서는 체온 감소에 비해 체온의 증가 상태가 생존에 훨씬 위험합니다. 그래서 혈관확장 기능과 발한 기능이 빨리 가동될 수 있도록 신경 역치들이 비교적 낮게 세팅되어 있습니다. 혈관확장과 발한에는 모두 자율신경이 직접 관여합니다. 피부열 이동의 마지막 기전은 땀을 흘리고 증발하는 과정에서 발생합니다.

"체온이 낮아졌다!" 처음 추위에 노출되면 비떨림열발생(Non-shivering thermogenesis) 시스템이 작동됩니다. 근육 활동이 동반되지 않으며 신진대사에 의해 열생성을 증가시킵니다. 보통 지방조직 중 갈색지방에서 그 일을 담당하고 있고, 영유아에서 체온조절의 큰 역할을 하고 있습니다. 심부체온까지 낮아지면 산소와 에너지를 소모하면서 근육을 이용하여 떨림열(Shivering)을 발생시킵니다. 위기상황이라 느낀 신체는 혈관을 수축시킨 이후에 근육 떨림을 유발시키기 때문에, 최대 400%의 산소 소모량과 에너지 소모가 극심하게 됩니다. 즉, 체온을 올리기 위한 반응에는 중추신경 및 혈관수축과 관련된 교감신경, 근육을 적절히 수축시키기 위한 체성신경이 모두 관여하게 됩니다.

정리하면, 건강한 체온조절 시스템을 위해서는 안정된 신경의 기능이 필수입니다.

몸이 차가워지면 문제가 발생하는 이유는 무엇일까요? 심부체온이 낮아지면 바로 교감신경회로가 흥분되면서 말초 조직의 혈관이 수축합니다. 혈관의 수축은 말초 조직으로의 혈류를 감소시킵니다. 혈류가 감소되면 조직으로 산소와 영양 공급에 장애가 발생합니다. 그로 인해 피부가 차고 창백해지고, 감각 기능, 근육 기능이 떨어집니다. 이런 상황이 지속되면 혈액순환장애로 정체되어 있는 혈액 내에서 혈전이 발생합니다. 혈전은 혈관을 막고 조직으로 혈액이 공급되지 않아 괴사에 빠지게 됩니다. 결국 몸이 차가워지면 발생하게 되는 혈관 합병증이 가장 무섭습니다.

체온은 누가 만들어내는 것인가?

그런데 그 열은 어디서 만들어지는 것일까요? 우리가 생존하기 위해서는 미토콘드리아에서 에너지를 생산하고 사용해야 하는데, 이때 부수적으로 열이 만들어집니다. 세포 속으로 들어가 보겠습니다. 인간의 몸은 70kg, 20대 남자를 기준으로 평균 약 30조 개의 세포로 이루어져 있고, 미토콘드리아는 세포 하나에 약 100~300개 정도가 존재하며 총 숫자는 1경에 이르고, 무게로 따져보면 이는 우리 몸무게의 10% 정도를 차지한다고 합니다. 세포 내 에너지 공장인 미토콘드리아가 세포호흡을 통해 하루에 약 65kg의 어마어마한 양의 ATP를 생산하는 과정에서 열이 발생합니다. 미토콘드리아의 에너지 효율은 약 40%로, 생화학적 반응의 결과로 40%만 ATP 형태로 배출되어 생존에 필요한 활동에 사용되고 나머지 60%는 열로 사용됩니다. 그러나 특정한 환경에서는 미토콘드리아 언커플링(Uncoupling)에 의해 에너지 일부도 열발생에 사용됩니다. 언커플링 상태는 대부분의 재료가 열로 변환되어 ATP 생성은 적고, 반대로 커플링 상태는 열로 소실되지 않으며 ATP를 생성하는 상태를 말합니다. 세포는 주변 환경과 현재 세포의 상태에 따라 커플링과 언커플링을 조절하면서 ATP와 열생산의 정도를 유기적으로 조절하고 있습니다. 재미있는 사실은 인체의 온도는 36.5℃ 내외이나 세포 안의 온도는 미토콘드리아가 작동하여 생리학적으로 50℃에 가까운 온도를 유지한다고 합니다. 세포 발전소라는 이름에 걸맞게 미토콘드리아는 자체 양자전지(Photon battery)의 축적 열을 한꺼번에 발산해 세포 온도를 빠르게 올린다고 합니다. 평상시 미토콘드리아는 세포 활동에 쓰일 에너지를 주로 생산하고 그때 부산물로 열을 발생하는 정도이지만, 체온이 떨어질 때에는 적극적으로 급속하게 발열량을 늘리는 메커니즘을 가지고 있습니다. 어찌 보면 인체는 단열이 잘 안 되는 방과 같으며, 미토콘드리아가 방 안의 난방 기구처럼 주변 온도보다 훨씬 더 높은 온도를 유지하도록 열을 냅니다. 여기서 중요한 사실은 이 과정을 총 지휘하는 것이 바로 '교감신경'이라는 것입니다. 즉, 자율신경 중 교감신경이 적절히 기능해야 최적의 체온조절이 가능하다는 이야기입니다.

미토콘드리아 언커플링과 교감신경의 관계에 대해서 자세히 살펴보겠습니다. 짝풀림 단백질인 UCP1((Uncoupling protein)은 열을 생산하는 역할을 하며, 터모제닌(Thermogenin)이라고 불립니다. 미토콘드리아 내막에 위치하는 단백질로 수소농도차를 낮춰 ATP 합성효소(ATP synthase)를 우회함으로써 ATP 합성을 막고 에너지를 열로 방출시키게 됩니다. 즉, ATP 합성은 미토콘드리아 막(Membrane) 사이의 양성자(H+) 기울기에 의해서 만들어지는데 UCP1이 활성화되면 이 부분을 방해하게 되는 것입니다. 이 과정을 교감신경이 통제하고 있

습니다. 교감신경에서 분비된 노르에피네프린이 지방세포막의 β수
용체에 결합하여 리파아제(Lipase)를 활성화시켜 지방분해를 유도해
냅니다. 유리된 지방산은 UCP1에 결합되어 양자 채널을 열어 열생
산을 일으킵니다. 그래서 교감신경 활동에 문제가 생기면 열생산이
적어 체온유지가 어렵고, 지방분해가 줄어 비만이 더욱 악화될 수 있
습니다.

지방(Fat) 하면 비만과 관련지어 무조건 반감을 나타내기 쉽지만
체온을 발생시키는 데 중요한 역할을 하고 있습니다. 지방을 색깔로
구분하면 백색지방(White fat), 갈색지방(Brown fat), 베이지색지방(Beige
fat)이 있습니다. 우리가 음식물을 먹었을 때 저장되는 형태이자 내장
지방을 이루고 있는 것은 '백색지방'입니다. '갈색지방'은 지방 저장
창고가 아니라 열을 발생시키는 지방으로 신생아에 주로 존재하며
출생 후 10년 내에 소실됩니다. 성인의 8%에서만 갈색지방이 발견
됩니다. 일반 세포의 미토콘드리아는 포도당과 지방산을 이용해서
에너지를 만들어내고 부수적으로 열이 발생되는데 갈색지방세포의
미토콘드리아에는 UCP1을 이용해 ATP 합성을 막고, 대신 모든 에
너지를 열로 내보내게 됩니다. 추위에 노출되면 특수 호르몬이 방출
되면서 갈색지방과 백색지방의 갈색지방화를 촉진해 열을 발생시킵
니다.

운동을 하게 되면 백색지방세포가 갈색지방세포처럼 기능이 바
뀌면서 열을 생산하게 되는데 백색과 갈색의 중간인 베이지색을 따
베이지색지방세포라고 부릅니다. 베이지색지방은 성인 대부분이 가
지고 있고 특정 성분에 의해 활성화시킬 수 있습니다. 운동을 하면

근육에서 이리신(Irisin) - 전령의 여신 아이리스(Iris)를 따서 만든 이름 - 호르몬이 분비되어 베이지색지방을 활성화시키고 열을 발생시킵니다. 베이지색지방세포는 외부 신호가 없을 때는 열생산 활동을 하지 않으며, 사람의 경우 쇄골과 척추 부근에 베이지색지방세포가 많은 것으로 알려져 있습니다.

여기에도 중요한 사실이 숨어 있습니다. 베이지색지방이 추위에 노출되었을 때도 열을 발생시키는데, 이러한 열생성은 대부분 β3 아드레날린성 신경경로(교감신경)에 의해 이루어집니다. 즉, 적절한 체온조절을 통한 세포의 생존을 위해서는 안정된 교감신경 기능이 필수가 됩니다.

뚱뚱한 사람이 몸은 차갑고 더 뚱뚱해지는 이유

체온유지에 필요한 열을 발생시키는 갈색지방은 자연적으로 줄어들면서 비활성화되지만, 그 외에도 포도당 대사의 핵심인 인슐린에 큰 영향을 받습니다. 인슐린은 갈색지방이 포도당과 지방을 사용하지 못하도록 막고, 갈색지방의 활성도를 떨어뜨립니다. 그래서 비만으로 인슐린 저항성이 증가하면 인슐린 농도가 높아지면서 내장지방은 넘쳐나지만 오히려 몸은 열을 발생시키지 못해 차가운 상태가 되어버립니다.

비만이 되면 지방세포의 크기가 커지고 중성지방은 증가하나 포도당 이용 속도 및 지방산 합성은 저하되면서 열생산과 직결된 지방 분해활성이 저하됩니다. 정상인의 경우 과식을 하면 열생산을 증가시키며 비만이 되지 않도록 에너지를 열로 소모시킵니다. 그러나 비만이 되면 교감신경 장애가 발생하고, 열생산 장애뿐만 아니라 관련된 호르몬 대사 기능에도 악영향을 줍니다. 교감신경 기능장애는 고인슐린혈증을 일으키고, 간과 백색지방에서 지방합성 증가, 백색지방에서 지방분해 억제를 통해 지방의 축적을 가속화시켜 뚱뚱한 사람을 더욱 뚱뚱하게 만듭니다.

그렇다면 지방을 많이 먹으면 따뜻해질까요?

모든 문제는 맥락 속에서 살펴볼 필요가 있습니다. 일반적으로 열을 발생시키는 미토콘드리아의 UCP1은 유리지방산에 의해 활성화됩니다. 또한 교감신경이 활성화되면 호르몬 감수성 지방질 가수분해효소(Hormone sensitive lipase)가 활성화되고, 지방이 분해되어 증가된 유리지방산은 간접적으로 UCP1합성을 증가시킵니다. 즉, 교감신경 기능이 정상인 상태에서 양질의 지방을 먹으면 열생산에 유리할수 있지만 뚱뚱한 사람 대부분이 자율신경 기능이 좋지 않기 때문에 열생산을 실패하고 오히려 살이 찔 수 있습니다. 또한 살을 빼기 위해 과도하게 지방식이를 제한하면 장기적으로는 열생산에 장애가 발생하면서 다이어트에 실패할 가능성이 높아질 수 있습니다.

당신의 몸이 차가운 이유

우리 신체는 '신경계통의 문제'로 열생산과 소실의 균형이 깨진 경우, 그리고 '열생산 시스템에 문제'가 발생한 경우에 몸이 찰 수 있습니다.

- **자율신경실조증**: 자율신경 기능이상으로 전신 혈관조율에 문제가 생기고, 호흡 기능이상, 체온 항상성 유지의 전반적인 과정에서 문제가 발생함.
- **호흡장애, 순환장애**: 미토콘드리아에서 에너지 생성 장애, 산화스트레스 발생, 열이동 장애 발생함. 산소가 부족한 환경에서는 혐기성 대사가 가동되면서 매우 낮은 효율의 ATP가 만들어지고, 젖산이 축적되어 이차적인 대사 문제가 발생함.
- **체성신경 고장(입력, 조율, 출력)**: 주변 온도를 지각하고 근육 떨림을 유도해야 할 신경회로는 척추질환이 있거나 기능적인 척추불균형, 관절의 불안정성에 의해 장애를 받을 수 있음.
- **신경병증**: 말초신경계의 기능적인 장애나 병적인 변화를 발생시키는 당뇨, 허혈성질환, 외상, 중금속 중독 등은 신경에 장애를 일으켜 정확하고 빠른 정보전달이 되지 않아 적절한 체온조절을 어렵게 함.
- **근육, 근막 문제**: 성인에서는 갈색지방의 양이 적기 때문에 골격근의 역할이 더욱 중요함. 골격근은 체성신경의 영향을 받아 작동하기 때문에 척추 상태와 직접적인 연관관계가 있음. 근육을 싸고 있는 근막은 탈수 환경에서 딱딱해지고, 교감신경이 지속적으로 항진되면 근막 평활근세포를 수축시

켜 근막 기능부전이 발생할 수 있음. 또한 근육의 톤을 조율하는 핵심은 감마모터신경에 있는데 감마모터신경의 핵이 위치한 뇌간은 경추 정렬이상에 직접적인 악영향을 받음. 그래서 일자목, 거북목이 되면 전신 근육 기능에 문제를 발생시킬 수 있음.

- 인슐린 저항성: 비만, 당뇨, 고지혈증, 고혈압을 일으키는 핵심 요소인 인슐린 저항성은 교감신경 기능이상과 혈관 내피세포의 산화질소 생성 장애와 밀접한 연관관계가 있고, 그로 인해 혈관은 이완되지 못하며 좁아진 혈관으로 인한 혈액순환장애가 발생함.

냉기를 잡으면 건강이 보인다

체온이 조절되지 않는다는 것은 손발이 시리고, 추위를 많이 타는 것으로 끝나지 않습니다. 큰 병이 되기 전에 반드시 원인을 점검하고 개선하려는 노력이 필요합니다. 지속적으로 몸이 차면 체온조절 메커니즘 전반의 과정에서 문제를 점검해야 합니다. 세포 내 에너지 공장인 미토콘드리아, 지방세포 기능이상, 저산소 환경, 산화스트레스, 인슐린 저항성, 비만, 호르몬불균형(갑상선, 부신, 성), 영양소 결핍, 효소의 문제 등이 있습니다. 그리고 이 모든 문제의 중심에는 가장 중요한 자율신경, 체성신경의 기능이상이 있습니다. 체성신경과 자율신경은 척추를 통해 주행하고 있기 때문에 척추질환을 포함한 기능적인 척추 형태의 변화(일자목, 거북목, 새우등, 골반 틀어짐 등)는 내부에서 주행하고 있는 신경 기능에 장애를 가져옵니다. 즉, 근골격계 문제를 해결함으로써 우리 몸의 체온 항상성 조절 능력을 지켜낼 수 있습니다.

몸이 찰 때 도움이 되는 방법들에 대해 알아보겠습니다.

첫째, 대사를 향상시키고 산화스트레스를 방어하라!

포도당, 아미노산, 지방산이 미토콘드리아 내에서 바로 ATP로 변환되지 않습니다. TCA 회로라는 일련의 효소반응에 의해 중간대사물질들이 만들어지고, 이 과정에 여러 가지 영양소가 작용하여 에너지 공장을 돌리고 있습니다. 비타민B군, 카르니틴, 알파 리포산, 철, 마그네슘, 망간 등 미네랄들, 코엔자임 Q10 등이 필요합니다. 영양제를 사 먹으라는 이야기는 아닙니다. 이런 영양소를 음식을 통해 충분히 흡수할 수 있는 장 기능을 회복하라고 더욱 강조하고 싶습니다.

열생산 공장인 미토콘드리아의 적절한 기능 유지를 위해서는 산화스트레스가 조절되어야 합니다. 에너지 생성 과정에서 미토콘드리아는 필연적으로 산소를 사용하게 되면서 활성산소를 발생시킵니다. 활성산소는 염색체 DNA뿐만 아니라, 미토콘드리아 DNA 돌연변이, 노화, 그리고 세포사(Apoptosis) 등과 관계되어 있습니다. 미토콘드리아 대사 과정에서 우리가 호흡하는 산소의 약 2~5%가 부식성이 있는 활성산소로 전환되기 때문에, 이를 보호하기 위해 항산화 방어 체계가 적절히 가동되어야 합니다. SOD(Superoxide dismutase), 글루타치온, 알파 리포산, 코엔자임 Q10, 비타민C, 비타민E, 플라보노이드, 오메가3, NAC(N-acetylcysteine)와 같은 항산화제들이 도움이 됩니다. 특히, 고지혈증으로 스타틴계 약물을 복용하고 있다면 코엔자임

Q10의 합성을 감소시켜 산화스트레스에 취약해질 수 있습니다.

역설적이게도 산화스트레스가 가장 높은 시기는 조직에서 산소가 가장 낮을 때입니다. 조직 내에 산소가 부족해지는 저산소증, 허혈, 빈혈, 혈액순환장애, 염증, 부종 등이 있으면 산화스트레스가 더욱 높습니다. 특히, 산화 손상은 주로 신진대사가 활발한 장, 간, 근육, 뇌, 심장과 같은 필수 장기에 집중되기 때문에 호흡과 혈액순환을 방해하는 요소를 찾아 적절히 치료해주어야 합니다.

둘째, 베이지색지방을 활성화시켜라!

캡사이신이 풍부한 식품을 규칙적으로 먹으면 베이지색지방이 에너지를 연소하면서 열을 발생시키는 데 도움을 줍니다. 고추에는 캡사이신뿐만 아니라 항산화제인 베타카로틴, 비타민C, 비타민B1의 함량도 높은 편입니다. 그래서 산화스트레스를 방어하고, 신진대사에도 큰 도움이 됩니다.

간헐적 단식을 계획해보세요. 동물실험에서 단식한 쥐의 지방세포에서는 활발한 면역반응이 일어나고 있었습니다. 염증에 반응하는 항염증성 면역세포들이 많아진 것입니다. 간헐적 단식을 하면 지방세포의 혈관내피세포성장인자(VEGF)가 높아지고, 이것이 세포 내면역반응을 유도해 백색지방을 베이지색지방으로 바꿔준다고 알려져 있습니다. 특히 호산구(Eosinophil)와 대식세포(M2 macrophage)와 같이 type2면역반응에 관여하는 면역세포들이 갈색지방세포와 베이지색지방세포로의 분화를 유도하는 것으로 보고되고 있습니다. 연구팀에 따르면 최소 6시간, 길게는 약 18시간 공복을 유지하는 것만으로 몸속에 긍정적인 면역반응이 일어난다고 합니다.

셋째, 따뜻한 음식, 단백질을 먹어라!

최근 연구 결과에 따르면 아미노산 투여는 심부체온을 약 0.3℃ 정도 올려주는 것으로 밝혀졌습니다. 이는 아미노산 투여가 신진대사 증가뿐만 아니라 시상하부 체온조절 역치들을 상승시키기 때문이라고 합니다. 즉, 적절한 단백질 섭취가 몸을 따뜻하게 만들 수 있습니다.

몸이 차고 오한이 자주 생기는 분이라면 병원에서 수액을 맞을 때 가온된 수액을 맞아야 합니다. 가온된 수액이 체온을 올릴 수는 없지만 수액의 온도가 차면 체온을 쉽게 떨어뜨릴 수 있습니다. 상온에서 보관된 크리스탈로이드 1리터를 투여하면 평균체온을 0.25℃ 감소시킨다고 합니다. 이런 원리로 몸이 찬 사람들은 음식을 먹을 때도 따뜻하게 먹어야 합니다. 따뜻한 물을 마신다고 해서 심부체온이 올라가기는 힘들지만 차가운 물을 마시게 되면 몸이 쉽게 차가워집니다.

넷째, 일자목, 거북목, 새우등을 교정하라!

척추 밸런스에 직접 영향을 받는 교감신경 문제는 몸을 차게 만드는 주요 원인입니다. 체온조절 기전에서 교감신경의 역할이 매우 큽니다. 교감신경 기능이 적절해야 충분한 혈액순환과 호흡이 이루어집니다. 교감신경은 신진대사에 직접 관여하고, 갑상선과 부신호르몬 균형에도 직접 기여합니다. 또한 평활근육을 지휘합니다. 혈관 평활근, 근막 평활근을 지휘하여 혈관의 압력과 근막의 환경에 직접 관여합니다. 즉, 교감신경의 안정성이 건강한 체온조절 메커니즘의 핵심 요소라고 볼 수 있습니다. 따라서 몸이 차갑고 추위를 많이 탄다면 반드시 일자목, 거북목, 새우등 등 척추의 정렬상태와 관절의 안정성을 확인하고 치료해주어야 합니다.

열, 고체온

우리 몸은 정상 체온에 대한 설정값이 몸 상태에 따라 자율신경 체온중추에 의해 세팅됩니다. 체온이 올라갔을 때 설정값이 상승하면서 정상체온을 넘어서는 것을 '열'(Fever)이라고 하고, 설정값은 변화 없으면서 부적절한 열의 발산으로 체온이 상승하는 것을 '고체온'(Hyperthermia)이라고 합니다.

- 열이 난다: 상승된 설정값에 맞춰 열이 올라간 상태입니다.
- 고체온이다: 설정값의 변화 없이 체온조절에 실패했다는 뜻입니다.

'열'을 유발하는 물질을 발열물질(Pyogen)이라고 하며 외부에서 침입한 병원균이나 독성물질, 내부적으로는 대식세포나 단핵세포에서 생성되는 폴리펩타이드에 의해 열이 납니다. 이런 물질들에 의해 시상하부에서 체온조절 반응들이 유발되면서 설정값을 상승시킵니다.
'고체온'은 체온조절이 실패하여 체온이 상승된 것으로 열사병과 같이 병적으로 발생 시 사망률이 높습니다. 생리적으로 임신, 식사 후, 운동 후, 배란기, 더운 날씨 등에 의해서도 체온이 올라갈 수 있습니다.

추가로 열사병이 걸렸을 때 팁을 알려드리겠습니다. 열은 복사, 전도, 대류, 증발에 의해 이동합니다. 그중 전도(Conduction) 기전을 이용하면 매우 도움이 됩니다. 피부와 접촉하고 있는 물질의 성질에 따라 열이동 속도가 달라지는데 금속과 물은 공기에 비해 다섯 배나 전도성이 강합니다. 그래서 차가운 금속을 피부에 접촉시키거나, 물을 뿌려 중간 공기층을 없애주면 열이동이 매우 증가되어 체온을 빠르게 떨어뜨릴 수 있습니다.

5
누구를 위한 밤샘인가!
'불면증'의 실체를
만나다

톡톡! 건강을 담은 생각

나를 죽이지 못하는 시련은 나를 더 강하게 만든다.
살아 있는 한 나는 점점 더 강해질 것이다.
- 프리드리히 니체

시련은 사람을 강하게 만드는가? 슈퍼 히어로 영화를 보면 악당은 해가 갈수록 강해집니다. 아무리 악당을 쳐부수어도 얼마 지나지 않아 더욱 강한 악당들이 여기저기서 나옵니다.

우리 건강을 위협하는 악당인 질병도 마찬가지입니다. 병에 걸리게 되면 좀 좋아지는가 싶다가 또 다른 어려움이 찾아오곤 합니다. 이 같은 상황을 만들지 않으려면 근본 원인을 찾아 치료해야 합니다. 결과에 대한 치료보다 탄성 회복력을 높이는 자율신경 기능의학 치료가 필요한 이유입니다.

그리고 활력을 불어넣어주는 주변 사람의 도움이 필요합니다. 확실성의 다른 말은 바로 '희망'입니다. 희망은 우리를 강하게 만들어줍니다. 건강에 대한 희망은 결코 욕망이 아닙니다. 희망은 함께하는 것입니다. 나와 생각이 일치하는 가족, 친구, 의료진과 함께한다면 꺼지지 않는 희망 에너지를 통해 건강을 되찾고 활력 있는 삶을 살 수 있습니다.

주변의 도움과 탄성 회복력을 높이는 치료를 통해 건강을 위협하는 악당인 질병을 이겨내고, 살아 있는 한 우리가 더, 점점 강해집시다.

불면 사회

베개에 머리만 닿아도 곯아떨어지는 아이들을 마냥 부러운 눈으로 바라보고 있나요? "오늘은 잘 수 있을까?"가 화두가 되는, 쉽게 잠들지 못하는 시대에 우리는 살고 있습니다. 프랑스의 시장 조사 업체인 입소스(Ipsos)가 세계 20개 나라를 대상으로 한 조사 결과에 따르면 우리나라 국민 가운데 35%만 수면 시간이 충분하다고 답했습니다. 이는 20개국 가운데 가장 낮은 수치입니다. 나머지 65% 가운데 절반 가량도 수면 시간이 부족했다고 답했습니다. 수면 시간뿐만 아니라 수면의 질도 매우 떨어지는 것으로 나타났습니다. 대부분이 만성적인 수면 부족 상태인 것입니다.

불면증은 단지 잠이 안오는 독립적인 하나의 증상으로 볼 수도 있지만 동반되는 다양한 신체적, 정신적 이상을 보면 무서운 질병입니다. 의학적으로 불면증은 원발성(Primary insomnia)과 이차성(Secondary insomnia)으로 분류합니다. 이차성 불면증은 다른 내과적, 정신과적 장애나 특정한 약물 등으로 인해 생긴 불면증을 말하며, 불면증의 70~90%를 차지합니다. 그러나 워낙 그 원인들이 얽히고설켜 있기 때문에 정신질환 진단 기준인 DSM-5에서는 더 이상 원발성과 이차성을 분류하지 않고 '수면장애(Insomnia disorder)'로만 진단합니다.

주관적 불면증(객관적인 검사상 이상이 없으나 본인은 충분한 시간 동안 자지 못했다고 평가)이 있기 때문에, 최근에는 불면증을 객관적 수면 시간(Objective sleep duration, OSD, 검사로 확인된 수면시간)을 통해 평가합니다. 객관적 수면 시간이란, 본인이 잠을 잤다고 생각하는 주관적 수면시간에서 검사를 통해 제대로 자지 않은 시간을 뺀 실제로 잠든 시간을 말합니다.

연구 결과에 따르면 객관적 수면시간이 6시간 이상인 환자에 비해 6시간 미만인 환자들이 고혈압, 제2형 당뇨병, 사망 위험이 증가했습니다. 객관적 수면시간이 짧으면 생리적 과각성, 인지기능 저하, 치료 저항성, 심혈관 대사질환에 취약해집니다. 객관적 수면시간이 짧은 불면증에서 합병증이 증가하는 이유는 단순히 수면시간이 부족해서가 아니라, 교감신경 및 스트레스 호르몬 반응이 커서 쉽게 잠에서 깨어버리고 연쇄적인 전신 반응으로 이어지기 때문입니다.

따라서 불면증을 치료하기 위해서는 장기간 복용 시 독이 될 수있는 수면제에 의지하기보다 수면 메커니즘을 이해하고 수면을 방해하는 요소들을 찾아 해결해야 합니다.

잠을 잔다는 것의 의미

의학적으로 수면의 정의는 주위 환경에 대한 인식과 환경 변화에 대한 반응성이 현저히 감소하는 가역적 상태를 말합니다. 그렇다면 잠을 잔다는 것은 뇌가 꺼져 있는 상태일까요? 잠을 자는 동안에도 각성상태와 형태는 다르지만 뇌 활동은 계속되고 있습니다. 즉, 신경이 일을 하지 않는 중추신경계 손상과는 전혀 다른 상태입니다. 과거에는 수면이 생존을 위한 행동과는 관련이 없기 때문에 부적응의 행동 형태로 여겨졌습니다. 그러나 현대에 들어서면서 매우 중요한 생리학적 역할을 하는 것으로 알려지고 있습니다. 수면의 역할은 다음과 같습니다.

- **정신과 신체의 휴식 및 회복과 발달**: 수면 시기에 성장호르몬이 분비되고, 코르티솔이 최저 상태가 되며 중추신경계 단백질 합성이 증가하고, 뇌 조직의 기능이 회복됨.
- **에너지 보존**: 지나치게 긴 시간 동안 활동하는 것으로부터 강제적인 휴식을 마련해줌.
- **기억의 강화**: 새로운 정보를 기억하게 하는 과정이 렘수면에서 이루어짐.
- **뇌기능 향상**: 렘수면 시기에 뇌의 산소 소비량, 뇌혈류량이 증가하며 뇌피

질 및 망상계 신경들이 강한 활성도를 보이는 수면은 기능적으로 뇌신경 시스템이 활성화된 시기임.

- 수명의 연장: 수면이 부족하면 각종 대사성질환, 스트레스에 의한 코르티솔, 아드레날린 과다 분비로 심혈관질환 및 조기 사망으로 이어질 수 있음.

- 노폐물 배출: 뇌를 청소하는 글림프 시스템(Glymphatic system)은 논렘(Non-REM)수면에서 활발해짐. 잠을 자는 동안에는 뇌세포들 사이의 공간이 넓어지면서 치매를 유발하는 베타아밀로이드와 타우 단백질 등의 노폐물을 쓸어내려 뇌 밖으로 배출시켜 코와 목을 통해 림프계로 전달됨. 수면무호흡이 되면 논렘수면과 렘수면의 비율이 현저히 떨어지면서 뇌기능이 떨어짐. 숙면을 취하지 못하면 뇌기능이 떨어지고 치매를 유발시키는 노폐물이 쌓이게 되고, 수면 중 글림프 시스템은 깨어 있을 때에 비해 4~10배 더욱 활성화된다고 보고되고 있음.

- 면역조절: 면역반응에 중요한 역할을 하는 T세포가 수면 부족으로 아드레날린 호르몬이 증가하면 외부 침입자를 제대로 물리치지 못해 염증 발생 가능성이 높아짐.

- 대사조절: 수면 시에는 깨어 있을 때보다 약 8-10% 정도 대사율이 감소함. 수면의 질이 떨어지면 인슐린 저항성, 고지혈증, 비만, 당뇨, 고혈압, 동맥경화, 심혈관질환 발생 가능성이 높아짐.

- 산화스트레스 역전(Reversal of oxidative stress): 산화스트레스는 세포의 에너지대사 과정에서 필연적으로 발생함. 그런데 산화스트레스가 수면을 제어하는 신경세포의 활성화에도 관여한다는 연구가 발표되었으며, 반대로 적절한 수면은 산화스트레스를 방어하는 역할을 함.

잠이 부족해지면 졸리고, 감정기복이 심하고, 피로하고, 기억력 및 집중력이 감소하고, 식욕이 증가하여 체중이 증가하고, 질병에 취약해집니다. 불면증은 드러난 하나의 증상일 뿐이지 물밑에서는 더 큰 문제들이 머리부터 발끝까지 진행되고 있습니다. 예를 들면 수면 리듬의 변화는 대사 및 심혈관계 기능에 직접적인 악영향을 미칩니다. 실제로 당, 지질, 단백질 대사를 조절하는 인자들은 생체시계의 직접적인 제어를 받고 있고, 핵심 호르몬인 인슐린과 코르티솔의 혈중농도는 수면-각성 상태에 따라 달라집니다. 수면 리듬의 정상화는 충분한 수면 시간과 함께 각종 대사 문제들을 포함하여 건강이 개선될 수 있다는 것을 의미합니다. 수면 메커니즘에 대해서 자세히 알아보겠습니다.

수면 메커니즘: 수면 리듬의 지휘자

수면과 각성은 수면 욕구와 생체시계에 의해 조절됩니다. 깨어 있는 시간이 길어질수록 우리는 잠자고 싶은 욕구가 증가합니다. 우리 몸의 상태가 잠을 얼마나 필요로 하는지 알려주는 지표인 '수면 압력(Sleep pressure)'이 증가합니다. 뇌에서는 수면 압력을 감지하는 압력계가 있는데 수면 압력을 일으키는 핵심 화학물질인 '아데노신(Adenosine)'이 작용하는 아데노신 수용체(Adenosine receptor)가 바로 그 역할을 합니다.

수면 압력에서 생체리듬의 각성 정도를 뺀 결과를 수면 욕구(Urge to sleep)라고 합니다. 즉, 똑같은 수면 압력이라도 주간처럼 각성도가 높다면 수면 욕구는 줄어들고, 생체시계에 의해 각성도가 낮아지면 그 차이가 커져 수면 욕구가 늘어납니다. 결국 수면 압력과 각성의 리듬이 잘 맞아 떨어져야 야간에 잠을 잘 잡니다. 예를 들면, 아침 7시가 되면 아데노신이 분해되어 수면 압력이 떨어지고, 생체시계의 각성도는 올라가 잠에서 깨게 됩니다. 주간에 열심히 일하는 과정에서 아데노신의 농도는 올라가고 각성도는 높게 유지되다가 오후를 넘어 저녁이 되면 역전됩니다. 결국 수면 압력과 각성도의 관점에서만 바라보면 밤 11시가 되면 아데노신의 농도는 최대가 되면서 수면 압력이 강해지고, 각성은 최저가 되면서 졸음이 쏟아져 잠이 들게 됩니다. 이 두 가지 박자가 맞지 않으면 불면증이 생깁니다.

당신의 몸속에는 생체시계가 내장되어 체온, 호르몬, 수면, 행동, 면역, 소화, 의식 등 모든 부분에서 주기성을 가지고 기능하게 됩니다. 생물학적 시계의 위치는 시상하부의 시신경교차상핵(Suprachiasmatic nucleus, SCN) 및 관련된 신경 경로로 알려져 있습니다. 쌀알 정도의 크기이며, 20,000개의 신경세포를 통해 신경과 호르몬의 활동을 조절하여 인간의 24시간 주기를 조절하고 있습니다.

시신경교차상핵은 망막 시상하부 경로를 통해 망막에 있는 감광성 신경절세포(빛)에서 입력 신호를 받습니다. 신경 신호가 발생되면 특정 유전자 전사가 일어나며 이어서 단백질 합성이 시차를 두고 되풀이 되면서 24시간 리듬을 형성하게 됩니다.

생체시계는 정상적인 상황에서 아침에 눈을 통해서 들어오는 빛과 밤에 송과선에서 분비되는 멜라토닌에 의해 리듬이 매일 재설정됩니다. 빛이 망막에 전달되면 시신경교차상핵으로 정보가 들어가고 시상하부(DMH)로 전달이 됩니다. 시상하부로부터 나온 신경은 수면중추인 복외측시신경앞구역(Ventrolateral preoptic area, VLPO)과 각성에 관여하는 오렉신 신경원, 체온 및 호르몬조절을 담당하는 신경원에 정보를 전달합니다. 정리하면, 잠을 잘 자려면 빛에 의한 각성과 수면 리듬이 적절해야 하고, 그 전제 조건에는 해당 신경의 안정화가 반드시 선행되어야 합니다. 반대로 작업 수행 능력을 향상시키려면 밝은 빛을 쪼여서 각성도를 높여 효율성을 높일 수 있습니다.

심부체온도 생체리듬에 중요한 역할을 합니다. 생물체의 심부체온은 항상성 유지를 위해 매우 중요합니다. 체내의 열생성과 열손실의 상호작용으로 체온이 결정되고 적절한 온도일 때 대사와 효소계가 효율적으로 작동합니다. 심부체온 또한 생물학적 시계에 의해 스스로 조율되는 과정 중 하나로 수면 리듬과 매우 연관관계가 깊습니다.

통상 밤이 되면 혈관의 확장이 일어나면서 열손실이 증가하여 심부체온은 떨어지고, 아침에는 열생성이 시작되면서 심부체온이 올라갑니다. 특히, 심부체온이 급격하게 내려오는 순간 잠이 온다는 사실이 밝혀졌습니다. 즉, 인간의 수면은 심부체온이 최고치에서 내려갈 때 시작되며, 심부체온이 최저점을 지나고 나서 아침에 잠에서 깨어납니다. 이후 점차 심부체온이 상승하면서 오후 5시경에 최대치에 도달합니다. 이 시기는 혈중 멜라토닌이 상승하기 시작하는 시점과 일치합니다. 새벽 5시경은 심부체온이 가장 최저점일 때입니다. 이 때를 기준으로 약 5~6시간 전에 심부체온이 급격히 내려가는 시기가 있는데 보통 잠자리에 드는 시간입니다. 이런 이유로 늦은 저녁에 격렬한 운동을 해서 심부체온이 올라간 상태라면 잠드는 게 더 힘듭니다. 주변 온도도 중요합니다. 더운 여름 열대야에서 잠을 잘 못 이루는 것도 같은 이유입니다.

빛은 하루 중의 체온에도 영향을 미칩니다. 밝은 빛을 일정 시간만 주면 체온을 증가시켰고, 밝은 빛을 지속적으로 주면 체온 감소 정도를 줄였습니다. 그래서 밤에 밝은 빛에 지속적으로 노출되면 심부체온이 떨어지지 않아 잠을 이루기 힘듭니다.

이런 관점에서 보면 좋은 수면을 위해 적절한 시간에 심부체온을 의도적으로 상승시킨 후 떨어뜨리는 것도 좋은 방법이 될 수 있습니다. 운동, 온수 목욕, 족욕 등이 도움이 되겠습니다. 반대로 저녁에 수면양말, 두꺼운 이불 등으로 심부체온을 올리면 수면에 방해가 됩니다.

음식을 씹는 행위 자체가 생체시계를 조절합니다. 시신경교차상핵(SCN)에 위치한 생체시계와 세포 대사조절인자로 알려진 AMPK, SIRT1이 상호작용을 합니다. 이들은 세포 에너지 센서로서 뇌신경 및 말초 기관의 기능에 중요한 역할을 하고 있다고 알려져 있습니다. 쥐를 대상으로 한 실험에서 장기간 휴식 시간대에 음식물 섭취량을 증가시킬 경우 중추 생체시계와 말초기관의 생체시계의 동조가 깨져버렸습니다. 이는 빛과 연계된 생체시계와 별도로 섭식 및 에너지 균형에 반응하는 시스템이 함께 존재한다는 뜻입니다. 즉, 잠을 자야 할 시간에 야식을 먹으면 생체리듬이 깨지면서 수면장애는 물론 대사질환 및 심혈관계질환 발병 가능성을 크게 높일 수 있습니다. 반대로 잘 자고 싶다면 열량을 제한하는 것도 좋은 방법이 됩니다.

우리 몸의 자연 수면-각성 유도제들

"잠자기 시작!"한다고 절대 잠들지 않습니다. 이 과정에도 수면과 각성을 조절하는 물질들이 조화롭게 작용해야 합니다. 대표적인 물질로 멜라토닌, 코르티솔, 아데노신이 있습니다.

멜라토닌은 송과샘에서 합성됩니다. 트립토판에서 세로토닌이 합성되고 N-아세틸세로토닌(N-acetylserotonin)을 거쳐 멜라토닌이 합성됩니다. 눈으로 빛이 들어오면 망막시상하부로, 시신경교차상핵, 위목신경절(Superior cervical ganglion)을 거쳐 송과샘으로 멜라토닌 분비의 신호가 전달됩니다. 즉, 트립토판이라는 재료와 해당 신경전달 경로의 안정성 확보가 질 좋은 수면의 필수 요소라고 볼 수 있습니다.

신경전달 과정 중 가장 중요한 곳은 '위목신경절'입니다. 수면에 필수인 멜라토닌 합성의 최종 효소인 AA-NAT(Arylalkylamine-N-acetyl-transferase)의 발현 정도를 교감신경절인 위목신경절의 자극에 의해 분비된 노르에프네피린이 결정하기 때문입니다. 이름 그대로 목(경추)의 중요성이 드러나는 부분입니다.

코르티솔은 부신피질에서 생성되며, 시상하부-뇌하수체-부신 축(Hypothalamus-pituitary-adrenal axis, HPA axis)의 조절을 받아 기능을 합니다. 스트레스라는 변화에 반응하여 항상성을 유지하기 위한 신경-내

분비 시스템입니다. 수면 메커니즘에서 코르티솔은 멜라토닌과 함께 수면-각성의 핵심적인 역할을 합니다. 불면증은 그 자체로 스트레스의 한 형태이기 때문에 코르티솔에 대해 잘 알고 있어야 합니다. 내부적, 외부적 스트레스에 반응하는 코르티솔 또한 하루 중 리듬에 의해 율동적으로 분비됩니다. 주간과 초기 야간에 낮은 수준을 유지하다가 수면 시작 후 점점 분비가 줄어들다가, 새벽부터 증가하면서 아침에 최고로 많이 분비됩니다. 보통 최저점은 새벽 2~4시경에, 최고점은 아침 7~8시경에 관찰됩니다.

즉, 코르티솔이 낮은 야간에 수면 시작이, 높은 아침에 수면이 끝이 납니다. 이 리듬을 생각해보면 잠이 드는 것은 스트레스 해방이고, 눈을 뜬다는 사실, 출근해야 하는 사실은 누구에게나 엄청난 스트레스인가 봅니다.

불면증을 포함한 정서적, 신체적 스트레스는 다시 불면증이라는 악순환을 야기합니다. 스트레스는 교감-부신수질(Sympatho-adreno-medullary, SAM) 체계와 시상하부-뇌하수체-부신 축을 활성화시켜 카테콜라민, 코르티솔, ACTH, CRH 등의 호르몬 분비를 촉진시키고, 심혈관계, 내분비, 위장관, 면역 시스템이 피드백 시스템을 통해 항상성 과정을 교란시켜 불면증을 발생시킵니다.

수면 압력을 만드는 핵심물질인 아데노신에 대해서 알아보겠습니다. 신체는 오랫동안 깨어 있으면 내부에서 수면을 조장하는 물질이 나오는데 이를 '솜노겐(Somnogen)'이라고 하며 아데노신이 여기에 속합니다. 주간에 오랫동안 깨어 있게 되면 솜노겐이 축적되면서 수면 압력을 형성합니다. 아데노신은 오래 깨어 있는 동안 에너지를 사용하는 과정에서 쌓이게 됩니다. 우리 몸의 에너지원인 ATP가 대사되어 ADP, AMP를 거쳐 아데노신만 남아 복외측시각교차전핵(VLPO)을 자극하여 수면이 시작됩니다.

정리하면, 하루 종일 열심히 활동해서 에너지를 사용하고 축적된 아데노신에 의해 수면 압력이 증가하고, 일중 리듬에 의해 심부체온이 떨어지면서 멜라토닌은 증가하고, 코르티솔은 낮아지면서 종합적인 결과로 잠을 부르는 관문이 열리게 됩니다.

생체시계 정상화시키기

불면증은 단지 야간에만 국한된 문제가 아니라 24시간 생체시계의 문제로 인해 발생하는 종합적인 현상입니다. 생체시계의 리듬에 관여하는 수면-각성 유도제들(멜라토닌, 코르티솔, 아데노신)을 어떻게 조절하면 좋을지 함께 고민해보도록 하겠습니다.

첫째, 멜라토닌은 수면 호르몬으로 알려져 있지만, 멜라토닌 수용체는 전신에 널리 분포하며 광범위하게 정서적, 신체적인 기능에 직간접적으로 관여합니다. 따라서 수면을 넘어서 전신이 건강하려면 멜라토닌 분비가 적절해야 합니다.

일단 멜라토닌 재료인 트립토판이 충분해야 합니다. 그리고 빛 자극이 시작 신호이기 때문에 주간에 외부 활동을 적극적으로 해야 합니다. 밤에 못 잤으니 낮잠이라도 자야 한다는 생각은 오히려 불면증을 더욱 악화시키게 됩니다. 가장 중요한 점은 위목신경절 자극에 의한 교감신경의 활성화가 최종적인 필수조건이므로 경추 밸런스가 반드시 안정화되어 있어야 합니다. 이 부분은 나중에 자세히 알아보겠습니다.

불면증 치료를 위해 합성 멜라토닌 제제를 사용해볼 수 있습니다. 그러나 아직까지 멜라토닌의 적절한 용량과 용법에 대해 확정된 바는 없습니다. 멜라토닌 제제는 기존의 신경안정제나 수면유도제와 달리 멜라토닌 수용체를 활성화시켜 자연적인 수면을 유도해 정상적인 수면 패턴을 유지하게 합니다. 짧은 반감기로 인해 수면 유지 시간이 짧은 단점이 있으나 약효가 좀 더 오래 가는 약들이 개발되고 있습니다. 합성 멜라토닌 제제를 항우울제, 진정제, 여성호르몬제, 소화성궤양 약과 함께 복용 시 부작용 위험성이 증가하기 때문에 조심해야 합니다.

멜라토닌 제제를 복용하면 수면위상을 전진시키게 됩니다. 즉, 잠드는 시간과 기상 시간이 당겨지는 효과를 보입니다. 그래서 멜라토닌 복용 시간을 새벽부터 저녁까지 점점 앞당기게 되면 수면위상을 전진시키는 데 더 도움이 된다는 보고도 있으며, 잠자기 5시간, 3시간, 1시간 전에 각각 0.5mg의 적은 용량을 3번 연속 주는 것을 제시한 논문도 있습니다. 또 멜라토닌 복용과 함께 아침에 광치료를 같이 하는 경우 수면 리듬을 정상으로 회복하는 데 도움이 됩니다.

둘째, 불면증을 겪고 있는 사람의 스트레스 호르몬인 코르티솔 농도는 정상 수면을 하는 사람들에 비해 높습니다. 스트레스를 받으면 시상하부-뇌하수체-부신 축(HPA axis)은 호르몬계, 면역계, 자율신경 시스템과 동조하여 반응합니다. 자율신경계가 활성화되면 코르티솔과 아드레날린 분비가 늘어나면서 자꾸 깨게 되고, 깊은 수면에 도달하지 못하는 등의 수면 교란이 일어납니다. 그래서 정서적, 신체적 스트레스를 야간에 받거나, 평소에 스트레스 상황에 지속, 반복적으로 노출되어 있다면 잠이 올 수가 없습니다.

자려고 누웠는데 받을 수 있는 스트레스에는 무엇이 있을까요? 일자목, 거북목과 같은 척추 밸런스 문제입니다. 사람은 눕게 되면 척추가 펼쳐진 형태가 됩니다. 일자목, 거북목은 이미 경추가 펼쳐진 형태인데 눕게 되면 더욱 펼쳐지면서 긴장도가 과도하게 형성되고 거기에 높은 베개까지 사용하면 최악이 됩니다. 이럴 때는 뒷목을 받쳐줄 수 있는 베개 형태나 수건을 말아서 뒷목에 받쳐 경추커브를 지지해주는 것이 좋습니다. 불편한 잠자리 문제도 있습니다. 누운 자세에서 온몸의 표면적이 잠자리에 넓게 위치할수록 우리 몸은 편안함을 느끼게 됩니다. 그러나 돌침대처럼 매우 딱딱한 바닥에서는 불안정함으로 인한 불필요한 감각 스트레스 신호가 계속 발생하여 잠을 깊게 들지 못하게 합니다.

이갈이, 코골이, 수면무호흡이 밤중 코르티솔을 높이는 큰 원인입니다. 근육이 가장 이완돼 있어야 할 수면시간에 턱을 움직이는 저작근이 평상시의 수배에 달하는 악력으로 활성화되는 것이 이갈이입니다. 그래서 이갈이가 각성반응의 일부로 나타난다는 연구가 있습니다. 이갈이 때의 현상을 보면 실제로 잠에서 깨거나 수면 깊이가 갑자기 변하여 얕은 수면에 도달합니다. 전신 움직임, 호흡수의 변화, 말초 혈관수축, 근육의 활성도 증가 등 스트레스에 의한 자율신경계 반응이 함께 나타납니다.

코골이와 수면무호흡은 저산소 상황을 만들어냅니다. 수면 중 혈액 내 산소포화도가 감소하면 부신피질에서 스트레스 호르몬인 코르티솔이 증가하고 이런 상황이 반복되면 장기적으로 혈압을 올리게 됩니다. 교감신경이 항진되면 각성되면서 깊게 자지 못합니다. 아이러니하게도 수면제를 사용하면 약물로 인해 수면 중 호흡 기능을 더욱 떨어뜨려 불면증을 악화시킵니다. 따라서, 일자목, 거북목, 불편한 잠자리, 코골이, 이갈이, 수면무호흡 등 야간에 발생하는 스트레스 요인을 해결해주면 수면제 없이도 잘 수 있습니다.

셋째, 아데노신은 주간에 충분한 에너지를 다 소모해야 적절한 양이 축적되면서 수면 압력을 만들어냅니다. 따라서 주간에 움직이지 않거나, 수면을 보충하기 위해서 침대에서 지나치게 많은 시간을 보내게 되면 잠이 들기 어렵습니다. 즉, 침대에서 쉬는 것은 일시적으로 증상을 좋게 할 수 있지만, 지속적일 경우에는 오히려 불면증을 만성화시키고, 충분한 시간 동안 수면을 유지하기 어렵게 만듭니다.

아데노신은 수면 압력을 만들어내는 매우 중요한 화학물질입니다. 수면 압력계에 해당하는 아데노신 수용체가 오작동하면 수면 압력이 잘 반영되지 않을 수 있는데, 그 범인 중 카페인이 있습니다. 카페인은 아데노신과 화학구조가 비슷하여 수면 압력계인 아데노신 수용체에 달라붙습니다. 즉, 아데노신이 붙을 자리를 막고 있는 셈입니다. 그렇게 되면 정작 자야 할 때 수면 압력이 약해 잠들기 힘들게 됩니다. 불면증 환자들은 커피를 줄일수록 좋지만 끊을 수 없다면 건강하게 마시는 방법을 알아야 합니다. 사람에 따라 다르지만 평균적으로 카페인의 농도가 줄어드는 시간인 반감기는 5시간 정도입니다. 카페인 대사 속도가 사람마다 다르므로 어떤 사람은 저녁에 커피를 두세 잔 마셔도 잠드는 것과 전혀 관련 없는 반면 민감한 사람은 밤잠을 설치게 됩니다. 카페인 분해 효소의 유전적 차이, 카페인 대사 반감기를 늘리는 알콜 섭취, 경구피임약 복용, 카페인 청소율을 낮추는 간 해독 기능 저하, 노화 정도에 따라 카페인 각성 효과들이 달라질 수 있습니다. 비타민C 고용량, 브로콜리와 같은 채소들은 카페인 청소율을 높이기 때문에 카페인으로 인한 불면증에 도움이 되는 좋은 식품이 되겠습니다.

"언제 커피를 마셔야 할까요?"

이른 오전에는 코르티솔 분비가 왕성할 시기이므로 피하는 것이 좋습니다. 보통 코르티솔 분비가 상대적으로 떨어지는 오전 9:30~11:30, 오후 1:00~5:00를 추천합니다. 그러나 커피에 예민한 분이라면 오전에만 한 잔, 그것도 작은 사이즈, 거기서도 반 잔만 향을 음미하면서 마시는 것이 좋겠습니다.

일자목이 불면증을 일으키는 이유

불면증 환자들은 24시간 대사율이 증가되어 있고, 교감신경이 상대적으로 항진되어 있습니다. 잠을 잘 자지 못하는 사람들의 뇌파에서 수면 입면 시 깨어 있는 동안의 β power의 상대적인 비율이 증가되어 있고, δ power는 저하되어 있는데, 이는 중추신경계의 '과각성'을 의미합니다. 즉, 각성과 관련된 뇌간 망상체, 감정을 조절하는 해마, 편도, 인지를 담당하는 전전두엽의 예민도가 상승해 불면증을 유발할 수 있습니다. 이러한 현상들이 반복되면 부적절한 신경회로를 강화하면서 조건화된 각성과 만성 불면증으로 진행됩니다. 즉, 침대에 누워도 잠이 안 오니 침대에서 각성상태로 보내는 행동이 길어지고, 비효율적인 행동들은 되먹임을 통해 조건화 반사처럼 좀처럼 잠이 들지 못하게 되는 것입니다.

중추신경 민감화가 발생하는 것은 자세와 깊은 관련이 있습니다. 각성을 담당하는 뇌간은 경추 척수신경과 바로 연접되어 있어, 경추 형태의 변화인 일자목, 거북목이 되면 뇌간 신경에 물리적인 긴장도가 발생합니다. 특히 눕게 되면 경추를 포함한 척추는 펼쳐지게 되고, 베개를 뒤통수에 대면 목이 더욱 꺾이면서 뇌간의 긴장도는 더욱 높아집니다.

또 각성과 인지를 담당하는 전전두엽의 적절한 기능을 위해서는 혈액순환이 중요합니다. 혈액을 통한 영양분과 산소 공급은 경동맥이 담당하고 있고, 노폐물 배출에는 뇌척수액과 경정맥이 담당하고 있습니다. 경동맥은 상부 흉추에 나오는 교감신경이 혈관의 톤을 조율하므로 평상시 일자목, 거북목, 새우등이라면 교감신경의 활성화도가 증가하면서 혈관의 압력조절에 장애가 발생합니다. 또한 일자목과 거북목이 되면 뇌척수액 순환장애가 발생하여, 중추신경 대사의 결과로 발생한 독성물질과 노폐물 배출에 장애가 오고, 혈류조절도 실패하게 됩니다.

흉쇄유돌근과 견갑설골근 아래쪽에 있는 경정맥은 흉쇄유돌근과 견갑설골근이 수축하면서 뭉치게 되면 물리적인 압박으로 배출장애를 겪습니다.

흉쇄유돌근의 경우 경추 6번에서 경추를 따라 주행하는 '척수 부신경'의 지배를 받기 때문에 일자목, 거북목과 같은 경추 정렬상태의 문제가 발생하면 흉쇄유돌근은 짧아지고 두꺼워집니다. 또한 견갑설골근도 경추 상부에서 만들어진 '경신경총'에 의해 지배되기 때문에 경추 형태의 변화에 직접적인 악영향을 받습니다.

정리하면, 척추의 형태 변화는 각성을 담당하는 중추신경 민감화를 발생시키고, 혈액순환장애를 만들면서 뇌신경 기능에 장애가 발생하고 그 결과로 만성 불면증에 빠집니다. 그래서 불면증을 다스리기 위해서는 구조적인 스트레스를 '자율신경 구조치료'를 통해 해결해주어야 합니다. 약과 영양제만으로 불면증을 일으키는 힘의 벡터를 바꿀 수는 없습니다.

예로부터 제때 잘 자고, 삼시 세끼 잘 챙겨 먹는 것이 건강의 지름길이라고 했습니다. 우리 몸에 내장된 생체시계의 적절한 작동이 망가지면 불면증, 만성피로뿐만 아니라 생리, 대사, 행동에 악영향을 미치며, 비만, 당뇨, 심혈관계질환, 각종 종양, 류머티즘, 치매, 우울증, 조울증, 불안장애, 중독질환 등 매우 광범위한 범위에서 질병 발생 위험이 폭발합니다.

'잘 자기 위한 조건'이 너무나 많은 것을 보면, 잠만 잘 자도 웬만큼 건강하다는 이야기입니다. 인간은 시간의 지배를 받고 있습니다. 잘못된 생활습관으로 자율신경이 고장 나면 생체시계가 무너지면서 모든 리듬이 깨집니다. 그래서 생체시계를 잘 작동하게 하는 매일 규칙적인 습관이 필요합니다.

잠을 잘 오게 하는 방법

- 매일 일정한 시간에 일어나기(수면위생)
- 기상 후 밝은 빛 쪼이기(아침에 밝은 빛을 쪼이면 멜라토닌 분비가 활성화됨)
- 낮잠을 피하고 바쁘게 활동하기(아데노신을 축적해 수면 압력 높이기)
- 낮잠이 필요한 경우 오후 3시 이전에 30분 이내로만 자기(수면 압력 낮추지 않기)
- 규칙적인 운동으로 신체적, 정신적으로 이완시키기
- 카페인, 음주, 흡연 피하기, 커피는 필요하다면 오전에 한 잔만 마시기
- 야식은 절대 금물
- 저녁이 되면 어둡게 하기(빛이 필요하면 독서등, 간접등 이용하기)
- 심부체온을 충분히 높였다가 낮추기
- 편안한 잠자리 환경 만들기

· 일자목, 거북목, 새우등 치료하기
· 이갈이, 코골이, 수면무호흡증 치료하기

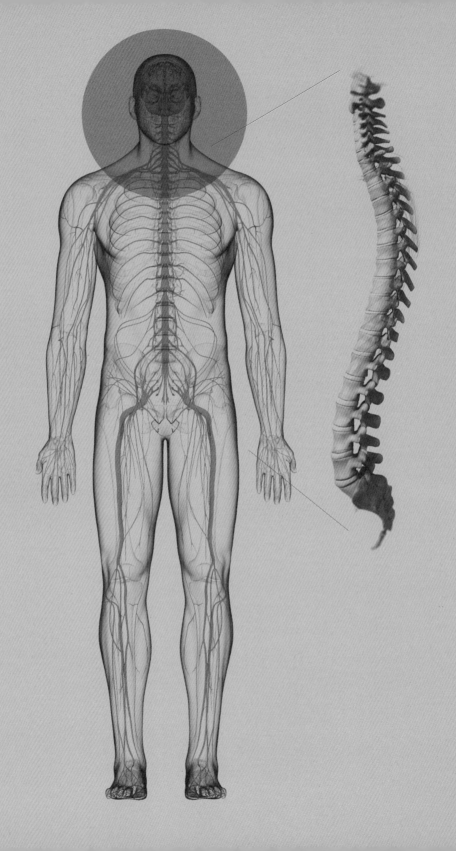

2장

머리와 자율신경

1
이유 없이 계속되는
모든 '두통'의 실체를
만나다

톡톡! 건강을 담은 생각

포모(Fear of missing out, FOMO)증후군
vs 조모(Joy of missing out, JOMO)증후군

소외되는 것, 잊히는 것에 대한 두려움을 뜻하는 말이지만, 요즘은 남들은 다 하는데 나만 안하고 있으면 뒤쳐진 건 아닐까 하는 불안한 마음을 포모라고 합니다.

건강 이슈에도 포모가 있습니다. 왜 환자들은 방황하고 있을까요? 첫째, 소외감 때문입니다. 질병에 걸리면 마음이 조급해집니다. 주변에서 좋다는 병원, 치료, 약, 영양제들을 권해주면 혹시 하는 생각에 거절하기 힘듭니다. 현대의학의 관습적인 치료 방법에서 떨어져 나오는 것도 두려워합니다. 둘째, 불확실성 때문입니다. 내가 과연 좋아질 수 있을까 싶은 불확실성은 우리를 방황하게 만듭니다.

그래서 객관적으로 바라볼 수 있는 기능의학 검사가 필요하고, 공부가 필요합니다. 무엇이 문제이고, 무엇 때문에 질병이 발생했다는 객관적인 결과는 올바른 방향을 제시해줍니다.

인생은 속도가 아니라 방향입니다. 방향이 잘못되면 속도는 의미 없습니다. 방향만 정확하면 매순간이 FOMO가 아닌 JOMO가 됩니다. JOMO는 스마트폰에 설치한 앱들을 삭제하면서 온라인 관계를 정리하는 현상입니다. 너무 많은 것에 정신이 팔려있는 나를 정리하여 자신만의 주체적인 삶을 살기를 선택하는 것이지요.

당신의 머리가 아픈 이유: 경막긴장

두통이 반복되거나 심해지면 혹시 머리에 문제가 있는지 검사를 받아보게 됩니다. 다행히 특별한 문제가 발견되지 않아 안심하더라도 두통이 계속된다면 일상생활이 어렵고 불안감은 커질 것입니다. 뇌종양이나 뇌졸중과 같은 중증질환을 배제하고 생각해보면 두통의 뚜렷한 치료법은 없습니다. 따라서 최소한 두통을 일으키거나 악화시키는 유발인자들을 피하는 것이 중요합니다. 술, 경구피임약, 호르몬대체요법, 카페인, 기후변화, 스트레스, 식품첨가제, 유제품, 초콜릿, 공복 상태 등은 두통을 유발하기 때문에 피해야 합니다. 다양한 노력과 치료를 했음에도 머리가 깨질 것 같은 두통이 반복되는 이유는 두통약을 먹지 않아서가 아니라 분명히 실체가 있는 원인을 교정해주지 못해서입니다.

머리가 깨질 것 같은데 도대체 어디가 아픈 걸까요? 두개골인 뼈 문제일까요? 뇌가 아픈 걸까요? 우선 두통이 반복된다면 뇌실질을 둘러싸고 있는 '막'의 통증부터 생각해야 합니다. 뇌척수막(Meninges)은 중추신경계인 뇌와 척수를 둘러싸고 있는 3개의 막을 말합니다. 뇌척수막은 경막(Dura mater), 지주막(Arachnoid membrane), 연질막(Pia mater)으로 구성되며 중추신경계를 고정하고 보호하는 역할을 합니다. 이 부위에 염증이 발생하면 뇌막염(Meningitis), 출혈이 생기면 위치에 따라 경막하, 경막외, 지주막하 뇌출혈이라고 합니다.

일반적으로는 뇌가 뇌척수액이라는 물에 둥둥 떠 있을 것으로 예상하지만 실제로 뇌는 주변 결합조직에 의해 단단하게 고정되어 있습니다. 예를 들면, 경막하강에는 기둥조직(Trabeculae)이 존재하여 뇌막과 두개골을 단단하게 고정시킵니다. 두 겹으로 구성된 경막 중 표층경막은 두개골 뼈의 골막을 형성하면서 경추의 골격조직에 단단히 연결됩니다. 두경접합부(Cranio-cervical junction)에서 뇌를 둘러싸고 있는 경막은 경추와 '막'의 형태로 직접 연결되어 있습니다(Posterior atlanto-occipital membrane). 그뿐만 아니라 이 조직들은 상부경추 부분에서 근경막교(Myo-dural bridge)를 형성하여 목근육과 신경조직을 감싸고 있는 경막이 직접 연결되어 있습니다. 이런 뇌척수막과 주변 조직과의 단단한 연결관계로 인해 목근육이 과도하게 수축하면서 생기는 물리적인 힘은 뇌막에 직접 전달됩니다.

정리하면, 중추신경은 뇌척수막에 의해 두개골과 척추체에 단단히 고정되어 있습니다. 뇌척수막 중 경막은 두개골을 빠져나와 경추 구조물과 근육에 직접 연결됩니다. 그렇기 때문에 경추가 펼쳐지거나 경추근육이 과도하게 수축되면 경막으로 물리적인 힘이 전달되면서 매우 예민한 경막신경을 자극하여 두통을 일으킬 수 있습니다. 즉, 두통약을 먹으면 잠시 통증이 가라앉을 수 있지만 경추 문제가 해결되지 않으면 두통은 절대 해결되지 않습니다. 따라서 이유 없이 반복되는 두통을 해결하려면 뇌를 둘러싸고 있는 경막의 불필요한 긴장도를 낮춰야 하고, 이를 위해서는 경막에 연결된 경추의 정렬상태와 관절의 안정성을 확보함으로써 두통이 저절로 좋아질 수 있게 해야 합니다.

당신의 머리가 아픈 이유: 삼차신경

외상이 아닌데 설명되지 않는 통증이 발생했을 때는 신경통을 생각해야 합니다. 경막의 긴장이 두통을 일으킨다고 했습니다. 그렇다면 신경통의 관점에서 경막의 신경지배 해부학에 대해서 알아볼 필요가 있습니다. 경막은 신경학적으로 세 군데로부터 신경지배를 받습니다.

경막의 신경지배

① 삼차신경(Trigeminal nerve): Supratentorial dura mater

② **경추신경**(Cervical nerve): Infratentorial dura mater

③ **미주신경**(Vagus nerve meningeal branch): Infratentorial dura mater

즉, 경막은 얼굴을 담당하는 삼차신경, 목뼈를 담당하는 경추신경, 내장 기능을 지휘하는 미주신경에 의해 지배되기 때문에 얼굴을, 경추를, 내장을 잘 관리해주면 경막 긴장도를 낮춰 두통을 해결할 수 있습니다. 이중 두통을 일으키는 삼차신경 문제에 대해서 자세히 알아보겠습니다.

삼차신경(Trigeminal nerve)은 12쌍의 뇌신경 중 5번 신경으로 V1, V2, V3의 3개 분지를 가져 이름이 '삼차'입니다. 얼굴과 관련되어 있으며 감각신경은 얼굴 피부, 코, 입의 점막에 대한 정보를 입력하고, 운동신경은 턱을 움직이는 저작근을 담당합니다. 삼차신경의 핵은 역할이 매우 많아서인지 4개로 구성되어 있고 크기도 다른 신경에 비해 매우 큽니다. 감각신경핵 3개, 운동신경핵 1개로 척수에서 뇌간에 걸쳐 있습니다. 아마도 감각을 정확하게 느끼는 것이 생존에 훨씬 중요하기 때문에 운동신경핵보다 감각신경핵이 3배나 많은 것이라고 생각합니다.

① **삼차신경척수핵**(Spinal trigeminal nucleus)

② **삼차신경주감각핵**(Main sensory trigeminal nucleus)

③ **삼차신경중뇌핵**(Mesencephalic trigeminal nucleus)

④ **삼차신경운동핵**(Motor trigeminal nucleus)

여기서 주의 깊게 봐야 할 것은 삼차신경핵의 위치와 주변 구조와의 연관성입니다. 삼차신경핵들이 뇌간에 위치하고 특히 삼차신경척수핵은 두개골을 빠져나와 경추 2번까지 길게 내려온다는 것에 주목하세요!

삼차신경척수핵은 온도감각 및 통각 등의 정보가 들어오며, 특히 통각을 전도하는 미측소핵(Subnucleus caudalis)은 악안면 부분의 통증을 중추신경계로 보고하는 역할을 하고 있습니다. 재미있는 사실은 얼굴 부위에서 발생한 감각 신호가 목으로 다시 내려간다는 것입니다. 삼차신경의 내림신경로를 통해 감각 정보가 목으로 내려가 경추 1번과 2번 척수와 만나 삼차신경 경추복합체(Trigemino-cervical complex)를 이룹니다. 즉, 경추의 감각 정보와 얼굴의 정보가 수렴되어 총 출력값을 결정하는 회로를 형성하고 있습니다. 그래서 목이 아파도 두통이나 안면통으로 느낄 수 있고, 얼굴 쪽의 문제지만 목이 뻐근하다고 느낄 수 있습니다. 또, 뒷목이 아파도 출력은 삼차신경 운동 신호가 활성화되어 저작근에 전달되면 저작근과 관련된 두통이나 치통, 이갈이를 할 수 있습니다.

그렇다면 무엇을 치료해야 할까요?

반드시 목을 치료해야 합니다. 경추의 문제를 적극적으로 치료해주면 두통은 물론 저작근 문제, 자율신경 이상 증상까지 해결될 수 있습니다. 또, 얼굴에 생긴 흉터, 리프팅과 같은 시술로 인한 조직유착 등을 근막치료기법을 통해 해결해주면 유해 감각 신호의 양을 줄여 두통 치료에 큰 도움이 됩니다.

오직 머리만 아픈 분은 없습니다. 머리가 깨질 듯이 아프면서, 눈물, 콧물이 나기도 하고, 눈도 충혈되고, 눈꺼풀도 처지고, 식은땀이 나고, 머리의 열감으로 불편하기도 합니다. 위장 증상으로 구역질도 나고, 어지럽고, 가슴도 두근거리고 답답함을 느낄 수 있습니다. 중요한 것은 각각의 증상들이 모두 개별적인 문제가 아닙니다. 불편한 증상들을 합쳐 보면 모두 자율신경계 이상 증상들입니다.

삼차신경핵은 자율신경핵과 직접 연결되어 있습니다. 그래서 두통이나 삼차신경 관련 문제가 발생하면 '삼차자율신경반사(Trigeminal-autonomic reflex)'에 의해 교감신경 기능이상으로 동공이 수축하고, 눈꺼풀이 처질 수 있습니다. 부교감신경이 과활성화되어 눈물, 결막충혈, 콧물 등의 증상이 나타날 수 있습니다. 또한 눈꺼풀부종, 이마와 얼굴의 땀, 코막힘, 이마와 얼굴의 홍조, 귀 충만감도 나타납니다. 그러나 안타까운 현실은 많은 환자가 삼차신경 이상으로 발생된 증상들을 알레르기비염, 안과 질환, 중년여성에게서는 갱년기 증상으로 오인되어 잘못 관리하고 있다는 사실입니다.

당신의 머리가 아픈 이유: 경추이상

"머리가 깨질 듯 아파요" 하고 병원을 찾으면 머리 검사부터 해보는 것이 순서이겠지만, 두통의 원인이 머리와 전혀 상관없을 때가 더 많습니다. 두통 환자들과 이야기해보면 끝도 없이 불편한 곳이 나옵니다. 그중에 항상 빠지지 않는 것이 뒤통수, 뒷목, 어깨 관련 증상들입니다. 목뒤가 뻐근하고 당기면서 머리가 깨질 듯한 두통이 반복되고, 두통약, 신경안정제, 항우울제를 먹어도 그때뿐이며 갈수록 효과가 없다는 경우가 많습니다. 위에서 살펴봤듯이 두통이 발생하는 원인은 경추-뇌경막, 경추-삼차신경, 자율신경의 문제뿐만 아니라 두경부근육 자체와도 직접적인 관련이 있습니다.

일자목, 거북목이 되면 경추근육들은 어떻게 변화할까요? 중력으로 머리 무게가 앞쪽으로 치우치게 되면서 과도한 힘이 경추와 흉추에 걸립니다. 그 힘을 이겨내고 머리를 떨어뜨리지 않기 위해 경부의 근육들은 끊임없이 수축해서 버티고 있습니다.

경추성두통은 샤스타드(Sjaastad) 등에 의해 처음 기술되었습니다. 경추 이상으로 인한 이차적인 두통으로 정의했으며 특히 두개골과 경추의 구조물, 특히 상부 경추에서 발생한 유해자극이 삼차신경핵을 통과하여 이마, 측두부, 눈까지 통증이 나타나고 악화와 재발을 반복한다고 발표했습니다.

일반적으로 통증이 발생하면 세로토닌과 관련된 하행성 통증 억제계가 통증을 제어하는데, 일자목에 의한 뇌간 기능이상은 통증 신호를 걸러내지 못하고 모두 중추로 올려보내게 됩니다. 또한 뇌간에 위치한 상행망상체활성계(Ascending reticular activating system, ARAS)를 통해 뇌를 각성시켜 적절한 수면까지 방해해 통증의 악순환이 발생하는 것입니다.

뇌간에는 자율신경의 핵들이 있습니다. 그래서 경추가 불안정하면 두통뿐만 아니라 다양한 자율신경계 이상 증상이 나타납니다. 두통을 포함한 통증은 다시 교감신경을 자극하여 혈관을 수축시키고, 혈액순환을 악화시키면서 근육의 기능 회복을 방해합니다.

머리를 지탱하기 위한 경추근육의 과도한 수축은 근육통을 유발하면서 근육 조직 내에 통증 유발점을 형성하고, 연관통으로 진행하여 두경부의 다양한 부위에 통증으로 나타납니다. 즉, 목통증과 함께 두통, 어깨통증, 날개통증, 눈통증, 턱통증, 안면통증, 뒷통수통증 등 다양한 형태로 드러나거나 복합적으로 나타날 수 있습니다.

근육의 과도한 수축은 근육 안으로 공급되는 혈관을 물리적으로 압박하면서 근육 자체의 영양과 산소 공급 장애를 일으킵니다. 예를 들면, 평소에 운동을 하지 않던 사람이 등산을 하면 다리에 심한 통증을 느끼며, 그 통증은 뭉친 근육이 풀릴 때까지 지속됩니다. 근육이 뭉쳐 있으니 혈액순환장애가 발생하고, 그로 인한 젖산 축적으로 통증이 지속, 가중되는 것입니다. 산소가 적절히 공급되지 않으면 근육은 젖산을 과도하게 만들어냅니다. 젖산(Lactic acid)은 근육운동에 의한 결과물로, 축적되면 근육통증과 근육피로를 일으킵니다. 또한 젖산은 근육과 혈액의 pH를 감소시켜 운동능력을 저하시킵니다.

젖산 축적으로 인한 두통을 해결하기 위해서는 근육으로 산소가 잘 가도록 해야 합니다. 호흡은 화학수용기(Chemoreceptor)에서 신호를 보내면 뇌간에서 조율되어 호흡기계를 지휘하게 됩니다. 그러나 일자목, 거북목이 있는 경우에는 뇌간에 물리적인 악영향을 주고 그로 인해 호흡에 차질이 생깁니다. 거북목이 있는 경우 전체 폐활량의 30%를 낮춘다는 실제 연구 결과도 있습니다.

경추성 두통을 해결하기 위해서는 근육으로의 적절한 산소 공급과 젖산 축적을 줄이기 위한 뇌간 기능의 안정성 확보가 중요합니다. 뇌간의 안정성은 경추정렬과 관절의 상태에 좌우되므로 일자목, 거북목을 치료해주어야 두통이 사라집니다.

일자목, 거북목은 경추의 불안정성을 일으키고, 이를 상쇄시키기 위한 경부근육의 지속적인 수축은 척추체 간격을 좁히면서 디스크 질환을 야기하거나 척추관절통으로 점점 병리적 질병의 형태로 진행합니다. 척추체 사이 간격이 좁아지면 추간공(Intervertebral foramen)의 모양이 바뀌면서 관절을 통해 빠져나가는 신경근의 손상과 염증을 유발하여 신경근병증(Radiculopathy)이 발생하여 해당 신경이 지배하는 감각, 운동, 자율신경 기능의 이상 증상이 동반될 수밖에 없습니다. 즉, 두통을 발생시키는 근본 원인은 내버려 둔 채 두통약만 먹다가 시간을 보내버리면 척추질환과 신경 손상은 더욱 악화되면서 결국 돌이킬 수 없는 질병이 됩니다.

두통으로 병원을 찾을 정도가 되면 전체적인 점검을 해보는 것이 좋습니다. 물론 CT나 MRI와 같은 중추신경 관련 검사도 중요하지만 척추 밸런스 특히 경추에 대한 안정성도 체크해보아야 합니다. 두통이 있을 때 일자목과 거북목을 치료해준다면 당신에게 많은 혜택이 돌아갑니다. 두통, 뒷목통증, 이마통증, 턱통증, 안면통증, 어깨통증, 날개통증과 같은 감각적인 통증은 물론, 혈액순환의 회복, 호흡의 회복 등 핵심 자율신경 기능이 한 단계 높아질 수 있습니다. 우리 신체와 마음 항상성의 핵심인 자율신경의 안정성 확보는 당신과 가족들의 건강과 행복에 큰 힘이 됩니다.

다음 장에서 일자목, 거북목에 대해서 자세히 파헤쳐보겠습니다.

2
숨겨진 핵폭탄!
'일자목'의 실체를
만나다

톡톡! 건강을 담은 생각

너 자신을 알라.

- 소크라테스

고대 그리스 델포이의 아폴론 신전 앞마당에 새겨져 있으며, 수천년이 지난 지금까지도 회자되고 있는 말입니다. 소크라테스는 내가 모른다는 것을 안다는 것, 무지를 인정하는 것이 진리를 깨달을 수 있는 출발점이라고 강조합니다.

내가 나에 대해 모른다는 것은 기준이 없기 때문입니다. 어떤 원칙도 그 원칙에 대한 해석은 제각각일 수 있기 때문에 혼란이 있을 수밖에 없습니다. 어떤 이론과 알고리즘도 완벽할 수는 없습니다. 따라서 자신만의 기준이 필요합니다.

건강의 관점에서 볼 때에도 특정 이론에 얽매여 고집하기보다 강점은 키우고, 약점은 보완하면서 스스로 좋아질 수 있도록 자율신경의 기능에 맡기는 것이 최선입니다. 이런 의미에서 현재의 상태를 점검하기 위한 기능의학 검사와 치료를 포함한 자율신경 기능의학적 철학이 중요합니다.

지금 앓고 있는 병을 어떻게 치료하고 있나요?

캐묻지 않는다면 답도 없습니다.

기어이 일자목이 일을 낼 모양이다

일자목, 거북목. 이제는 너무나 익숙한 단어들이어서 그 무서움을 잊고 있는 사람들이 많습니다. 일자목이라고 하면 미용적인 모양의 변화나 단순히 목 주위 통증만 생각하기 쉽습니다. 그러나 안구건조증에서 암까지 일자목은 우리 건강의 물밑에서 뿌리를 뻗치며 기어이 수면 위로 질병들을 드러내곤 합니다. 일자목으로 인한 증상은 다음과 같이 다양하게 나타납니다.

- 뒷목 뻐근, 어지러움, 두통이 있어요.
- 승모근통증이 심하고 담이 잘 걸려요.
- 눈이 뻑뻑하고 피곤해요. 눈에 이물감이 잘 생겨요.

- 목에 이물감이 있고, 목감기가 자주 걸려요.

- 가슴이 답답하고 한숨을 많이 쉬어요.

- 하루 종일 우울해요.

- 심장이 쉽게 두근거려요.

- 손발이 찰 때면 얼음 만진 듯이 저리기까지 해요.

- 자고 일어나면 얼굴이 붓는 이유를 알 수 없어요.

- 손이 붓고 저려요.

- 지속적인 소화불량으로 굉장히 괴로워요.

- 역류성식도염 처방약을 먹어도 그때뿐이고 더 나빠지는 것 같아요.

- 건강관리를 꽤 한다고 생각하는데 항상 피곤한 이유를 알 수 없어요.

- 밤마다 괴로울 정도로 잠을 못 자요.

- 일자목 베개를 종류별로 산 게 10개가 넘는데 다 불편해요.

- 코막힘 스프레이를 뿌려보지만, 어느 날부터 생긴 만성비염은 너무 괴로워요.

모두 내 이야기, 내 주변의 이야기 아닌가요? 각각 다른 부분에 모두 문제가 있는 걸까요? 대부분의 환자들이 각 증상들을 해결하고 자 여러 병원을 전전하며 애를 먹고 있습니다. 그러나 의외로 뿌리 원인은 하나에서 출발하며, 그 원인이 해결되지 않았기 때문에 불편한 증상이 반복, 악화되고 여러 문제들이 겹쳐서 발생하는 것입니다.

우리 몸에 발생한 다양한 문제들을 각각 환원주의적인 관점으로 접근하면 반드시 실패합니다. 이름만 바꾼 채 다른 형태로 증상을 드러내게 되어 있고, 오히려 더 악화된 형태로 진행합니다. 근본 원인은 놓아둔 채 나타난 현상만 약물이나 수술로 가려 놓은 것은 '언 발에 오줌 누기' 식입니다. 모든 불편한 증상에 연관되어 있는 핵심 요소를 찾아내 해결해야 합니다.

너무나 아플 때 골병들었다고 하는 것처럼 원인은 일자목 때문입니다. 일자목이 우리 몸의 생태계를 교란시키는 핵심 원흉입니다.

일자목이 자율신경계를 교란시키는 이유

우리 몸은 신경이 지휘합니다. 중추신경계는 뇌와 척수로 구성되며 그중에서 호흡, 순환, 심장박동, 소화 등 생명활동과 직결된 작용을 조율하는 자율신경의 핵은 뇌간에 위치합니다. 신경은 전기 신호와 화학 신호를 통해 정보를 전달하는 길로써 물리적인 자극에 매우 예민하게 반응합니다.

일자목을 엑스레이로 찍어보면 정상인 경우 알파벳 C처럼 커브를 이루어야 할 목이 숫자 1처럼 펼쳐져 있으면서 머리 무게의 중심축이 앞쪽으로 치우쳐 있습니다. 신경은 단단한 결합조직에 의해 척추체에 붙어 있기 때문에 척추 모양이 펼쳐지게 되면 당연히 긴장이 발생합니다.

특히 경추 척수신경과 바로 위쪽으로 이어진 뇌간에 물리적인 긴장도가 생깁니다. 물론 이런 일들이 한두 번 일어나는 것은 전혀 문제가 되지 않습니다. 이런 일들이 반복되고 시간이 흐르고 패턴화되면서 질적인 변화가 일어나면 불편한 증상들이 고구마 줄기 엮은 듯이 줄줄이 나타나게 됩니다.

즉, 일자목은 뇌간의 물리적인 긴장도를 발생시키고 결과적으로 자율신경, 뇌신경의 핵 기능을 교란시켜 우리 몸의 다양한 질병들을 유발시키는 악성 숨은 원인이 됩니다. 일자목으로 인해 호흡, 순환, 해독, 소화, 배뇨, 배변, 수면, 통증 조절, 호르몬 등의 장애가 개별적으로 또는 동시다발적으로 발생할 수 있다는 이야기입니다.

일자목이 뇌의 영양 공급을 방해한다

뇌에서 사용되는 에너지의 90%가 밸런스를 유지하기 위해 사용됩니다. 그런데 일자목처럼 중력 스트레스를 이겨내기에 비효율적인 자세가 되면 에너지가 과도하게 소모됩니다. 그리하여 실제로 뇌신경이 해야 할 고등사고, 대사, 면역, 회복 등에 필요한 에너지는 부족하게 됩니다. 소중한 에너지가 할 일을 못하고, 대부분 머리를 떨어뜨리지 않으려고 붙잡고 있는 용도로만 사용된다는 슬픈 이야기입니다.

기초적인 생존을 넘어서 삶의 질을 높이기 위해서는 뇌기능이 매우 중요합니다. 뇌는 혈액순환을 통해서 충분한 산소와 영양소가 끊임없이 공급되고, 노폐물은 배출되어야 합니다. 특히 산소와 포도당이 뇌기능을 유지시키는 데 중요한 역할을 합니다. 뇌는 전체 체중의 2% 정도의 무게밖에 안 되지만 전체 산소 중 20%를 사용합니다. 뇌

혈액순환이 10초만 정지되어도 혼수상태에 빠질 정도로 중요한데 일자목은 혈액순환을 방해하는 역할을 합니다.

첫째, 일자목 자체가 산소 부족을 일으킵니다.

다음 중 가장 위험한 상황은 무엇일까요?

① 음식이 없는 상황 ② 물이 없는 상황 ③ 산소가 없는 상황

단연코, 산소가 없는 상황입니다. 산소가 없으면 몇 분 안에 바로 사망합니다. 그런데 일자목이 되면 많게는 30% 정도 총 폐활량이 감소합니다. 호흡 시스템이 정상으로 가동되더라도 일자목이 되면 뇌신경은 산소 부족으로 위기 상황이 됩니다. 즉, 일자목이 되면 저산소 환경이 되어 우리 몸은 항상 빨간 경고등이 울리고 있고, 시간이 흐르면 뇌기능장애는 물론 암까지 모든 질병이 쉽게 발생될 수 있습니다.

둘째, 일자목은 혈액순환장애를 일으킵니다. 일자목이 되면 여러 부위에 통증이 발생합니다. 통증이라는 유해 감각은 교감신경을 과도하게 항진시키면서 부신에서 에피네프린을 생산하고, 혈관을 수축시켜 혈액순환장애를 발생시킵니다. 머리 중심축이 앞쪽으로 쏠리면 밸런스를 유지하기 위해 더 많은 산소와 영양소가 혈액을 통해 뇌에 공급되어야 하는데, 혈관의 기능 문제까지 겹치면 상황은 악화될 수밖에 없습니다. 당신의 뇌는 머리를 똑바로 세우기 위해 너무 애쓰고 있으니까요.

일자목이 뇌척수액 순환을 방해한다

뇌척수액(Cerebrospinal fluid, CSF)은 뇌와 척수를 둘러싸고 있는 액체 성분을 말합니다. 뇌와 척수를 물리적인, 면역학적인 충격에서 완충 보호하는 역할뿐만 아니라, 대뇌혈류를 자가조절하고, 뇌와 척수의 조직액을 대신하는 기능을 합니다. 뇌척수액은 중추신경계에서 발생한 대사산물들을 제거하고 이를 통해 신경내분비인자들의 항상성을 조절합니다. 글림프 시스템이 뇌척수액을 통해 뇌세포의 활동 및 대사 결과로 생긴 독성물질과 노폐물을 뇌 조직 세포 사이에서 제거하는 역할을 합니다. 그래서 뇌척수액의 흐름이 원활하지 않으면 뇌세포의 기능이 저하되고, 두개골 내 혈류에도 영향을 미치게 되어 항상성 조절에 실패하여 뇌뿐만 아니라 우리 몸 전체의 기능에 악영향을 미칩니다.

일자목과 같은 형태학적 변형은 소뇌편도전위(Cerebellar tonsillar ectopia)와 같은 뇌척수액 순환길을 변형시킵니다. 경추가 펼쳐진 일자목과 거북목은 두개골과 척추의 변화뿐만 아니라 내부에서 흐르는 뇌척수액의 순환장애에도 깊이 관여합니다.

머리가 앞쪽으로 기울면 머리를 떨어뜨리지 않기 위해서 두경부 근육들은 반대로 과도한 힘을 씁니다. 후두골과 상부 경추를 잡아주는 후두하근, 뒤통수근육들의 지속적인 수축은 오히려 척추를 펼쳐지게 하면서 일자목과 거북목을 더 악화시킵니다. 이로 인해 경추 C자 커브가 없어지면서 척추관은 물론 척수신경, 뇌간과 주변의 소뇌

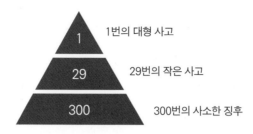

1번의 대형 사고

29번의 작은 사고

300번의 사소한 징후

하인리히의 법칙 '1:29:300'

등으로 당기는 힘이 전달되면서 조직의 형태가 변하게 됩니다. 즉, 중추신경계의 신경세포 자체가 질적으로 변형되는 것입니다. 이로 인해 뇌척수액 흐름의 장애에 이어서 신경 기능장애가 서서히 진행됩니다. 기억력저하, 인지장애, 치매의 시작이 일자목일 수 있다는 이야기입니다.

처음부터 심각한 증상이 나타날까요? 아닙니다! 두통이 생겨서, 수면장애로, 가슴이 답답해서 각각 다른 병원을 찾아 약을 처방받고 치료받지만, 정작 문제를 일으키고 있는 일자목은 방치된 채 '현재진행형'입니다.

한 번의 대형사고 전에 300번의 사소한 징후들이 이미 반복된다는 '하인리히 법칙'처럼 큰 질병은 어느 순간 갑자기 일어난 것이 아닙니다. 그전에 관련 없어 보이는 경고성 징후들을 충분히 보여줍니다. 그 무의미하고 사소해 보이는 반복되는 징후들이 어느 날 기하급수적으로 시스템을 붕괴시킬 수 있습니다.

질병이 발생했을 때 왜 나만 재수가 없나 여기는 것은 잘못된 생각입니다.

예를 들어, '암'처럼 세포의 질적 전환은 오랜 기간 양적인 축적이 있었기에 가능한 것입니다. 임계점을 넘길 정도의 잘못된 습관들의 총량이 많았던 것이고, 그동안 몸에서 보낸 수많은 신호들을 놓쳤던 것입니다.

일자목으로 경추가 변형될 수 있는 작은 습관들이 일상에서 반복될 때, 무시할 만한 작은 통증들, 기능적인 불편함이 발생하지만 이 과정에서 놓치면, 진단명을 붙일 수 있는 질병이 발생할 수 있고, 그 과정이 계속 반복된다면 암이나 뇌졸중, 심근경색과 같은 대참사가 벌어지게 되는 것입니다. 그래서 모든 질병의 예방과 치료의 시작은 자율신경 기능 회복을 위한 일자목 치료이고, 그에 앞서 일자목을 만드는 패턴화된 악덕(Vice)을 줄이는 것이 더욱 중요합니다.

주위를 둘러보세요. 아니 현재 당신의 모습을 거울을 통해 바라보세요. 일자목, 거북목, 새우등, 굽은등이라면 당장에 자세부터 바로하세요.

3

3대 실명 질환인
'황반변성'의 실체를
만나다

톡톡! 건강을 담은 생각

업은 아이 삼 년 찾는다.

바로 내 안에 해결책이 있는데도 깨닫지 못하고 다른 곳만 찾는 다는 뜻의 속담으로, 최첨단 시대에 '용한 약'만을 좇는 우리에게 일침을 가하고 있습니다.

스트레스는 만병의 근원이라고 할 만큼 다양한 질병의 원인이 되고 있습니다. 신체와 마음은 동전의 양면과 같이 결코 다른 것이 아닙니다. 몸이 아프면 부정적인 마음은 동전의 양면처럼 찾아옵니다. 깨지고, 틈이 갈라진 마음 그릇에 건강하고 긍정적인 마음을 아무리 담으려고 해도 결국 다 새버리고 맙니다.

그 마음 그릇이 바로 근골격계(척추)입니다. 찌그러진 액자에는 아름다운 명화나 사진도 찌그러뜨리지 않고는 넣을 수 없는 것처럼 우리 몸의 대들보인 근골격계(척추)가 기울어지면 건강도 기울어집니다. 그런데 많은 사람들이 척추를 바로 세울 생각은 못하고 약만 쫓아다니곤 합니다. 최신 기술로 만든 항우울제, 항불안제를 아무리 복용한다고 해도 내 안에서 쓰러져가는 척추는 바로 서지 않습니다.

`용한 약을 애타게 찾고 있는 당신의 자세는 어떤가요? 문제의 원인과 해결책은 밖이 아닌 내 안에 있습니다. 바르고 안정된 마음 그릇이 될 신체를 만들기 위한 노력이 더욱 중요합니다.

황반변성 입문하기

　'몸이 1000냥이면 눈은 900냥!' 평상시 눈에 대한 감사함을 잊고 살지만 눈이 아파보면 눈을 통해 세상을 보는 것만큼 중요한 게 없습니다. 3대 안과 실명 질환으로 녹내장, 황반변성, 당뇨망막병증이 있습니다. 이 질환들은 증상이 뚜렷하게 나타나지 않은 채 진행되기 때문에 치료 시기를 놓치는 경우가 많습니다. 그중 '나이 관련 황반변성'은 전 세계에서 실명의 가장 흔한 원인으로 알려져 있으므로 자세히 공부하고 대비해야 합니다.

　황반변성의 가장 대표적인 원인이 노화라서 나이가 들어 생기는 어쩔 수 없는 숙명이라고 생각할 수 있지만, 그렇다고 실명이 되어가는 것을 바라보고만 있을 수는 없습니다.

황반변성의 실체를 알기 위해 정상 눈의 구조부터 알아보겠습니다. 눈을 카메라에 비유한다면 각막과 수정체는 렌즈, 홍채는 빛의 양을 조절하는 조리개, 망막은 필름이라고 볼 수 있습니다. 망막은 빛으로 들어온 정보를 전기 화학적인 신호로 전환하여 시신경을 통해 뇌로 전달하는 역할을 합니다. 물체를 바라볼 때 그 상이 맺히는 부분이 망막입니다.

망막(Retina)은 10개 층으로 구성되어 있으며 감각신경이 빼곡히 차 있습니다. 시신경(Optic nerve)-신경절세포(Ganglion cell)-쌍극세포(Bipolar cell)-광수용기(Photoreceptor) 순서로 배치되어 있습니다. 광수용기에는 빛을 감지하는 원반(Disk)과 같은 구조가 층을 이루고 있습니다. 한마디로 말해서 망막은 뇌의 일부라고 보면 됩니다.

망막에는 시신경 유두의 약 3mm 외측에 타원형의 함몰된 부위가 있는데 이것을 황반(Macula)이라고 합니다. 황반 중앙에 가장 함몰되어 있는 부위를 중심오목(Fovea centralis)이라고 하며, 중심시력을 유지하는 가장 중요한 부위입니다.

황반은 망막 가운데서 시신경세포가 밀집되어 초점이 맺히는 부위로 빛 정보를 가장 정확하게 받아들이는 부분입니다. 중심오목을 살펴보면 광수용기들이 높은 해상도를 위해 직접 노출되어 있습니다.

시력이란 물체의 존재와 형태를 인식하는 능력을 말합니다. 특히 사물의 명암, 색, 형태를 감지하는 역할을 합니다. 물체의 상이 황반의 중심오목에 맺어질 때 가장 예민한 정보가 전달되며, 이를 '중심시력'이라고 합니다. 반면 주변시력은 망막 주변으로 갈수록 시력은 저하됩니다.

따라서 황반부위에 문제가 발생하면 중심시력이 떨어지며 처음에는 사물의 중심이 휘어져 보이다가, 결국에는 암점(Scotoma)이 시야의 중앙에 나타나는 중심암점이 발생되고 나중에는 실명이 될 수 있습니다.

황반변성은 왜 생길까요?

일단 주요한 원인을 노화로 보고 있으며, '나이 관련 황반변성'이라고 합니다. 황반변성 위험인자로 나이, 흡연, 인종, 유전적 요인, 비만, 영양요인, 염증 관련, 심혈관질환, 전신질환 등 많은 부분이 관련되어 있다고 보고됩니다. 결국 모른다는 이야기입니다.

황반변성이 무서운 이유는 단순히 나이 탓이라고 생각하다가 급속히 나빠져 실명할 수 있기 때문입니다. 황반변성은 크게 비삼출성(건성)과 삼출성(습성)으로 나눌 수 있습니다. 황반변성 환자의 90% 이상이 건성입니다. 건성 황반변성은 황반 밑에 노폐물인 드루젠(Drusen)이 쌓여 있고 망막세포의 위축이 보이는 형태입니다. 보통 시력은 크게 나빠지지 않지만 습성으로 발전할 수 있습니다. 반면 습성 황반변성은 황반 아래쪽으로 비정상적인 혈관이 자라난 형태로, 신생혈관은 정상혈관에 비해 약하기 때문에 쉽게 터지거나 삼출물이 새어나가 시신경세포에 손상을 일으킵니다. 이후 조직 내에 반흔이 형성되며 비가역적인 상태로 진행됩니다. 건성에 비해 드물지만 병리적인 세포 손상을 일으키기 때문에 적극적으로 치료해야 합니다. 평균적으로 발생 후 2개월에서 3년 사이에 실명이 발생할 수 있지만 심한 경우 수주 안에 시력이 급속히 나빠지기도 합니다.

현재 최신 치료법들이 개발되고 있지만 현재까지 완치 방법은 없습니다. 치료를 해도 전혀 치료하지 않았을 때와 비교해 조금 더 나은 효과를 기대하지만, 시력이 개선되거나 유지되기는 어렵다고 알려져 있습니다.

"소 잃고 외양간 고쳐봤자 도둑맞은 소는 돌아오지 않습니다."

자율신경 기능의학을 통해 근본 원인을 미리 찾아보고 황반변성을 예방하고 치료해봅시다.

드루젠이란

위에서 살펴봤듯이 황반변성이 실명을 일으키는 원인은 드루젠 형성과 신생혈관 형성 두 가지입니다. 즉, 찌꺼기인 드루젠 축적을 줄이고, 신생혈관을 형성하는 신호를 억제시켜주면 최소한의 진행을 막을 수 있습니다.

망막세포의 대사로 생긴 노폐물이 망막색소상피에 쌓여 있는 것을 드루젠이라고 합니다. 드루젠의 양이 많아지면 세포가 변형되고 손상될 위험이 높아집니다. 특히 혈액순환이 좋지 않으면 드루젠과 같은 노폐물이 축적되어 망막색소상피세포층(Retinal pigmented epithelium cell, RPE cell)이 브루크막(Bruch's membrane, 맥락막의 가장 안쪽 층)

으로부터 분리되면서 건식황반변성이 발생합니다(RPE는 망막의 가장 아래쪽 층이며, 시세포의 대사 과정에서 발생하는 찌꺼기들을 처리하고 해결하는 역할을 합니다, 이를 위해서는 적절한 혈액순환이 중요하며, 그 기능을 하는 것은 맥락막입니다. 맥락막의 혈류는 브루크막을 통해 확산되어 시세포와 망막색소상피에 공급됩니다).

더 진행하면 드루젠이 염증을 일으키고, 혈관내피세포성장인자(VEGF)의 분비가 자극되면서 신생혈관의 성장을 촉진시키고, 이러한 신생혈관은 부르크막을 뚫고 망막 안으로 들어가면서 습식 황반변성으로 발전하게 됩니다. 드루젠의 정체부터 살펴보겠습니다.

드루젠은 눈과 뇌를 연결하는 망막 아래에 축적된, 단백질과 산화된 지질로 구성된 세포외 침착물을 말합니다. 드루젠에 포함된 단백질로는 아포지질단백질(Apolipoprotein)과 보체(Complement)를 들 수 있습니다. 보체 체계는 면역반응의 일부로 독성물질을 제거하고 세포나 조직의 잔재를 제거하는 시스템입니다. C반응성단백질(C-reactive protein, CRP) 수치가 높은 사람에게서 황반변성이 잘 나타났는데, 그런 의미에서 드루젠의 형성과 염증은 직접적인 연관관계가 있을 것으로 여겨집니다. 드루젠이 면역반응의 결과물로 염증을 조절하는 과정에서 발생한다고도 합니다.

그러나 드루젠이 어떠한 역할을 하는지, 왜 생기는지는 아직까지 파악되지 않고 있습니다. 아마, 드루젠이 망막색소상피세포와 광수용체로부터 산소와 영양소를 빼앗아 문제를 일으킬 것으로 보고 있습니다. 또한 드루젠이 커지면 황반세포에 출혈과 흉터가 발생해 병리적인 비가역적 변화를 일으킬 수 있습니다.

노화와 드루젠의 관계에 대해 알아보겠습니다. 나이가 들면 망막 색소상피세포는 찌꺼기를 처리하는 능력이 떨어집니다. 해결되지 않고 남은 찌꺼기들이 리포푸신(Lipofuscin)이라는 형태로 남게 됩니다. 노화가 진행되면 맥락막 자체의 모세혈관 밀도가 감소하고 경계성 막인 브루크막도 두꺼워져 더욱 혈액순환에 문제가 발생합니다.

정리하면, 노화로 인한 탐식작용 저하와 혈액순환장애로 시세포의 찌꺼기가 해결되지 못하고 쌓이게 되는 것이 드루젠입니다. 노화는 주민등록상의 나이가 아닌 생체 나이를 의미하며 다른 말로 표현하면 '많이 사용했다, 손상 속도가 회복 속도보다 빠르다.'는 이야기입니다. 건강은 손상과 복구의 속도 차에 의해서 결정됩니다. 그리고 복구의 핵심은 호흡과 혈액순환에 달려 있습니다. 따라서 호흡과 혈액순환을 지휘하는 자율신경 안정화를 위한 검사와 치료가 기본이되어야 합니다.

신생혈관 생성을 막아라

빠른 실명으로 진행하는 습성 황반변성의 핵심 기전인 맥락막 신생혈관 생성 과정에 대해 자세히 알아보겠습니다(병리학적 신생혈관은 맥락막(85~90%), 내부망막혈관(10~15%)에서 발생합니다). 안구를 겉으로부터 안쪽으로 들어가면 공막-맥락막-망막의 순서로 존재합니다. 맥락막은 엄청난 혈관 덩어리로 망막에 영양 물질을 공급하고 망막세포에서 나오는 노폐물을 제거하는 역할을 합니다. 혈관은 산소와 영양소를 공급하고 노폐물을 배출하는 네트워크이며, 세포의 입장에서 바라보면 에너지 소비가 많은 기관의 요구에 따라 생성되거나 퇴화될 수 있습니다. 즉, 망막의 에너지대사 요구량에 산소와 영양소의 공급이 미치지 못하면 맥락막의 신생혈관을 만들어내라는 신호를 보낼 수 있습니다.

첫째, 호흡 관련 저산소 환경과 포도당 결핍이 신생혈관을 만들어 냅니다. 산소 농도를 일정하게 유지하는 것은 세포를 포함한 기관, 유기체의 생존에 필수입니다. 산소 농도가 낮아지더라도 저산소 상태에 적응하여 ATP 합성을 유지하고 살아남을 수 있게 호흡 증가, 혈관확장, 적혈구 생성 증가, 혈관 신생 증가의 메커니즘에 의해 스트레스 상황에 적응합니다.

뇌신경은 거의 전적으로 포도당을 통해 ATP를 생성하고, 뇌를 포함한 중추신경계의 일부로 봐야 할 망막 또한 포도당에 의존하기 때문에, 연료 부족에 의한 혈관 증식이 발생할 수 있습니다(최근에는 망막이 지방산의 베타산화에 의해서 ATP를 생성할 수 있다고도 알려져 있습니다). 연구에 따르면 망막은 뇌보다 더 많은 산소를 소비하며, 골격근과 동등한 산소 운반 단백질을 만들어낸다고 합니다. 즉, 망막의 기능과 시력에 충분한 포도당과 산소는 필수 요소입니다. 만약 고지방식, 무탄수화물 식단을 무리하게 진행하는 경우 눈 건강에 큰 문제가 발생할 수 있습니다.

망막신경의 대사 요구가 과도하게 높아지면 포도당이 많다 하더라도 저산소 상황에서는 에너지대사 효율이 낮게 됩니다(혐기성 환경에서는 호기성일 때에 비해 약 15배 적은 ATP가 생산됩니다). 산소 공급 장애가 발생하면 ATP 생산효율이 매우 떨어지면서, 필요한 ATP를 얻기 위해 세포에서는 신생혈관을 만들 것을 요구하는 것입니다.

저산소 상태에 반응하여 세포는 저산소증 유발인자(Hypoxia-inducible factor, HIF)라는 전사인자를 활성화시킵니다. HIF는 수백 개의 유전자에 반응하여 저산소 상태에 적응하고 살아남기 위한 반응을 시작합니다. 아이러니하게도 산소가 부족한 상태에서 산소를 사용하면서 발생한 활성산소가 다시 HIF 활성화를 더욱 자극합니다.

망막신경세포들은 산소를 엄청나게 사용하기 때문에 그로 인해 발생된 산화스트레스를 처리하는 데 추가적으로 에너지가 많이 듭니다.

HIF가 활성화되면 혈관내피세포성장인자(VEGF)에 반응하여 새로운 혈관을 늘리게 되고, 과도하게 되면 병적인 상황으로 변화됩니다. 반대로 산소가 풍부하면 HIF와 VEGF의 발현을 억제시킵니다.

즉, 황반변성을 예방하고 진행을 늦추기 위해서는 폐호흡과 세포호흡을 방해하는 요소들과 과도한 산화스트레스를 발생시키는 원인을 찾아 해결해야 하는데 그 중심에 교감신경 기능이상이 있습니다. 교감신경의 과도하고 지속적인 활성화는 호흡 기능에 장애를 가져오고, 그로 인한 에너지대사 장애 및 신생혈관 생성 신호 활성화를 유도하게 되는 것입니다.

둘째, 혈액순환장애가 신생혈관을 만들어냅니다. 시각 시스템은 뇌 내에서 가장 에너지를 많이 소비하는 시스템 중 하나입니다. 신경세포는 산소가 부족할 때 가장 먼저 손상되는 세포입니다. 혈액을 통해 산소와 포도당과 같은 영양소가 신경세포로 전달되면 미토콘드리아에서 ATP를 생산하게 됩니다. 그러나 혈액순환이 임계치 이상으로 줄어들게 되면 세포 내에서 5분 이내에 ATP가 90% 감소할 수 있으며, 신경세포는 모두 죽게 됩니다. 특히 망막은 신경 덩어리로 에너지 요구량이 매우 높기 때문에 혈액순환장애가 발생하면 세포는 신생혈관을 생성하는 신호를 폭발적으로 만들어내면서 황반변성이 빠르게 진행됩니다.

산소와 영양소를 품고 있는 혈액은 심장에서 대동맥(Aorta)을 타고 동맥혈이 나오며 대동맥궁(Aortic arch)에 연결된 경동맥(Common carotid artery)에 의해 머리로 혈액이 공급됩니다. 경동맥은 다시 속목동맥(Internal carotid artery)과 바깥목동맥(External carotid artery)으로 나뉘며, 속목동맥은 대뇌 바로 아래에서 대뇌동맥륜(윌리스 고리, Circle of willis)을 형성하며 눈동맥(Ophthalmic artery)이 분지됩니다. 이 경로에서 기능의학적으로 중요한 정보는 눈동맥이 분지될 때 뇌의 '경막을 뚫고' 앞쪽으로 나온다는 것입니다.

그래서 경막(Dura mater)의 물리적인 긴장도가 높아지면 망막의 기능적인 허혈, 혈액순환장애가 발생할 수 있습니다. 경막의 긴장은 두통 파트에서 설명했듯이 두개골 기능이상이나 일자목, 거북목과 같은 경추 밸런스 이상에서 발생할 수 있습니다. 또한 자율신경 중 교감신경의 지속적인 활성화는 혈관수축을 발생시켜 혈액순환장애를 일으킵니다. 간단하게 정리하면, 일자목, 거북목부터 교정되어야 황반변성의 핵심 원인인 신생혈관 생성을 막을 수 있습니다.

황반변성에 좋은 영양제

'AREDS 1 Formula'는 2006년 안과학 회보(Acta ophthalmologica)에 발표된 중간 연구 결과입니다(AREDS: Age Related Eye Disease Study). 미국국립눈연구소에서 55~80세를 대상으로 연령 관련 눈 질환을 식품보조제를 통해 예방하고 진행을 늦출 수 있는 연구를 진행했습니다. 영양소의 구성을 보면 망막의 과도한 산소 소모로 발생되는 활성산소를 감소시키는 항산화제 위주입니다.

비타민C 500mg, 비타민E 400IU, 베타카로틴 15mg, 아연 80mg, 구리 2mg의 영양소 조합이 황반변성에 효과가 있다는 연구 결과가 발표되었습니다. 양안에서 중등도의 황반변성이 발생했을 때 황반변성의 진행 가능성을 낮추었고, 한쪽 눈에 황반변성이 진행될 때 반대편 눈의 황반변성 진행 가능성을 낮추었다고 합니다.

그러나 연구를 하다 보니 AREDS 1 Formula에 수정이 필요했습니다. 베타카로틴과 비타민A는 현재 흡연자 및 과거 흡연자에서 폐암 발생률을 높입니다. 그래서 루테인, 제아잔틴으로 대체했습니다. 고용량 아연(Zinc)은 위장장애 환자, 빈혈 환자가 조심해야 하며 전립선비대와 같은 비뇨기과적 문제가 발생할 수 있어서 용량을 조절했습니다. 비타민C는 신장결석 환자가 조심해야 합니다. DHA, EPA가 망막 기능 개선에 도움을 준다는 내용을 'AREDS 2 Formula'에 반영하여 2013년 수정안을 가지고 중간 결과를 발표했습니다(AREDS 2 Formula: 비타민C 500mg, 비타민E 400IU, 제아잔틴 2mg, 루테인 10mg, 아연 25mg,

구리 2mg, 오메가3(DHA, EPA) 1000mg.

　AREDS 1 Formula의 부작용을 최소화하면서 효과는 동일하게 유지하는 것이 AREDS 2 Formula의 핵심입니다. 아쉽게도 초기 황반변성을 예방하지는 않기 때문에 누구에게나 추천하지는 않습니다. 양안의 중등도 황반변성이나, 한쪽 눈이 황반변성 진행인 경우에 추천합니다.

　추가적으로 도움이 되는 영양소로는 망막질환에서 활성산소로부터 산화 손상을 막아주는 '코엔자임 Q10', 산화스트레스, 염증, 혈관신생과 관련된 유전자의 발현을 조절할 수 있는 '비타민D', 신경전달, 면역방어, 세포사멸 조절 등 다양한 생리적 기능을 가진 강력한 혈관확장제이며 안구 혈류의 핵심 조절제인 산화질소와 연관된 '아르기닌'을 추천합니다.

　불포화지방산의 경우 주의할 필요가 있습니다. 진행된 습성 황반병변에 대한 대규모 연구에서 단일, 다중 불포화지방산(MUFA, PUFA)의 섭취가 많을수록 황반변성의 위험이 더 높다고 발표한 연구가 있습니다. 불포화지방산을 많이 섭취하면 황반에서 지질의 산화 손상을 증가시킬 수 있다고 했습니다. 특히, 드레싱, 마요네즈, 마가린과 같은 가공된 형태의 식물성 지방에 의해 공급되는 오메가6 PUFA는 황반변성 유병률을 증가시킵니다. 반대로 DHA와 EPA 및 생선을 정기적으로 섭취하면 황반변성 발생 위험이 크게 감소한다고 합니다. 정리하면, 오메가3는 적절히 복용하면 황반변성 예방에 도움이 되나, 가공된 식물성 기름은 악화시킬 수 있으니 반드시 피해야 합니다.

　활성산소에 의한 산화 손상을 방지하기 위해 다음의 항산화 성분이 풍부한 음식을 먹는 것이 좋습니다.

- 대부분의 과일과 야채, 채소: 비타민A, 비타민C, 비타민E
- 노란색과 주황색 채소, 달걀노른자: 루테인, 제아잔틴
- 등푸른 생선, 아마씨, 호두: 오메가3
- 적색 고기, 내장육(간), 조개류, 견과류: 아연, 구리
- 목이버섯, 연어, 청어, 꽁치, 치즈, 우유, 계란: 비타민D

황반변성은 초기에 특별한 증상 없이 눈이 침침하고 잘 안 보이는 불편함 정도만 나타나기 때문에 단순 노안으로 보고 방치할 수 있습니다. 그러나 빠르게는 수주에 걸쳐 급격하게 진행할 수 있으므로 평상시 관리가 중요합니다. 일반적인 황반변성 치료에 모든 것을 맡기고 실명을 기다리기보다 병을 일으키는 근본 원인인 자율신경 문제에 의한 호흡, 혈액순환장애, 산화스트레스 관리를 함께 하면 더욱 좋은 효과를 기대할 수 있습니다. 척추 구조, 특히 경추 밸런스 안정화를 통한 자율신경 관리와 적절한 식이요법, 보조제를 통한 산화스트레스 관리가 중요합니다.

황반변성 자가진단과
황반변성에 좋은 생활습관

암슬러격자검사

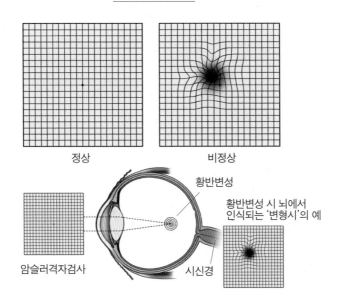

정상   비정상

암슬러격자검사   시신경

황반변성

황반변성 시 뇌에서
인식되는 '변형시'의 예

바둑판 모양의 '암슬러격자'입니다. 황반변성 자가진단 검사인 '암슬러격자검사'의 민감도는 55%, 특이도는 90%로 진단에 매우 큰 의미가 있습니다.

- 선이 휘어져 보인다.
- 격자무늬가 일정한 크기로 보이지 않는다.
- 4개의 모퉁이가 모두 보이지 않는다.

- 선이 물결모양으로 굽이쳐 보인다.
- 비어 있거나 희미하게 보이는 부분이 있다.

이중 하나라도 해당 사항이 있다면 황반변성을 의심해볼 수 있습니다.
황반변성의 특징은 시력이 떨어지면서 사물이 구부러져 보이는 '변형시'가 특징입니다. 이 사진들이 구부려져 보인다면 바로 병원을 방문해야 합니다.

황반변성에 좋은 생활습관 일곱 가지

1. 눈을 쉬어줍니다. 번쩍번쩍 화려한 TV, 스마트폰, PC에서 눈을 떼지 못하고 살아가고 있습니다. 황반에서 높은 대사율과 지속적인 빛 노출은 황반변성을 일으키는 데 중요한 역할을 합니다. 즉, 눈을 혹사시킬수록 황반변성은 빨리 찾아옵니다. 많이 사용할수록 퇴행의 속도는 빨라집니다.

2. 눈으로의 자극을 줄여줍니다. 특히 자외선과 같은 강한 빛에 노출을 줄여야 합니다.

3. 혈액순환장애를 일으키는 교감신경 항진을 줄이기 위해 일자목과 거북목을 반드시 교정합니다.

4. 항산화 시스템에 도움이 되는 식생활과 영양소를 복용합니다.

5. 규칙적인 운동을 합니다. 운동이 항산화보조제 이상의 효과를 낼 수 있습니다.

6. 정서적, 신체적인 스트레스를 조절해야 합니다. 특히 근골격계 통증이나 내장기관의 문제는 스트레스 호르몬인 코르티솔을 상승시키고 교감신경을 활성화시켜 호흡과 혈액순환장애를 일으킵니다. 염증에 취약해지고 복구 기능에 장애가 발생합니다.

7. 금연해야 합니다. 흡연자의 경우 황반변성 발생률이 1.5~5배 이상 높아집니다. 흡연으로 인한 산화스트레스와 혈관수축은 황반변성의 발생과 질병의 진행에 직접적인 영향을 미칩니다.

4
자살의 전주곡,
'우울증'의 실체를
만나다

톡톡! 건강을 담은 생각

1:29:300

1931년 허버트 윌리엄 하인리히(Herbert William Heinrich)는 미국 여행보험사의 손실예방 부서에서 근무하면서 사고가 발생하는 법칙을 발견했습니다. 1번의 대형사고가 터지기 전에, 그와 유사한 사고가 29번 일어나고, 사소한 징후들이 300번 반복되어 일어난다는 것입니다. 즉, 우연히 큰 사고가 일어나는 게 아니라 그 이전에 경미한 사고와 경고성 징후와 전조들이 계속된다는 것입니다.

건강관리에서도 이 법칙이 적용됩니다. 1번의 문제가 1가지의 증상이나 질병을 일으키지 않습니다. 양이 축적되면서 임계점을 넘게 되고 질적인 변화가 일어나고, 그것이 바로 질병이 됩니다.

따라서 평소에 나의 몸이 알려주는 신호에 귀를 기울이고 내 몸이 기회를 줄 때 나쁜 습관을 고쳐야 합니다. 작은 문제들이 발생했을 때, 우리는 중요한 문제가 아니라고 여깁니다. 과거에도 비슷한 일이 있었지만 큰 사고로 이어지지 않았기 때문입니다.

지금 바로 일상적인 습관을 점검해 보세요.

사소한 문제들이 반복적으로 나타나는 증상은 없나요? 사소하다고 약만 먹고 증상을 일시적으로 가리고 있지는 않나요? 증상을 가리면 표면적으로는 편해질지 모르지만 다가올 후폭풍은 아주 셉니다.

사소한 증상 1번이 반복되어 29번이 되고, 다시 쌓이고 쌓여 나도 모르게 300번, 병이 되고 마니까요.

우울증이 패션이 된 사회

우울증이란 의욕저하와 우울한 감정을 주요 증상으로 다양한 정신적인 불편함, 신체적인 증상을 일으켜 삶의 질을 악화시키는 질환을 말합니다. 장기적으로 감정은 물론, 신체, 생각, 인지, 행동의 패턴까지 변화시키는 심각한 질병입니다.

보통 '마음의 감기'라고 표현하는 우울증은 여자의 10~25%, 남자의 5~12%에서 평생에 한번은 겪는다는 흔한 질환이지만, 사망 원인의 4위를 차지할 정도로 심각한 질병이기도 합니다.

요즘 들어 주위를 살펴보면 우울하다는 말을 달고 사는 사람이 너무 많습니다. 개인적, 사회적인 문제들로 마음의 고통에서 벗어나기 힘든 것이 사실입니다.

'우울증이 패션이다. 유행이다.'라는 말이 있을 정도로 우울증은 만연해 있습니다. 누구나 스트레스를 받으면 우울해질 수는 있으나, 특별히 우울할 만한 일이 없는데도 마음이 땅으로 가라앉고, 무기력해지는 사람들이 많아지고 있습니다. 최근 폭발적으로 늘어나고 있는 우울증 중에는 개인적인 스트레스에 의한 것보다 사회적 요인으로 인한 우울증이 더 많습니다.

그렇다고 모든 문제를 남 탓으로 돌리는 것은 옳지 않습니다. 모든 증상은 내부적인 문제가 시작점입니다. 정서적인 문제가 아무리 크더라도, 환자 본인의 신체적인 문제가 없다면 이겨내기가 쉽습니다. 실체가 뚜렷한 문제점을 가지고 있는 개인에게는 적은 스트레스에도 취약할 수밖에 없습니다. 따라서 우울증을 치료하기 위해서는 항우울제만으로는 부족합니다. 아니 이겨낼 수 없습니다. 반대로 정서적, 물리적 스트레스에 취약한 하드웨어를 개선해주는 것만으로도 우울증과 같은 마음의 고통에서 벗어날 수 있습니다.

이처럼 우울증을 겪는 사람이 늘어난 이유는 무엇일까요? 우울증에 가장 취약한 연령을 보면 20대와 80대가 주를 이룹니다. "젊은데 좀 우울한 게 뭐 대수겠어? ", "늙어서 그런가 보지. 나이 들면 다 그래. 호르몬 변화 때문에 그런 거지." 하고 대수롭지 않게 생각하다가 치료 시기를 놓치는 경우가 많습니다.

20대인 경우 사회생활을 시작하게 되면서 받는 압박감을 들 수 있습니다. 빈부격차에 대한 상대적 박탈감, 자신의 능력에 대한 실망감, 취업난 등 경제적인 어려움과 심리적인 압박감이 마음을 힘들게 합니다. 80대의 경우 질병이나 죽음, 애착을 가지고 있었던 주변 사람들과의 이별 등이 우울증 발병을 증가시킨다고 합니다.

그런데 과연 우울증의 원인은 무엇일까요? 내 기분을 컨트롤 할 수 없는 것은 오직 나의 탓만은 아닙니다. 아쉽게도 아직까지 우울증의 병태생리에 대해서는 제대로 밝혀진 바가 없습니다. 실제 뇌 안에서 발생하는 병리적 현상을 관찰하기 어렵기 때문입니다. 스트레스성 이벤트, 환경, 내분비 대사 이상 등은 알려진 위험 요인들 중의 하나일 뿐입니다.

우울증의 병태생리에 대한 이론의 역사를 보면 과도한 담즙으로 생겼다는 클라우디우스 갈렌 (Claudio Galen)의 의견부터, 심리적인 충격, 신경전달물질 불균형, 유전환경 상호작용, 내분비적 기전, 면역학적 기전, 대사조절 문제, 후생유전학적 가소성 이론까지 발전했으나 아직도 정확히 밝히지 못하고 있습니다.

우울증은 어떻게 우리를 쥐고 흔드는가?

우울증의 핵심 증상은 우울감과 삶에 대한 흥미, 관심 상실입니다. 신체적으로 무기력해지면서, 삶에 대한 에너지 상실을 호소합니다. 집중력과 끈기가 사라지고 동기부여와 실행력이 떨어지면서 일을 끝까지 마치지 못합니다. 우울증이 초기를 넘어서면 식욕감퇴, 체중 문제, 불안, 불면, 집중력 저하, 인지기능 저하 등 삶을 살아가는 것이 아니라 겨우 버텨나가게 됩니다. 학교나 직장, 가정 안에서 정상적인 일상, 업무 수행에 문제가 생기면서 활력을 잃고 위축되어 자신의 기분에 대한 인지력도 떨어져 상황을 더욱 악화시킵니다. 한 개인의 삶 전체에 영향을 미친다고 할 수 있습니다.

우울증의 가장 큰 문제는 자살입니다. 우울증을 '자살의 전주곡'이라고 표현할 정도로 우울증 환자의 2/3가 자살을 생각합니다. 연구 결과에 따르면 우울증으로 인한 자살이 전체의 80%에 이른다고 하고 중증 우울증의 15%는 자살한다고 되어 있습니다. 진료실에서 만나는 환자들도 "살고 싶은 생각이 없다." "매일 죽음을 생각한다."고 말합니다.

자살이라는 것이 갑작스럽게 보이지만, 사실은 그렇지 않습니다. 우울증 환자는 충동적으로 자살하기보다 일정 기간 자살을 생각한 후에 실행하는 경우가 많다고 합니다. 그래서 자살을 암시하는 흔적들을 계속 보여주기 때문에 경고 사인을 잘 알아채야 합니다. 초기 증상을 보일 때부터 적극적으로 치료해야 하는 이유입니다.

자살의 전조 증상은 다음과 같습니다.

- 가족이나 친구로부터 거리를 둘 때
- 자신의 몸 가꾸기를 소홀히 할 때
- "끝내고 싶다.", "다른 사람의 짐이 된다.", "인생은 살 가치가 없다."는 말을 자주 할 때
- 구체적인 자살 계획을 세우고 있을 때
- 절망적인 모습을 보이다가 갑자기 명랑해질 때

이와 같은 반응을 보이면 반드시 도움의 손길을 보내야 합니다.

우울증 치료법 입문하기

아쉽게도 우울증 환자들이 대부분 민간요법이나 대체요법에 의존하고 있는 경우가 많습니다. 아직까지도 정신과 치료는 터부시되는 게 사실입니다. 과거 서양 중세 시대에 정신질환자를 마녀로 여기던 태도들의 흔적처럼, 현대에도 사회적 시선이 곱지 않습니다. 정신의학에서는 신체질환과 마찬가지로 뇌의 생화학적 문제 때문에 발생하는 문제일 뿐이라고 강조하고 있습니다. 그러나 정신질환에 대한 막연한 두려움으로 개선되기는 쉽지 않을 것으로 보입니다. 또한 우울증의 비극적인 결말인 자살, 죽음이 강조되는 현상도 한몫을 하고 있습니다.

우울증 치료는 대표적으로 비약물적 치료와 약물치료로 나눌 수 있습니다. 비약물적 치료로 성요한풀(St. John's wort), 징코빌로바(Ginkgo biloba), 동종요법(Homeopathy), 프로게스테론(Natural progesterone), 셀레늄(Selenium), 비타민(엽산), SAMe 등이 효과가 있다고 알려졌는데 '성요한풀' 이외에는 아직 근거 자료가 부족한 상태입니다. 우울증 치료에서 최우선으로 고려되는 약물치료는 항우울제입니다. 그러나 정신과 치료에 대한 거부감, 주변의 괴담들로 인해 병원 방문을 꺼리게 되는 경우도 많고, 막상 치료를 시작했다가도 약물의 부작용이나 효과 없음으로 우울증의 악화와 재발을 겪는 사람들도 많습니다. 일반적으로 약물치료 첫 3주에 10~15%의 환자들이 탈락합니다. 이 기간이 지나면 항우울제 효과가 60~70%로 높은 편이지만 반대로 말하면 효과가 없는 경우도 굉장히 많습니다. 그래서 4~6주 이상의 충분한 기간 동안 약물을 복용해보아야 하지만 부작용 등을 고려하면 쉽지 않은 선택일 수 있습니다. 또한 많게는 85%가 우울증 약물치료를 했는데도 높은 재발률 때문에 실망하게 됩니다.

추가적으로 근거중심의학 관점에서 연구된 자료들을 살펴보겠습니다. 근거수준 I은 높은 증거수준으로 권고 사항을 강력히 지지한다는 뜻이고, 숫자가 높아질수록 증거수준이 약해집니다.

- 전기침(Acupuncture): 노르에피네프린, 세로토닌을 자극시킬 수 있습니다.(근거수준 II)
- 공기 이온화(Air ionization): 공기 중 음이온을 증가시켜 겨울철 우울증을 치료합니다.(근거수준 II) 겨울철 우울증에는 근거가 있지만 나머지 계절에는 없습니다.
- 광선치료(Light therapy): 일주기 리듬을 활성화시킵니다. 겨울철 우울증(근거수준 I), 비계절성 우울증(근거수준 II)
- 마사지: (근거수준 II)
- 향기요법(Aroma therapy): 근거가 없습니다.(근거수준 V), 그래도 마사지와 함께 하면 효과가 있다고 합니다.
- 독서요법(Bibliotherapy): 책의 지시 사항을 따르며 부정적인 감정을 조절하도록 합니다.(근거수준 I), 교양도서가 아닌 '자가치료 서적'을 말합니다.

- 운동: 어떤 운동이든 효과가 있으며, 기간이 길수록 좋습니다.(근거수준 I)
- 명상(Meditation): 우울증보다는 스트레스, 불안에 추천됩니다.(근거수준 II)
- 이완요법(Relaxation therapy): 삼환계 항우울제나 인지행동치료만큼 효과가 있습니다.(근거수준 II)
- 요가: 신체와 정신의 안녕을 이루기 위한 운동입니다. 스트레스와 불안 해소를 위해 사용됩니다.(근거수준 II)

정리하면, 우울증의 표준 치료는 항우울제와 인지행동치료입니다. 근거 있는 비약물치료로는 성요한풀, 운동, 독서치료, 광선치료가 있습니다. 제한된 근거이나 도움이 되는 방법으로 전기침, 마사지, 음이온, 요가, 이완요법, SAMe, 엽산 등이 있습니다. 항우울제가 표준 치료이기는 하지만 어지러움, 진정작용, 구갈, 집중력 저하, 변비, 배뇨장애, 체중증가, 발기부전, 사정장애, 성욕감퇴, 기립성저혈압, 수면장애와 같은 부작용이 흔하고 모두에게 효과가 있는 것도 아닙니다. 또한, 우울증은 재발이 잘되는 질환으로, 환자의 50~85%가 2~3년 이내에 적어도 한번은 재발을 경험합니다. 근거 있는 치료법들을 적극적으로 해보지만 재발률이 높은 이유는, 우울감을 일으키는 근본 원인이 해결되지 않았기 때문입니다. 감기를 치료하는 약은 없듯이, 마음의 감기인 우울증을 완치해주는 약도 없습니다. 따라서 우울증의 숨겨진 근본 원인을 꼭 찾아내 해결해주어야 합니다.

우울증의 실체가 신경이상인 이유

우울증의 증상으로 우울한 기분, 쾌감 상실, 과민성, 집중력 저하, 식욕부진, 수면장애 등이 있습니다. 그러나 정서적인 시선을 넘어서면 우울증은 관상동맥질환, 당뇨병 발생과 연관성이 깊고, 다른 질환의 치료와 예후를 나쁘게 하는 원인이 되기도 합니다. 단순히 불편한 감정이 아닌 인체 총 시스템 안에서 유기적인 연결고리를 방해하는 분명한 실체가 문제를 일으키고 있다는 이야기입니다.

우울증을 일으키는 원인에 대한 연구 중 '단가아민 가설(Monoamine hypothesis)'을 통해 우울증 치료의 힌트를 찾아보겠습니다. 뇌영상 연구들을 보면 우울증 환자의 전전두엽과 해마에서 회백질 용적과 신경교세포 밀도가 감소된 것이 관찰되었습니다. 건강한 사람에서는 일시적인 슬픔의 감정이 편도와 슬하대상피질(Subgenual cingulate cortex)을 과활성화시켰고, 우울증 환자에서는 만성적으로 활성화되었음이 확인되었습니다. 이러한 신경 연결망들은 뇌간에 위치한 핵들에서 시작되는 단가아민(Monoamine)에 의해 기능 조절이 됩니다. 도파민(Dopamine)-복측피개영역(Ventral tegmental area, VTA), 세로토닌(Serotonin, 5-HT)-뒤솔기핵(Raphe posterior), 노르에피네프린(Norepinephrine, NE)-청반(Locus coeruleus)에서 분비가 이루어지며 이러한 신경전달물질이 감정적 자극을 조절하는 역할을 합니다. 여기에 큰 힌트가 있습니다. 즉, 우울증은 정서적인 문제처럼 보이지만 실제로는 신경과 신경전달물질의 이상이며 핵들이 위치하는 뇌간의 기능이 매우 중요하다는 사실입니다.

단가아민 가설은 우울증이 단가아민의 기능 감소로 발생한다는 초창기 연구를 근거로 하고 있습니다. 최근까지 개발된 항우울제도 단가아민의 재흡수를 촉진시키거나 분해를 억제하는 작용 기전을 가지고 있습니다. 그러나 약물에 의해 기분이 변화되기까지 수주가 필요한 점, 건강한 대조군에 단가아민을 결핍시켜도 아무런 기분 변화를 유발하지 못하는 점, 항우울제에 의한 시냅스 내 단가아민의 증가는 비교적 오래 작용하고, 이차적인 신경가소성 변화를 유발시킨다는 점 등을 봤을 때 우울증의 원인을 단순하게 단가아민의 결핍만으로 단정 지을 수 없다는 한계가 있습니다. 다른 관점도 살펴보겠습니다.

우울증은 신경내분비 이상으로 발생할 수 있습니다. 우울증 환자에서 혈액 내 부신호르몬 농도가 증가되어 있음이 관찰되었습니다.

부신호르몬은 언제 활성화될까요? 신체적, 정신적 스트레스는 부신호르몬 농도를 증가시켜 스트레스 상황에 대응합니다. 설치류 실험에서 장기간 글루코코르티코이드(Glucocorticoid)를 투여하면 우울증과 유사한 증상들이 나타납니다. 과도한 부신호르몬에 장기간 노출되면 뇌신경계에 구조적인 질적 변화를 일으킵니다. 글루코코르티코이드 수용체를 활성화시켜 해마 영역의 세포 증식을 감소시키고, 해마 조직의 위축을 유발합니다. 실제 코르티솔이 높아지는 쿠싱 증후군 환자에서 해마 용적의 감소와 우울 증상이 관찰됩니다.

인슐린 저항성, 비만 환자에서도 부신호르몬 증가와 우울 증상이 나타날 수 있습니다. 최근 연구 결과에 의하면 환청이나 망상을 동반한 심한 우울증 환자에게서 고(高)코르티솔혈증이 특징적으로 나타난다고 합니다.

반면에 과식증과 과수면이 특징인 비정형우울증에서는 저코르티솔혈증이 관찰됩니다. 이런 경우 오히려 만성적인 스트레스에 의한 부신호르몬 고갈을 고려해봐야 합니다. 스트레스 상황에서는 높은 농도의 부신호르몬을 유지함으로써 에너지 자원을 동원하도록 촉진시키는 역할을 하기 때문에, 오랜 시간 스트레스가 지속되면 부신호르몬이 소진될 수 있습니다.

우울증이 있다면 면역기능이상을 점검해야 합니다. 면역을 조절하는 물질 중 사이토카인(Cytokine)이 있습니다. 사이토카인은 기분조절인자로도 중요한 역할을 합니다. 중추신경계의 사이토카인 수용체는 말초, 중추에서 만들어진 모든 사이토카인에 의해 활성화가 이루어집니다. 예를 들면, 설치류에게 염증물질을 투여하면 사회적 철퇴, 탐구행동 감소, 성적행동 감소가 나타납니다. 최근 연구 결과들을 보면 염증을 유발하는 사이토카인의 신호전달을 차단시키면 항우울 효과가 나타난다고 합니다. 즉, 만성적인 염증은 사이토카인 신호전달체계를 활성화시키고 우울증 발생과 직접적인 연관관계가 있습니다.

정리하면, 우울증의 발생 원인은 분명히 실체가 있습니다. 항우울제에 의존하기보다 뇌간의 기능, 신경내분비기능, 신경면역기능을 점검하여 해결해주면 우울증 완치의 길로 갈 수 있습니다.

우울증 완치로 가는 길

우울증 완치를 위해 뇌간, 신경내분비, 신경면역의 관점에서 살펴봅시다.

첫째, 뇌간 기능 살리기

뇌간은 감정과 의식의 핵심 기관입니다. 뇌간은 기본적인 반사 기능 이외에도 스트레스, 공포, 욕구, 쾌락과 같은 정서적인 문제를 다루고 있습니다. 좀 더 복잡한 감정반응을 처리하기 위해 변연계와 밀접하게 연결되어 감정을 처리합니다.

청반은 뇌 전체로 뻗어 나가는 노르에피네프린성 뉴런들이 모인 곳으로 만성우울증, 공황장애, 불안장애, 외상 후 스트레스증후군(PTSD), 과잉행동장애(ADHD) 등과 관련된 영역입니다. 복측피개영역은 중뇌에 위치하며 쾌락의 호르몬인 도파민을 통해 욕구와 성취의 기쁨을 느끼고 동기를 부여하는 보상회로의 일부를 이룹니다. 중독과 관련된 핵심 위치입니다. 망상체(Reticular formation)는 보행, 수면, 식사, 배설, 성행위를 조절하며 망상활성화 시스템(Reticular activating system)과 더불어 각성상태를 유지하고 감각의 종류를 느낄 수 있게 합니다. 만약 이 부분이 손상되면 의식이 없는 혼수상태(Coma)에 빠지게 됩니다.

이렇게 살펴보니 뇌간은 마음의 거울임이 확실합니다. 뇌간 기능에 이상이 있을 때 보일 수 있는 증상들은 우울증과 연관된 증상들과 다를 바가 없습니다. 우리가 의지적으로 체온, 심박동을 조율하기 어려운 것처럼 마음도 마찬가지입니다. 뇌간은 신체에서 발생한 모든 신호들과 신경전달물질을 통해 두뇌 전반에 영향을 미치고, 동시에 대뇌와 변연계에 의해 영향을 받습니다. 하품 같은 단순한 생리현상에서부터 고차원적인 의식 활동 전반에 이르기까지 뇌간은 다른 영역들과 함께 일하게 됩니다. 마음은 하나의 영역이 아닌 여러 영역의 다양한 수준에서 병렬적인 작동으로 만들어지고 그 메커니즘의 중심에 뇌간이 있는 것입니다.

안정적인 뇌간 기능을 유지하기 위해서는 뇌간으로의 혈액순환이 잘 되도록 하고 뇌간을 자극하는 유해 감각의 총합을 줄여야 합니다. 뇌간으로의 혈액순환은 척추동맥에 의해 공급되고, 척추동맥은 경추 6번에서 가로돌기 구멍을 지나 바늘귀에 실이 꿰인 것처럼 타고 올라가는 형태로 경추와 물리적으로 한몸이기 때문에 경추 디스크, 협착증과 같은 병적인 상황뿐만 아니라 일자목이나 거북목과 같은 기능적인 경추정렬의 이상은 혈액순환장애를 일으킬 수 있습니다.

정리하면, 마음이 안정되려면 뇌간의 기능이 안정되어야 합니다. 뇌간의 기능 향상은 정서적인, 신체적인 안정성을 가져옵니다. 이를 위해서는 뇌간으로의 혈액순환 경로인 경추의 정렬상태와 안정성 확보가 우선되어야 합니다. 우울증 완치를 위해 일자목, 거북목부터 자율신경 구조치료가 필요한 이유가 됩니다.

둘째, 신경내분비기능, 신경면역기능 살리기

내부적, 외부적 스트레스에 반응하는 부신호르몬의 과분비, 저분비 모두 우울증 증상을 나타냅니다. 원인이 신경내분비 문제인데 항우울제를 복용한다고 해서 부신호르몬이 안정화될 리 없습니다. 따라서 부신호르몬 분비 장애를 만드는 상황을 해결해야 우울증 약 없이도 지낼 수 있습니다.

부신에서 만들어지는 코르티솔은 신체에 대한 스트레스 상황에서 체내 장기를 방어하기 위해 유기적인 조율을 하고 있습니다. 특히 혈관의 긴장도(혈관수축, 이완), 혈관의 투과성, 내피세포의 안정성을 유지하는 데 필수인 호르몬입니다. 또한 코르티솔은 면역조절자 역할을 함으로써 염증에 대한 중요한 역할을 하며 주요 장기들을 보호합니다.

어떤 상황에서 부신호르몬이 많이 분비될까요? 패혈증, 화상, 수술, 심한 외상과 같은 심한 질환의 초기에는 스트레스에 대한 반응으로 코르티솔이 급격하게 증가합니다. 이러한 증가는 시상하부에서 사이토카인(면역 관련), 염증매개물질들에 의한 자극에 의해 부신이 자극되면서 코르티솔 분비가 이루어집니다. 정상적인 반응으로 중증질환 초기에 포도당, 지방, 단백질 분해작용을 촉진하고, 합성작용을 지연시킵니다. 이는 필수장기를 보호하기 위해 에너지원을 제공하여 회복을 촉진시키기 위함입니다. 꼭 무서운 질병이 아니더라도, 기능적인 장애가 발생하여 스트레스 상황이 되면 코르티솔의 농도는 상승하고, 면역, 염증 매개물질들의 변화가 발생합니다. 즉, 우울증을 완치하려면 스트레스의 종류, 위치, 양을 찾아내 해결해주면 됩니다.

결코 헤어나올 수 없는 당신의 스트레스

신경내분비 관점에서 우울증을 정의하면 스트레스 질병이라고 할 수 있겠습니다. 스트레스의 정의는 '인간이 심리적 혹은 신체적으로 감당하기 어려운 상황에 처했을 때 느끼는 불안과 위협의 감정'입니다. 대부분 감정적인 문제, 정서적인 문제로 접근을 하고 무조건 부정적인 의미로 보지만 스트레스의 어원을 살펴보면 조금 다른 문제가 됩니다. 스트레스의 어원은 라틴어 '스트링고(Stringō), 팽팽하게 죄다'라는 뜻입니다. 물리학에서 사용된 개념이었는데 미국의 생리학자 월터 브래드포드 캐넌(Walter Bradford Cannon)이 스트레스를 받을 때 사람들의 반응에 대해서 설명하면서 스트레스가 의학 용어로 사용되기 시작했습니다.

본질적으로 스트레스는 좋고 나쁨은 없는 긴장 상태이기 때문에 맥락적으로 판단해야 합니다. 대부분 너무 지나칠 때 문제가 되지만 반대로 스트레스를 지나치게 회피하거나 극도로 제한해도 오히려 질병이 발생할 수 있습니다. 그 적절함을 결정하는 것은 스트레스 요인과 신체 반응의 총합에서 결정됩니다.

스트레스는 유스트레스(Eustress)와 디스트레스(Distress)로 나눕니다. Eustress는 긍정적인 결과를 일으키는 스트레스이고, Distress는 부정적인 결과를 야기하는 스트레스입니다.

스트레스의 종류만큼 중요한 것은 '스트레스에 대응하는 정도'입니다. 객관적으로 같은 자극이 신체에 가해지더라도 현재 개인의 회복력에 따라 Eustress로 작용할 수도 있고, Distress가 될 수도 있기 때문입니다.

또한 스트레스의 양만큼 중요한 것은 노출된 시간입니다. 반복적, 지속적으로 노출되면 질병으로 발전할 가능성이 높습니다. 즉, 헤어나오기 힘든 스트레스 상황이 지속되면 결국 우울증이 유발됩니다. 결코! 그 누구도 피할 수 없고, 살아 있는 한 계속되는 스트레스가 존재한다면 이것이 바로 우울증 발생의 근본 원인이고 치료의 핵심 포인트입니다. 무엇이 있을까요? 지구에 살기 위해서는 누구나 받을 수밖에 없는 '중력 스트레스'입니다.

중력 스트레스(Gravity stress)는 직립 인간의 숙명입니다. 중력 스트레스를 이겨내기 위해서는 항중력 기능이 효율적이고 안정적이어야 합니다. 누구에게나 동일하게 적용되는 중력이지만 개인의 신체 구조에 따라 받는 스트레스의 정도는 천차만별이 됩니다.

척추측만증과 같은 척추 정렬이상, 디스크, 협착증, 기능적인 척추 불안정성은 과도한 중력 스트레스를 받게 됩니다. 일자목, 거북목, 새우등, 골반비틀림과 같은 척추 밸런스 불균형 상태는 중력을 이겨내기 힘들게 되고, 세포에 과도한 산화스트레스로 인해 대사장애까지 유발합니다. 대사의 문제는 정서적인 우울감, 불안감뿐만 아니라 결국 신체 전반의 질병을 가져오게 됩니다. 물리적인 중력 스트레스가 항우울제를 복용한다고 절대 해결될 리가 없습니다.

정리하면, 우울증은 자살 가능성이 높기 때문에 초기 증상부터 치료해야 합니다. 하지만 표준 치료인 항우울제만으로는 해결이 어렵습니다. 자율신경 기능의학적으로 살펴보면 뇌간 기능, 신경내분비 기능, 신경면역기능이 중요하며 이 기능을 살리기 위해서는 혈액순환이 원활해야 합니다. 또한 객관적인 스트레스의 총량을 낮추어 과도한 염증반응이 발생하지 않도록 해야 합니다. 무엇보다 중요한 것은 이 모든 문제의 저변에 깔려 있는 중력 스트레스를 다스리는 것입니다. 중력 스트레스를 잘 이겨내는 몸을 만드는 것이 우울증 발생, 치료, 재발 억제에 필수 요소입니다. 따라서 항우울제 없이 완치에 이르기 위해서는 척추의 바른 정렬상태와 관절의 안정성 확보가 반드시 필요합니다.

우리의 '건강한 척추'가 '건강한 마음'의 기둥입니다.

우울증 자가진단 테스트와 심혈관계질환 관련성

우울증 자가진단 테스트

정신장애 진단 및 통계편람 5판(DSM-5)에서 우울증 진단 기준은 다음과 같습니다. (1번과 2번 중에 하나는 반드시 포함되고, 다섯 가지 이상이 2주 연속으로 나타난다.)

1. 거의 하루 종일 우울한 기분이 거의 매일 이어지며, 이는 주관적 느낌(예: 슬픔, 공허감, 아무런 희망이 없음)이나 객관적 관찰 소견(예: 자주 눈물을 흘림)으로 확인된다.
2. 거의 하루 종일 거의 모든 활동에 대한 흥미나 즐거움이 감소된 상태가 거의 매일 이어진다.
3. 체중 또는 식욕의 심한 감소나 증가
4. 거의 매일 반복되는 불면이나 과수면
5. 정신 운동의 초조(예: 안절부절 못함) 또는 지체(예: 생각이나 행동이 평소보다 느려짐)
6. 거의 매일 반복되는 피로감 또는 활력 상실
7. 무가치감 또는 지나치거나 부적절한 죄책감이 거의 매일 지속된다.
8. 사고력 또는 집중력의 감퇴, 결정을 못 내리는 심한 우유부단함이 거의 매일 지속된다.
9. 죽음에 대한 생각이 되풀이되어 떠오르거나, 특정한 계획이 없는 자살 사고가 반복되거나, 자살을 시도하거나, 구체적인 자살 계획을 세운다.

우울증 환자가 심혈관계질환을 조심해야 하는 이유

우울증 약의 핵심이며, 일명 행복 호르몬으로 알려진 세로토닌은 중추신경계 신경전달물질의 하나로 원래 소화기에서 처음 발견되었습니다. 토끼의 위에서 소화기의 평활근육을 수축시키는 물질을 발견하여 엔테라민(Enteramine)이라고 불렀고, 이후 혈액의 혈청(Serum)에서 수축 작용(Tonic)을 하는 물질을 발견하고 세로토닌(Serotonin)이라고 명명했습니다. 1950년대에 들어 엔테라민과 세로토닌이 같은 물질임이 밝혀지고, 뇌에도 세로토닌이 존재한다는 것이 알려지면서 신경전달물질임을 확인했습니다.

상식적으로 생각하면 신경전달물질이기 때문에 세로토닌이 중추신경계에 대부분 존재할 것으로 생각되지만 오히려 반대입니다. 체내 95% 이상의 세로토닌이 신경세포가 아닌 장크롬친화세포(Enterochromaffin cells)에서 생성된 다음 혈중으로 분비되어 혈소판 내부에 분포하고 있습니다. 그러면 장에서 만들어진 세로토닌이 뇌로 이동하는가? 그것도 아닙니다. 혈관뇌장벽으로 인해 장에서 생성된 세로토닌은 중추신경계로 이동하지 못합니다. 즉, 세로토닌의 장에서의 기능, 중추신경계에서의 기능은 따로 작동됩니다. 중추신경계와 말초기관이 상호작용을 통해 영향을 미치고 있지만 세로토닌은 서로 독립적인 두 가지 시스템으로 존재한다고 볼 수 있습니다.

이런 질문을 많이 합니다. "세로토닌의 재료인 트립토판 영양제를 먹으면 우울증이 치료되나요?" 일부 도움은 되겠지만 매우 제한적입니다. 세로토닌은 필수아미노산인 L-트립토판이 대사되면서 생성됩니다. 음식을 통해 섭취되는 L-트립토판의 95%는 '간'에서 대사되어 카이뉴레닌(Kynurenine)으로 전환되고, 5%만이 트립토판수산화효소제(Tryptophan hydorxylase, TPH)에 의해 세로토닌으로 전환됩니다. 즉, 아무리 트립토판 영양제를 많이 먹어도 세로토닌 생성에 미치는 영향은 적다는 것을 알 수 있습니다.

세로토닌의 운명은 누가 지휘할까요? 세로토닌 생성의 경우 부교감신경과 음식물에 의해 장점막이 자극되면 트립토판수산화효소(TPH1)가 활성화되면서 트립토판을 세로토닌으로 전환시킵니다. 생성된 세로토닌은 혈관으로 이동하여 간으로 가서 대사되거나, 혈소판 내부에 저장됩니다. 혈소판에서는 세로토닌 운반체가 있습니다. 세로토닌 수송체(5-HT transporter, 5-HTT)에 의해 혈소판 내로 저장되어 있다가 혈소판이 활성화되면 다시 혈중으로 분비되어 작용합니다.

그래서 혈관 내피세포가 손상되거나 저산소 상태가 되면 혈소판에서 세로토닌이 혈액 내로 방출됩니다. 분비된 세로토닌은 손상 부위에서 혈소판 응집을 촉진시키고, 유사분열(Mitosis)을 자극하여 혈관 내피세포와 평활근세포를 증식시키는 작용을 합니다.

이런 이유로 우울증 환자는 심혈관계질환을 조심해야 합니다. 일반적으로 우울증 환자와 심근경색 환자에서는 모두 혈장 세로토닌 농도가 증가되어 있습니다. 위에서 언급했듯이 세로토닌은 혈관 내피세포가 손상되었을 때 혈소판 응집을 촉진시키기 때문에 혈전 형성이 촉진되는 경향을 갖게 됩니다. 또한 중추신경계의 세로토닌은 자율신경계에 관여하여 혈관 긴장도에 영향을 주기 때문에 심혈관계질환을 조심해야 합니다.

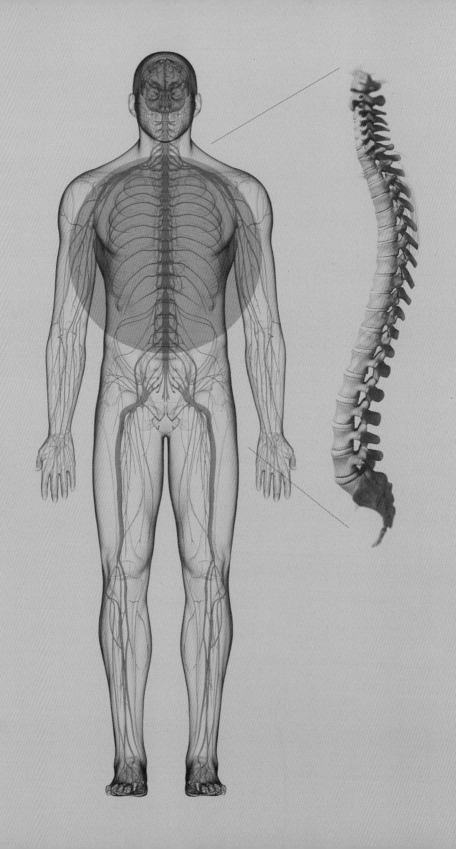

3장

가슴과 자율신경

1
4050 돌연사의 주범인 '쉼장마비'의 실체를 만나다

톡톡! 건강을 담은 생각

크리프(Creep)
'한 방울씩 떨어지는 낙숫물이 바위를 뚫는다.'

언제 치료해야 하나요? 왜 나는 안 좋아지나요? 이런 물음에 크리프의 개념을 말하고자 합니다. 크리프란 소재에 일정한 하중이 가해진 상태에서 시간이 경과함에 따라 소재의 변형이 계속되거나 심화되는 현상을 말합니다.

이는 재료나 환경적인 요인뿐만 아니라 시간이라는 요소가 중요함을 알려주고 있습니다. 또한 해결되지 않는 스트레스는 그대로 멈춰 있는 것이 아니라 시간이 흐르면서 물리적인 손상을 가속화시킨다는 점을 놓치지 말아야 합니다.

그래서 가장 적절한 치료의 시기는 바로 지금입니다. 건강이 나빠지는 것도 또 좋아지는 것도 서서히 진행됩니다. 치료를 해도 제자리라고 느껴진다고 해서 절망하지 마세요. 양이 축적되는 시기에는 겉으로 보기에 아무런 변화가 드러나지 않습니다. 잠깐 해보고 안 되면 다른 방법을 찾고, 만족하지 못하면 또 바꾸고, 실망하고의 악순환의 고리에서 벗어나야 합니다.

시간이 촉박하면 실수를 많이 하게 되고 급하게 무언가를 계속하게 되고, 많은 실패를 경험하면서 결국에는 모든 것을 포기하게 됩니다. 마음을 넓게 가지고 조금만 더 긴 호흡으로 바라볼 필요가 있습니다.

심근경색 입문하기

우리 국민의 3대 사망 원인은 암, 심장질환, 폐렴입니다. 암과 폐렴은 증상이 뚜렷하여 준비할 수 있지만, 심근경색과 같은 심장질환은 돌연사의 형태로 갑자기 찾아오기 때문에 초기 증상부터 원인, 치료, 예방에 대해 잘 알고 있어야 합니다.

돌연사 환자의 상당수에서 발생 수일 또는 수주 전에 특징적인 증상들을 경험하는 경우가 많습니다. 태어나서 처음, 다음과 같은 증상이 생겼다면 지체 없이 병원을 찾아 점검해야 합니다.

- 수분 이상 지속되는 가슴 가운데 부분의 갑작스런 압박감, 충만감, 쥐어짜는 느낌이나 통증

- 가슴 중앙으로부터 어깨, 목, 팔 등으로 전파되는 가슴의 통증
- 머리가 빈 느낌, 실신, 발한, 호흡곤란 등을 동반한 가슴의 불쾌감
- 육체적 활동이나 정신적 스트레스에 의해 유발되고, 휴식이나 안정에 의해 소실되는 가슴의 통증
- 심장이 매우 빨리 뛰거나 불규칙하게 뛰는 경우

돌연사를 일으키는 심장 관련 질환을 살펴보면 대부분 관상동맥과 관련이 있습니다. 기타 원인으로 심근질환(확장성 비후성심근증), 판막질환, 부정맥이 있습니다. 특히 관상동맥 문제로 인해 발생하는 허혈성 심장질환 중 50%는 심근경색으로, 30%는 협심증으로, 20%는 심장 돌연사로 나타나기 때문에 평소 증상이 없더라도 누구나 갑자기 죽을 수 있다는 것을 알아야 합니다. 급성 심근경색증으로 사망하는 경우의 40%는 병원에 도착하기 전에 사망할 정도로 빠르게 진행됩니다.

심근경색을 일으키는 원인은 크게 두 가지가 있습니다. 혈관 내부의 동맥경화반과 심장혈관의 신축성 문제입니다. 쉽게 설명하면 심장근육으로 가는 심장혈관 내부가 찌꺼기에 의해 막혀 혈액 공급이 되지 않기 때문입니다. 처음부터 꽉 막히지는 않고 서서히 좁아지기 때문에 시간적으로 개선의 여지가 있을 수 있지만, 불안정한 동맥경화반이 터져서 갑자기 막히는 경우 극심한 통증 속에서 돌연사할 수 있습니다.

심장 자체 근육으로 가는 혈관의 신축성 문제도 중요합니다. 심장을 두근두근 뛰게 하는 것은 심장근육입니다. 근육은 산소와 영양분

을 공급받아야 살 수 있는데 이는 혈관을 통해서 이루어집니다. 재미있는 사실은 혈관도 근육으로 이루어져 있습니다. 따라서 근육을 경직시키는 환경이 되면 심장은 물론 심장혈관의 신축성에 장애가 생깁니다. 또한 적절하게 혈액이 순환하기 위해서는 혈관의 직경이 유지되는 것이 중요합니다. 즉, 근육으로 이루어진 혈관근육의 톤이 적절해야 합니다.

혈관근육의 톤을 조율하는 메인 신호는 자율신경 중 교감신경이 지휘합니다. 일부 예외도 있지만 대부분 교감신경이 항진되면 혈관근육으로의 신호가 증가하면서 혈관은 수축되게 됩니다(관상동맥은 α(수축), β(이완)수용체를 모두 가지고 있음). 그리고 이는 특정 장기나 기관에서 끝나는 것이 아니라 전체 혈관에 영향을 미칩니다. 즉, 학교 생활할 때 한 명이 잘못했는데 전체 기합을 받는 것과 같습니다.

혈관근육의 이완은 좀 다릅니다. 교감신경의 흥분이 줄어들면 혈관의 수축 정도가 낮아지는 것이지 자체가 이완되지는 않습니다. 다시 말하면 원래 혈관의 직경으로 복귀하는 것이기 때문에 필요에 따라 혈관 직경이 더 넓어지려면 추가적인 메커니즘이 작동해야 합니다.

혈관근육의 이완은 교감신경이 아닌 혈관 내피세포에 의해 이루어집니다. 교감신경처럼 전체 혈관이 영향을 받는 형태가 아닌 혈관확장이 필요하다고 느껴지는 해당 위치의 혈관 내피세포가 혈관의 이완을 유도합니다.

혈관 내피세포의 가장 중요한 기능은 산화질소(Nitric oxide, NO)를 분비하는 것입니다. 그 밖에도 혈관확장 효과를 내는 프로스타사이클린(Prostacyclin)과 브라디키닌(Bradykinin)을 분비합니다. NO와 함께 프로스타사이클린은 서로 협동하여 혈관을 이완시키며 혈전이 형성되지 않도록 혈소판 응집을 억제합니다. 그래서 NO 생산 저하와 활성도의 감소는 혈관확장 장애로 나타나며 심근경색, 동맥경화 원인 중 하나로 볼 수 있습니다.

정리하면, 심혈관 건강을 위해서는 적절한 교감신경의 기능과 혈관 내피세포 기능이 유지되어야 합니다. 이 파트에서는 혈관 내피세포에 대해서 집중적으로 다루도록 하겠습니다.

혈관 내피세포 기능장애는 왜 생길까요? 대표적으로 산화스트레스와 산화된 LDL(Oxidized LDL)에 의해서 발생합니다. 산화스트레스는 이해하기 쉽게 몸이 녹슨다고 생각하면 됩니다. 지방은 산화스트레스를 받으면 산패되는데, LDL 콜레스테롤이 산화되면 단핵구세포를 끌어들이고, 단핵구세포는 대식세포로 변하여 산화된 LDL을 잡아먹으면서 거품세포(Foam cell)를 형성하며 동맥경화, 혈관 내피세포 장애로 이어집니다.

호흡을 통해 들어온 산소는 세포 대사 과정에서 활성산소를 발생시켜 생리적으로 우리 몸의 살균, 면역작용에 사용됩니다. 그러나 과도한 양의 활성산소는 오히려 세포막의 구성 성분인 지질, 단백질, 세포내 DNA를 변화시키면서 산화스트레스를 일으킵니다. 즉, 과도한 활성산소에 의해 체내 세포와 조직들이 손상을 입게 되면서 질병이 발생됩니다. 산소를 과도하게 많이 이용해야 하거나 잘못 이용되는 상황에서 산화스트레스는 극대화됩니다. 과도한 운동, 과도하게 많이 먹는 것(과식), 잠을 자지 않고 과도하게 일하는 것(과로), 지나치게 마시는 것(과음)이 생활습관에서 발생하는 대표적인 산화스트레스 요인입니다. 가장 문제되는 것은 과산화지질입니다(과도하게 산패된 지방). 튀긴 음식, 인스턴트식품, 냉동 제품, 장기간 보관에 용이하게 만들어진 레토르트 제품들이 주범입니다. 나쁜 콜레스테롤로 알려져 있는 LDL 콜레스테롤이 산화되면 더욱 독성 작용을 가집니다. 산화된 LDL은 caveolin-1 합성을 증가시켜 eNOS(심근 혈류 유지)의 불활성화 및 NO 생성을 방해합니다. 반면 NO는 LDL 콜레스테롤이 산화되는 것을 막아줍니다. 즉, 산패된 지방은 혈관독성을 가지고 있지만 NO가 우리 세포를 방어해주고 있습니다.

정리하면, 산화스트레스와 과산화지질이 혈관 내피세포 손상을 일으키며, 교감신경 기능 문제와 함께 심근경색을 일으키는 대표적인 원인입니다. 그러면 어떻게 해야 심근경색과 돌연사를 예방할 수 있을지 이야기해보겠습니다.

새벽에 심장마비 사망이 많은 이유

"자고 일어났더니 죽어 있었다." 추리소설에서 심장마비가 타살로 밝혀지는 흔한 스토리처럼 실제로 새벽 돌연사는 드물지 않습니다. 돌연사는 실제 건강하게 보였던 사람이 갑자기 죽는 것을 말합니다. 돌연사의 대부분은 심장 문제로 돌연심장사라고 부르기도 합니다. 드라마를 보면 새벽 운동을 나갔다가 갑자기 협심증이나 뇌출혈로 병원에 실려 가는 장면이 종종 나옵니다. 갑자기 찬 공기에 노출된다는 것은 교감신경을 자극하여 혈액순환장애로 혈압이 상승해 심장에 부담을 줄 수 있습니다. 만약 평소에 고혈압이 잘 조절되지 않은 환자였다면 갑자기 혈관 압력이 높아지면 뇌출혈의 위험이 수배에 이를 수 있습니다.

왜 새벽에 많이 죽을까요?

우리 몸에서는 새벽에 무슨 일이 벌어지고 있을까요?

첫째, 부분적인 혈관확장 기능을 해야 할 혈관 내피세포의 기능이 이른 아침에 크게 저하됩니다. 오토(Maria E Otto) 박사는 혈관 내피세포 기능이 새벽에 40% 이상 떨어졌다가 오전 늦게 다시 정상으로 회복된다고 했습니다. 부연설명으로 비흡연자이거나 수면장애가 없더라도 새벽 시간대의 혈관 내피세포 기능은 흡연자나 당뇨환자에서 나타나는 것과 비슷한 수준이라고 했습니다. 수면무호흡증과 같은 수면장애가 있는 사람에게는 관상동맥의 내피세포 기능장애가 흔히 동반되기 때문에 코골이나 수면무호흡증이 있다면 반드시 치료해주어야 돌연사를 예방할 수 있습니다. 발병 기전은 확실히 밝혀지지는 않았지만 교감신경의 활성화, 아드레날린 수용체 민감성 증가 등을 들고 있습니다.

둘째, 강력한 혈관확장 효과를 가지고 있는 아데노신의 농도가 가장 낮아지는 시간입니다. 아데노신은 수면 압력인자로 수면을 촉진하고 각성을 억제합니다. 주간에 에너지(ATP)를 다 사용하고 나면 아데노신이 축적되면서 수면 압력을 증가시켜 잠이 들게 합니다. 수면을 위한 아데노신은 밤중에 자연적으로 대사되면서 새벽이 되면 혈중농도가 가장 낮아집니다.

심장에서 아데노신은 강력한 혈관확장 성분입니다. 근육세포의 산소 농도가 낮아지면 ATP가 분해되어 아데노신을 만들고 혈관을 확장시켜 심장근육으로 가는 혈류를 증가시키고 심장을 보호하는 역할을 합니다. 아데노신은 심장근육의 산소 소비와 관상동맥 혈류를 조절하는 역할을 하기 때문에, 새벽에 생리적으로 낮아진 아데노신의 농도는 심근경색을 일으키기 좋은 조건이 됩니다.

즉, 잠들기 위해 고농도로 축적된 아데노신이 숙면을 취하는 동안 점차 고갈되면서 아침에 각성상태를 만들지만, 심장근육으로의 혈류 조절에는 악영향을 미칠 수 있다는 이야기입니다.

셋째, 새벽은 혈관을 수축시키는 코르티솔의 농도가 급격하게 증가하는 시간입니다. 살아 있는 생명체는 생체리듬과 생체시계에 의해 항상성을 유지하기 위한 주기적인 특성을 가지고 있습니다. 스트레스 호르몬이라고 알려진 코르티솔은 일주기 리듬을 가지며 밤 동안에 낮은 농도로 유지되다가 아침 7~8시에 최고치에 다다릅니다.

과도한 양의 코르티솔의 상승은 교감신경 항진(교감신경 활성도는 아침에 최고조에 달함)과 함께 그 결과로 심박동수, 호흡 속도 상승, 혈관수축과 같은 병적인 상황을 만들어내기 쉽습니다. 특히 저녁에는 스트레스에 대처하는 능력이 저하(코르티솔 낮음)되므로 밤 시간에 신체적, 정신적인 스트레스를 받은 경우 새벽에 더욱더 심한 심장혈관 문제를 발생시킬 수 있습니다.

정리하면, 새벽 시간은 생리적으로 원래 내피세포의 기능이 좋지 않고, 혈관확장 효과가 있는 아데노신은 낮아져 있고, 혈관을 수축시키는 코르티솔은 상승해 있는 시기이므로 심혈관질환 발생 확률이 매우 높은 시간대일 수밖에 없습니다. 그런데 밤사이 스트레스까지 받게 된다면 굉장히 치명적일 수 있습니다.

밤 시간에 받을 수 있는 스트레스는 무엇이 있을까요? 저녁 늦게 먹는 야식, 신경을 예민하게 하는 잠자리 자세, 척추커브에 악영향을 주는 높은 베개 등이 밤사이에 물리적인 스트레스를 주게 되어 새벽에 코르티솔, 아드레날린 수치를 높이면서 혈관을 수축시키고 심장 근육으로의 혈류에 치명타를 입힐 수 있습니다.

당신도 예외일 수 없는 돌연사 스토리

실제 내가 흔히 하는 행동들이 돌연사라는 최악의 상황을 불러올 수 있습니다. 심장혈관을 수축시킬 수 있는 여러 원인이 합쳐져 핵폭탄처럼 강력해진 경우를 살펴봅시다.

• 교감신경은 목을 통해 등(흉추)에서 대부분 나와 혈관과 머리부터 발끝까지의 내장기관을 지휘하고 있습니다. 근골격계질환이 있거나 일자목, 거북목, 새우등인 경우 이미 교감신경을 자

극하고 있는 것입니다.

- 우리 몸은 생리적으로 저녁 스트레스에 방어 체계가 약합니다. 과로, 과식, 과음, 과한 운동을 저녁 늦게까지 하면 교감신경을 극도로 항진시키고 산화스트레스를 과도하게 일으킵니다.

- 흡연은 백해무익이라고 합니다. 독성물질에 만성적으로 노출되는 문제도 있지만 흡연 자체에 의해 혈관은 수축합니다. 특히 일산화탄소는 헤모글로빈과 결합하여 심장과 뇌에 산소를 공급하는 것을 방해합니다.

- 17℃ 이하, 43℃ 이상의 온도는 통증 이온 통로를 활성화시키면서 세포는 해당 온도감각을 유해통증으로 느끼게 되어 교감신경을 항진시켜 혈관을 수축시킵니다.

- 주간에 빈둥거리며 에너지 소모가 적은 경우에는 아데노신이 적절히 농축되기 힘들어 수면장애를 일으키고, 마찬가지로 새벽 시간 아데노신 저농도에도 직접적인 연관관계가 있습니다.

다음은 위 항목들을 조합해서 만든 '당신도 예외일 수없는 돌연사 스토리'입니다.

일자목과 새우등을 가지고 있던 사람이 평상시 코골이와 수면무호흡이 있는데도 귀찮아서 치료받지 않고 방치하고 있었습니다. 어느 날 저녁에 갑자기 큰 스트레스를 받아 과음하면서 줄담배를 피우다 귀가했습니다. 술에 취해 목이 불편한 자세로 자는 둥 마는 둥 한 상태에서 새벽에 신문을 가지러 찬바람이 부는 바깥에 나갔다가 사망, 또는 술 깨려고 찬물로 샤워하다가 사망, 사우나에 가서 술 깨고 땀

뺀다고 열탕에 들어갔다가 사망, 추운데 건강을 위해 운동해야 한다고 나갔다가 사망! 너무 흔한 스토리여서 아찔하기까지 합니다.

돌연사 예방하기

'새벽 시간 침묵의 살인자'인 심근경색은 '강 건너 불'이 아닌 '내 발등의 불'입니다. 작은 구멍들이 모여 큰 댐을 순간에 무너뜨립니다. 현재는 특별히 불편함이 없더라도 심혈관질환이 있거나 척추 밸런스에 문제가 있다면 반드시 경각심을 가지고 대비해야 합니다.

- 만약 전조 증상이 있다면 반드시 병원을 찾아 점검하세요. 항상 가슴통증이 있는 것은 아닙니다.
- 산화스트레스를 유발하는 과식, 과음, 과로, 과한 운동을 피하고, 항산화제를 섭취하세요. 특히 다량의 과산화지질이 포함된 패스트푸드는 절대 피해야 합니다.
- 저녁 스트레스를 낮춰야 합니다. 건강한 잠자리에 대한 점검을 평상시에 하고 필요하다면 적극적으로 치료하는 것이 좋습니다(불면증 파트를 참고하세요).
- 수면무호흡, 코골이와 같은 구조적인 수면장애를 유발하는 요소가 있다면 반드시 치료해야 합니다. 체중감소가 치료의 큰 부분을 차지합니다.

- 심장 돌연사를 예상할 수 있는 기능의학 검사로 ADMA 검사와 TAS/TOS 검사가 있습니다.
- 모든 과정에는 교감신경 기능장애가 연관되어 있습니다. 안정된 교감신경 기능을 위한 바른 척추의 정렬과 관절의 안정성 확보를 통해서 당신의 심장을 지켜주세요.

순환기 기능의학 검사

ADMA 검사(Asymmetric dimethylarginine): 일명 순환기 염증검사로 알려져 있으며 혈액검사를 통해 호모시스테인과 함께 ADMA를 측정할 수 있습니다. 혈관 내피세포에서 분비하는 강력한 혈관확장인자인 산화질소는 아르기닌(L-arginine)으로 만들어집니다. 반면 ADMA는 산화질소를 억제합니다. 그래서 검사를 통해 ADMA 수치가 증가되어 있으면 혈관 내피세포 문제, 동맥경화를 강력히 의심해볼 수 있습니다.

산화스트레스 검사(TAS/TOS test): 항산화력(Total antioxidant status, TAS), 산화스트레스(Total oxidant status)를 검사합니다. 간단한 혈액검사를 통해 할 수 있고, 공복에 채혈하는 것이 결과가 정확합니다.

2
얼굴 없는 살인자, '고혈압'의 실체를 만나다

톡톡! 건강을 담은 생각

폭풍 전 고요(The calm before the storm),
방심하지 말고 준비하라.

폭풍 전 고요! 폭풍이 오기 전 고요하면서 차갑게 정적이 흐르는
긴장된 상황을 의미합니다. 실제로도 큰 폭풍이 오기 전 일시적
으로 평온한 날씨를 보이는 것처럼, 질병이 크게 악화되기 전에
도 일시적으로 불편한 증상들이 회복된 것처럼 보이는 경우가 있
습니다. 이런 때일수록 상황이 좋아졌다고 방심하지 말고 현재
의 상황을 냉철하게 판단해야 합니다.

일상적으로 처방받은 약과 영양제, 시술들은 일회용 반창고일
뿐입니다. 위기를 덮어주기는 하지만 그 위기를 치료해주지는
못합니다. 수면 밑에서 진행되고 있는 근본 원인들을 해결하기
에는 역부족입니다. 일회용 반창고로 위기를 넘기는 동안 질병
의 근본적인 원인을 해결해주어야 합니다. 괜찮겠지 하면서 방
심하는 순간, 돌이킬 수 없는 질병이 되고 맙니다.

어느 날 갑자기 터지는 문제는 없습니다. 사전에 대응할 준비가
되어 있지 않은 상태에서 터지면 한꺼번에 모든 시스템이 붕괴
되고 맙니다. 질병의 근본 원인을 파악하고 뿌리까지 치료해야
하는 이유입니다.

고혈압 입문하기

　대한고혈압학회 자료에 따르면 대한민국 고혈압 환자는 약 1,100만 명이 넘을 것으로 추정합니다. 발표된 자료에 따르면 30세 이상 인구의 29%에서 발병하고 있으며, 치료율은 61%, 조절률은 44%입니다.

　또한 고혈압은 전 세계 사망 원인 1위인 심혈관, 뇌혈관질환의 가장 중요한 위험 요인입니다. 장기적으로 고혈압을 앓게 되면 뇌, 심장, 눈, 신장의 혈관을 손상시키고, 뇌졸중, 협심증, 심근경색, 심부전, 신부전, 실명의 위험을 증가시킵니다. 상황이 이런데도 혈압약 한번 먹으면 평생 먹어야 한다고 기피하는 사람들도 많습니다. 많은 고혈압 관련 약들이 개발되고 있으나 제대로 관리가 되고 있는 환자는

50%, 그중에서도 50%만이 혈압이 정상 범위로 조절되고 있습니다. 아무리 잘 만든 약이라도 약만으로는 조절되지 않는 무엇인가 있다는 이야기입니다. 이런 경우를 저항성 고혈압(Resistant hypertension), 이차성 고혈압(Secondary hypertension)이라고 합니다.

"혈압약이 효과가 없어요!" 이런 상태를 '저항성 고혈압'이라고 합니다. 일반적으로 이뇨제를 포함한, 작용 기전이 다른 항고혈압제를 세 가지 이상 복합하여 충분한 용량을 사용하였음에도 혈압이 140/90mmHg 이하로 조절되지 않는 경우를 말합니다. 이럴 때는 우선적으로 혈압약을 제대로 먹는지부터 점검해야 합니다. 이외에도 약물의 효과를 떨어뜨릴 수 있는 감기약, 진통소염제, 스테로이드제, 피임약, 과도한 나트륨 섭취, 음주, 흡연 여부를 확인해보고, 문제가 없다면 다른 내장기관의 문제로 고혈압이 발생되는 '이차성 고혈압'에 대한 점검을 해야 합니다.

고혈압을 진단받은 환자 중 5~18%, 저항성 고혈압 환자의 31%에서 이차성 고혈압이 있다고 보고되고 있습니다. 20세 이하 혹은 50세 이후에 고혈압 가족력이 없고, 비만하지 않은 사람에게 갑자기 고혈압이 발생했을 때 의심해볼 수 있습니다. 발생 초기부터 심한 고혈압을 보이고, 고혈압 합병증이 바로 찾아온 경우, 저칼륨혈증, 고칼슘혈증을 보이는 경우, 약물치료(ARB, ACEi)를 시작하고 갑자기 신장기능이 악화된 경우, 혈압의 변동이 심한 경우, 복부 비만(중심부), 달덩이처럼 부은 얼굴을 보일 때, 수면무호흡, 코골이가 심한 경우 강력히 의심해볼 수 있습니다.

이차성 고혈압의 원인으로 만성신장병, 신혈관 고혈압(신장 혈관질환, 신동맥 협착증), 수면무호흡, 일차성 알도스테론혈증, 호르몬 기관 관련 질환(갈색세포종, 쿠싱증후군, 부갑상선 항진증, 갑상선질환) 등이 있습니다.

무서운 점은 고혈압에는 뚜렷한 증상이 없다는 것입니다. 대부분 합병증이 발생하면서 알게 되는 경우가 많아 '침묵의 살인자'라는 별명을 가지고 있습니다. 하지만 조금만 자신의 몸에 귀를 기울여 보면 머리부터 발끝까지 다양한 증상들로 경고 신호를 보내고 있습니다. 일반적으로 중년이 되면서 두통을 느끼면 혈압이 오르면서 생기는 증상이라고 생각하지만 중증 고혈압인 경우 이외에는 연관관계가 없습니다. 만약 고혈압 때문에 생기는 두통이라면 보통 뒤통수 부위에 국한되고, 이른 아침에 발생하는 특징이 있습니다. 흔한 증상으로 머리가 '무겁고 아프다, 얼굴이 빨개진다, 귀가 울린다, 눈에 충혈이 있다, 숨이 차고 두근거린다, 코피가 잘 나고 쉽게 멈추지 않는다, 손발이 저리거나 붓는다, 어깨가 무겁고 아프다, 어지럼증이 자주 있다, 몸이 무겁고 항상 피곤하다, 발기부전이 있다, 성기능이 떨어진다' 등이 있으며, 이러한 증상을 느낀다면 반드시 합병증이 발생하기 전에 조치를 취해야 합니다.

최첨단 현대의학으로도 고혈압은 아직까지 명확한 원인이 밝혀지지 않았습니다. 그래서 고혈압의 원인이 될 수 있는 위험 요소를 살펴보고 해당된다면 피하는 것이 치료의 시작입니다.

조절할 수 없는 위험 요인

- 나이: 나이가 들수록 혈압은 올라갑니다. 나이별 유병률은 30대(29.4%), 40대(21.0%), 50대(43.6%), 60대(55.6%), 70대(57.1%).

- 유전: 부모 모두 고혈압인 경우 80%, 부모 중 1명이 고혈압인 경우 25~ 40%가 유전됩니다.

조절할 수 있는 위험 요인

- 비만: 체중이 증가하면 혈압이 상승합니다. 통계에 따르면 비만은 정상에 비해 3배 이상 고혈압 유병률이 높고 당뇨병과 고지혈증도 동반됩니다.
- 나트륨 과잉 섭취: 소금 과잉 섭취 시 혈관 내의 나트륨이 수분을 저장하여 혈액량을 증가시켜 혈압을 상승시킬 수 있습니다. 소금 섭취량이 6g 증가할 때마다 심장병 사망률은 61%, 뇌졸중 사망률은 89% 증가한다고 합니다.
- 흡연: 담배에서 나오는 독성물질들이 혈관을 손상시키고 수축시켜 혈관의 압력을 상승시킵니다.
- 과음: 하루 3~4잔 이상의 술을 마시는 사람은 마시지 않는 사람에 비해 혈압이 상승한다고 합니다. 소주 1/3병을 매일 마실 경우 혈압이 3~5mmHg 상승할 수 있습니다.
- 스트레스: 내부적, 외부적인 스트레스는 아드레날린의 분비를 증가시키고 혈압을 상승시킵니다.

조절할 수 있는 위험 요인이라면 스스로 그 양을 줄이려고 해야 합니다. 확실한 것은 혈압약을 먹지 않아서 혈관 압력이 높이 올라간 것은 아닙니다. 분명한 실체가 있을 것입니다. 세포 입장에서 바라본 고혈압의 근본 원인에 대해서, 단독 요소로 혈압을 상승시키는 수면 무호흡증을 통해 힌트를 찾아보겠습니다.

고혈압의 원인

수면무호흡증은 이름 그대로 자다가 호흡이 단절되면서 산소포화도가 매우 감소하는 상태를 말합니다. 수면무호흡이 있는 경우 고혈압 발생률은 없는 경우에 비해 3배 이상 높다고 합니다. 수면무호흡 환자의 50%에서 고혈압이 동반되고 있고, 반대로 고혈압 환자의 30%, 약물치료에 반응하지 않는 저항성 고혈압의 83%에서 수면무호흡증이 동반된다고 합니다.

수면무호흡증은 혈압이 조절되더라도 좌심실 비대, 심방 확장, 우심실 기능부전, 심혈관질환 사망률 증가 등 매우 위험하기 때문에 반드시 치료해야 합니다. 즉, 세포가 저산소 환경이 되면 혈압을 상승시키고, 이런 현상이 반복되면 고혈압 및 고혈압 합병증으로 발전하게 됩니다. 결론부터 이야기하면 고혈압을 일으키는 진짜 원인은 저산소증입니다.

고혈압 하면 심장과 혈관의 문제만으로 생각하기 쉽지만, 심폐기능은 따로가 아닌 유기적인 관계 속에서 상호조절되고 있습니다. 호흡은 세포에 산소를 전달하고 최종적으로 에너지를 생성해내는, 생존에 가장 중요한 기능 중 하나입니다. 산소를 이용하여 탄소 결합으로 저장된 에너지를 ATP로 바꾸고 이를 적절하게 사용하는 것이 유기생명체라고 할 수 있습니다. 이러한 과정은 세포 내에 존재하는 기관인 미토콘드리아에서 이루어지며, 최종적인 전자 수용체가 산소이기 때문에 중요한 것입니다.

세포 입장에서 생각해보겠습니다. '폐호흡'뿐만 아니라 '세포호흡'을 적절히 해야 세포는 생존 및 기능을 할 수 있습니다. 만약 세포가 에너지 생성을 하는데 필요한 산소가 적절히 공급되지 않으면 어떻게 될까요? 세포에서 발생된 '저산소 스트레스' 신호는 뇌에 빠르게 전달됩니다. 산소는 혈액을 통해 세포로 전달되기 때문에, 세포의 요구량에 맞추기 위해 심장과 혈관을 짜낼 수밖에 없습니다. 이런 상황이 반복, 지속된다면 고혈압은 당연한 결과로 발생합니다.

그런데 세포는 왜 저산소 환경이 되었을까요? 어떤 이유에서든 산소가 세포까지 적절히 전달되지 못했고 그로 인해 발생된 에너지 결핍 신호가 고혈압을 만들어냅니다.

산소의 운반 과정을 함께 살펴보겠습니다. 폐로 공급된 산소는 혈액에 녹아 적혈구를 구성하고 있는 헤모글로빈에 부착이 됩니다. 헤모글로빈은 적혈구 하나당 약 2억8천만 개를 포함하고 있습니다. 헤모글로빈에는 철을 4개 함유하고 있고, 철 하나당 산소 분자 하나를 부착할 수 있어 총 4개의 산소 분자를 이동시킬 수 있습니다. 그러므로 적혈구 한 개당 약 10억 개 이상의 산소 분자를 수송할 수 있게 됩니다.

그래서 폐호흡이 정상이라는 가정 하에 세포로의 산소 공급은 철분의 양이 중요합니다. 또한 헤모글로빈에 산소를 부착시키기 위해서는 적혈구가 혈장 내에서 적절히 퍼뜨려 접촉면을 늘려주어야 하기 때문에 수분의 양이 적절해야 합니다. 철분 결핍이 있거나 탈수가 있으면 산소가 아무리 많이 있어도 운반되는 양이 적어져 세포는 저산소 환경이 됩니다.

또한 혈관근육의 환경도 중요합니다. 불이 났을 때 불을 끄기 위해 소방차가 진입하려 해도 도로가 좁거나 불법주정차가 많으면 들어갈 수 없는 것처럼, 산소도 세포로 들어가야 하는데 이동 통로인 혈관이 좁으면 세포는 산소가 부족해집니다.

정리하면, 저산소 상황이 되면 세포에서는 적혈구 생성인자를 늘리고, 철 대사를 바꾸고, 신생혈관을 만들거나 혈관을 수축시켜 혈액을 짜내 세포로 끌어들이려고 할 것입니다. 즉, 혈관이 수축하면서 혈관의 압력인 혈압이 높아지게 됩니다.

그런데 혈관을 과도하게 수축시킬 다른 문제들이 지속적으로 있다면 산소가 아무리 많이 있어도 길이 너무 좁아서 공급하기 어려울 것이고, 이런 형태가 약으로 조절되지 않는 고혈압으로 나타날 것입니다.

고혈압의 진짜 원인 1: 교감신경 이상

저산소 상황 때문에 발생된 스트레스는 교감신경을 활성화시킵니다. 교감신경은 위기 상황이라 느껴질 때 빠르게 대처하기 위해 작용하는 자율신경 시스템입니다. 세포가 겪는 저산소 위기는 교감신경을 통해 혈관을 수축시키면서 혈액순환장애를 일으킵니다. 교감신경계는 혈액 내에서 노르에피네프린을 상승시키고 β아드레날린 수용체(β-Adrenergic Receptor)의 민감도를 감소시키면서 심박수와 심장

근육의 수축력을 증가시켜 혈압을 상승시킵니다. 저산소 환경 이외에도 이미 다른 내부적, 외부적 스트레스 요인들이 자리 잡고 있다면 혈관의 상황은 최악입니다.

대표적인 내부적 스트레스는 근골격계 스트레스입니다. 지구에서 살아간다면 피할 수 없는, 중력을 이겨내려고 하는 지속적인 스트레스입니다. 특히 척추 밸런스가 좋지 못하다면 중력 스트레스를 이겨내기 위해 근육의 힘을 과도하게 사용해야 하는데, 이로 인해 교감신경 항진, 혈관수축, 과도한 에너지 소모 등으로 고혈압이 발생할 가능성이 매우 높아집니다. 즉, 일자목, 거북목, 새우등의 상태라면 고혈압이 발생할 필수 조건은 갖췄다고 보면 됩니다. 또한 이에 따른 저산소증은 더욱 교감신경을 항진시켜 저항성 고혈압과 같이 약물이 반응하지 않는 고혈압이 될 수 있습니다.

고혈압의 진짜 원인 2: 내피세포 기능부전

저산소 상황이 되면 세포뿐만 아니라 산소의 이동 통로인 혈관 환경에도 문제가 발생합니다. 주로 내피세포(Endothelial cell)와 평활근세포(Smooth muscle cell)에서 문제가 나타납니다.

혈관 내피세포는 저산소에 대한 반응으로 혈소판유래 성장인자(PDGF-B), 엔도텔린(ET-1), 혈관내피세포성장인자(VEGF) 등과 같은 혈관수축인자와 성장인자의 생성을 증가시킵니다. 또한 NO와 같은 혈관

이완인자, 평활근세포 성장억제제의 생성은 억제합니다. 혈관 내피세포가 손상되면 혈관수축과 혈관확장의 균형이 깨져 내피세포 투과율이 증가하고 혈소판 응집, 백혈구 부착, 사이토카인 생성 증가로 동맥경화가 시작되고 악화됩니다.

정리하면, 저산소증에 의해 혈관 내피세포와 평활근세포가 손상되면 혈관수축, 혈관이완 기능의 불균형으로 고혈압을 포함한 동맥경화, 심혈관질환의 합병증이 발생할 수 있습니다.

여기서 멈추지 않고 대사질환으로 연결됩니다. 증가된 내부적인 스트레스는 내장 지방 세포로부터 지방을 분해하여 유리지방산(Free fatty acids, FFA)의 생성을 촉진시킵니다. 이렇게 증가한 지방산은 염증반응을 촉진시키며 인슐린 저항성을 유도합니다. 대사증후군의 핵심 요소인 인슐린 저항성은 더 나아가 비만, 당뇨, 고지혈증, 암까지 다양한 질병들과 연관되어 있습니다. 저산소 환경이 되면 핵인자 카파B(NF-κB)가 활성화되면서 종양괴사인자(TNF-α), 인터류킨(IL-6, IL-8, IL-18), 세포간 부착분자(ICAM-1), 혈관세포 부착분자(VCAM-1), E-셀렉틴(E-selectin), 단구주화성인자(MCP-1)와 같은 염증유발인자(Proinflammatory molecules)와 세포결합분자(Cell adhesion molecules)를 증가시킵니다.

결과적으로 저산소증은 신체 내부에 만성적인 염증반응으로 혈관 내피세포의 기능이상과 동맥경화와 같은 혈관 내 염증반응을 일으키고 궁극적으로는 심혈관과 뇌혈관 합병증으로 진행될 수 있습니다.

저산소로 시작된 반응들이 원인이자 결과로 보이는 대사증후군을 일으키고 교감신경 기능이상, 산화스트레스 증가 등으로 서로를 강화시키는 작용을 합니다. 즉, 저산소로 인해 대사증후군이 찾아오지만 그 때문에 다시 저산소증이 악화되면서 일련의 과정들이 악순환의 고리에서 빠져나오지 못합니다. 살이 찌고, 인슐린 저항성이 되면서 산화스트레스와 만성염증으로 혈관 내피세포가 손상되고, 이로 인해 저산소증이 원인이자 결과로 질병 패턴이 점점 강화됩니다. 살이 찐 사람은 더욱 뚱뚱해지고, 고혈압은 더욱더 약에 조절되지 않는 고혈압으로 바뀌게 되고, 당뇨, 고지혈증, 암은 고구마 줄기처럼 줄줄이 따라오게 됩니다.

심혈관계 위험인자에 대한 연구 결과에서 수축기 혈압은 남녀 각각 허리둘레 및 체지방률, 이완기 혈압은 남자는 목둘레, 여자는 체지방률이 의미 있는 연관관계를 보였다고 합니다.

특히 목둘레는 수축기 및 이완기 혈압, 총 콜레스테롤, 저밀도 콜레스테롤(LDL), 중성지방, 요산, 혈당 등 심혈관계 위험인자들과 비례적인 상관관계를 보인다고 합니다. 목둘레가 증가함에 따라 고혈압, 고지혈증, 내당능장애, 고인슐린혈증 등의 유병률이 통계적으로 상승했습니다.

목둘레는 상체 피하지방의 지표로 볼 수 있으며, 상체 피하지방의 증가는 지방산의 유리를 증가시키고, 혈중 유리지방산의 증가는 인슐린 저항성의 원인이 됩니다. 또한 목둘레가 두꺼워지면 비만도와 상관없이 수면무호흡증을 일으킬 수 있고, 수면무호흡증은 교감신경계를 자극시켜 고혈압 발생의 핵심 역할을 합니다.

고혈압의 진짜 원인 3: 호흡 기능이상

위쪽에서는 미시적인 관점인 세포호흡 과정에서 저산소와 고혈압의 관계에 대해서 살펴봤고, 지금부터는 거시적인 관점에서 왜 폐로 산소가 덜 들어오게 되는지에 대해서 살펴보겠습니다. 흡기는 산소가 호흡기계를 통해 폐까지 들어오는 일련의 과정을 말하며, 호기는 폐에서 공기를 배출하는 것을 뜻합니다. 호흡기계는 코에서 시작하여 폐포의 표면에서 끝나는 공기 전달 통로입니다. 산소의 총량이 부족하다는 것은 흡기 시 호흡기계를 막고 있는 다음의 여러 요인들이 있다는 것입니다.

- 코: 비중격만곡증, 비염, 비용종, 아데노이드 비대증 등
- 인두: 혀비대, 코골이, 수면무호흡 등
- 후두: 인두, 후두 점막부종, 성대마비, 성대부종 등
- 하부기도: 만성기관지염, 천식, 기관지 평활근 수축, 만성폐쇄성폐질환 등
- 주·보조 호흡근육 기능저하

즉, 고혈압은 일반적으로 심장과 혈관만의 문제로 다루기 쉽지만 호흡기에서 적절한 호흡을 방해하는 요인들이 같이 치료되어야 혈압이 안정적으로 유지될 수 있습니다.

호흡 메커니즘은 신경이 지휘하고 근육을 통해 이루어집니다. 호흡근육은 대표적으로 횡격막과 외늑간근이 있고 보조 호흡근육으로

는 두경부근육들인 흉쇄유돌근, 사각근, 승모근, 대흉근, 소흉근 등이 있으며, 복근도 중요한 호흡근육으로 작용합니다. 호흡근육들은 신경이 지휘하고 있기 때문에 신경의 안정성이 매우 중요합니다. 예를 들면, 흡기 시 가장 중요한 호흡근육인 횡격막은 '경추 3~5번'에서 횡격막신경이 나와 기능합니다. 늑간근의 경우 '흉추 모든 레벨'에서 각각 신경이 나와 근육들을 지배합니다. 보조 호흡근인 흉쇄유돌근은 '척수부신경'이 경추 6번부터 경추를 따라 올라가면서 지휘합니다. 가장 중요한 호흡 신경중추는 뇌간에 존재하며 경추 척수신경에 바로 연접해 있습니다. 이들 신경이 적절히 기능하려면 최소한 신경길이 안정적이어야 합니다. 신경길의 대들보인 척추의 정렬상태가 좋지 않고, 신경이 들고 나가는 관절의 불안정성이 있다면 호흡을 지휘하는 신경들의 긴장도가 발생하고 근육으로의 출력 이상이 발생하면서 기능적인 호흡장애가 발생하게 됩니다. 즉, 당신이 일자목, 거북목, 새우등이라면 그 자체가 저산소 환경을 만들어 냅니다.

또한 코와 인두, 후두의 점막을 지휘하는 신경핵도 뇌간에 위치하고, 그 핵들과 교감신경, 경추신경은 직접적으로 연결되어 있어 일자목, 거북목이 있는 경우 점막부종에 의한 상부 호흡기의 기능적인 호흡장애의 원인이 됩니다. 원인이자 결과로 교감신경이 동시에 활성화되면서 이러한 일련의 질병 과정들은 회로가 강화되며 더욱더 악순환의 고리에 빠지게 됩니다.

고혈압약을 끊고 싶다면

"혈압약은 비타민이 아닙니다."

고혈압을 조절하기 위한 항고혈압제는 먹다 안 먹다 할 일이 아닙니다. 중증 고혈압인데도 안 먹고 버틴다는 것은 생명을 단축하는 일입니다. '한번 먹으면 평생 먹어야 하니 최대한 늦게 먹고 버텨야지' 하는 생각은 북망산으로 가는 지름길을 선택한 것입니다.

그래도 혈압약을 끊고 싶다면, 근본 원인을 해결하면 됩니다. 영양제를 먹지 않아서 고혈압이 된 것이 아닙니다. 어느 날 갑자기 혈압이 올라간 것도 아닙니다. 고혈압은 심장과 혈관에만 생기는 문제가 아닌 전신 기능 문제 중 하나의 결과물입니다. 고혈압으로 약 먹는 사람들이 주변에 흔하게 있어 별거 아니라고 생각할 수 있지만, 고혈압의 합병증이 나에게 찾아오면 재앙이 됩니다. 그래도 약을 끊고 싶다면, 근본 원인인 '저산소 환경'을 일으키는 원인인자들을 찾고 해결해야 합니다. 결국 문제의 해결은 잘못된 생활습관을 인식하고 바꾸는 과정이 반드시 동반되어야 합니다.

고혈압약을 끊기 위해 할 일

· 혈관수축의 핵심인 교감신경을 활성화시키는 스트레스 해결하기

· 혈관 내피세포를 손상시키는 산화스트레스 원인을 찾아 해결하기

· 상기도의 내경을 좁게 하는 원인을 찾아 해결하기

· 탈수의 원인을 찾아 해결하기

- 철분 결핍의 원인을 찾아 해결하기
- 호흡 중추의 신경 기능을 방해하는 요소를 찾아 해결하기

이 모든 원인의 공통 분모에는 일자목, 거북목, 새우등을 포함한 척추 밸런스 불균형이 있습니다. 척추 밸런스 문제가 일반적으로 생각되는 아프고, 쑤시고, 저리는 감각적인 문제만을 일으키지 않습니다. 근골격계를 담당하는 체성신경과 내장기관을 담당하는 자율신경은 함께 주행하고 서로가 정보를 공유하고 있기 때문에 근골격계가 안정되어야 내장 기능도 안정됩니다. 따라서 자율신경 구조치료인 척추의 바른 정렬과 신경이 들고 나가는 관절의 안정성 확보가 고혈압 극복과 완치의 지름길이 됩니다.

3
'콜레스테롤'의
억울한 누명!
충격적인 실체를 만나다

톡톡! 건강을 담은 생각

오늘의 불행은 언젠가 내가 잘못 보낸 시간의 보복이다.

- 나폴레옹

기초를 쌓을 생각을 해야 하는데 좋아질 생각부터 합니다. 결코 약을 안 먹어서, 영양제를 안 먹어서, 치료를 받지 않아서 병이 낫지 않는 것이 아닙니다. 기초부터 다시 다져서 근본적으로 해결할 궁리를 해야 합니다.

우리는 문제가 드러나 인식되기 전에는 대부분 건강에 대해 고민하지 않으며 병원을 찾지 않습니다. 일상생활 중 불편한 증상이 생겼다가 곧 사라지고 반복될 때에도 마찬가지입니다. 실제로 문제가 발생했을 때도 대수롭지 않게 넘기기 일쑤입니다. 그러나 이런 문제를 발생시키고 있는 근본 원인들은 수면 밑에서 '현재진행형'입니다.

나에게 질병이 생겼다는 것은 불편한 증상이 계속 있어 왔고, 그것을 무시한 잘못 보낸 시간이 계속 쌓여 왔음을 알리는 것과 같습니다. 잘못 보낸 시간으로 받는 보복, 좋은 습관으로 막을 수 있습니다.

누명을 뒤집어쓴 콜레스테롤의 역할

'콜레스테롤'이란 말을 들으면 무조건 콜레스테롤 낮추는 방법부터 떠올립니다. 뭔가 부정적인 인식이 강해, 콜레스테롤을 우리 몸의 독성물질처럼 여기기 쉽지만 실제로 반드시 필요한 성분입니다. 고지혈증, 고콜레스테롤혈증이 심근경색을 일으키는 관상동맥질환의 중요한 위험인자로 널리 알려지면서 중범죄자의 누명을 뒤집어썼습니다. 심장질환을 예방하기 위해서 관상동맥질환을 가지고 있지 않더라도 콜레스테롤 수치가 조금만 정상 범위를 넘어서면 고지혈증 약을 처방받아 먹게 되는 것이 현실입니다.

사실 콜레스테롤 입장에서는 "내가 이러려고 소방관이 되었나? 자괴감이 든다." 이런 생각일 수 있습니다. 화재 현장에는 수많은 소방관들이 불을 끄기 위해 달려와 생명을 내놓고 화재를 진압합니다. 그런데 전후 관계를 무시한 채 멀리서 이 광경을 보면 화재가 난 이유가 저 많은 소방관들 때문이라고 오해할 수 있습니다. 혈관에 문제가 발생하여 해결하기 위해 달려온 콜레스테롤이 마치 동맥경화를 일으키고 혈관을 좁게 만든 주원인이라고 생각되는 것과 같은 맥락입니다.

콜레스테롤의 생리학적 역할에 대해서 알아보겠습니다. 분명한 사실은 콜레스테롤이 필수영양소라는 것입니다. 콜레스테롤은 생리적인 온도 범위 내에서 세포막의 유동성을 조절해주는 역할을 합니다. 콜레스테롤의 수산기(Hydroxyl group)는 세포막의 인지질과 스핑고지질(Sphingolipid)의 극성 머리(Polar head)와 상호작용을 합니다. 또한 양자와 나트륨 이온의 통과를 조절해줍니다. 세포 전달자와 전달 분자로써의 역할을 합니다.

신경에서도 신경전달의 속도를 결정합니다. 전깃줄도 피막이 입혀져야 전기가 안정적으로 빠르게 흐르듯이, 신경도 '마이엘린(Myelin)' 피복이 입혀져 있어야 빠른 전도가 가능합니다. 콜레스테롤이 이 역할을 합니다. 수초(Myelin sheath)는 콜레스테롤이 매우 풍부하여 보호받고 있고 신경전달 속도를 확보해줍니다.

콜레스테롤은 세포 내에서도 다양한 기능을 합니다. 다른 생화학 물질을 만들어내는 중요한 재료로 사용됩니다. 콜레스테롤이 있어야 스테로이드호르몬, 성호르몬, 비타민D가 합성이 되고, 간에서도 담즙을 만들기 위해 콜레스테롤이 꼭 필요합니다. 뇌 발달, 뇌기능 유지에도 깊게 관여합니다.

즉, 콜레스테롤이 없으면 우리 몸의 기본 단위인 세포가 불안정해지면서 세포 자체의 기능이 떨어집니다. 신경 정보전달에 문제가 생겨 빠르고 정확한 피드백을 받지 못해 시스템이 삐걱거리게 됩니다. 염증이 조절되지 않고, 성호르몬 관련 문제가 발생하고, 해독 기능 및 소화 기능에 문제가 발생합니다.

반대로 보면 세포 자체의 기능이 떨어지고, 뇌, 신경의 문제가 발생하고 염증, 성호르몬 문제, 스트레스 조절 문제, 장간 해독 기능의 문제가 있다면 세포 입장에서는 콜레스테롤의 양을 어떻게든 늘려 해결하려고 할 것입니다. 당연히 피검사를 해보면 콜레스테롤 수치가 올라가 있을 것입니다. 이런 상황에서 콜레스테롤을 떨어뜨리는 약만 처방받아 먹는다면 수치는 정상이 될지 모르지만, 문제가 발생한 기관들의 손상은 해결되지 못하고 가속화되고 있을 것입니다.

콜레스테롤 수치가 올라가는 이유

콜레스테롤의 양은 몸 밖에서 공급되는 음식과 내부에서 스스로 만들어내는 양에 의해 조절됩니다. 그렇다고 콜레스테롤이 많은 음식을 먹는다고 해서 모두 흡수되지는 않습니다. 우리가 쉽게 오해하는 것 중 하나는 지방과 콜레스테롤을 똑같이 본다는 점입니다. 이 둘은 비슷해 보이지만 서로 다른 기능과 서로 다른 구조로 이루어져 있습니다. 에너지 자원의 관점에서 자동차로 치면 지방은 휘발유, 콜레스테롤은 엔진오일 정도로 비유할 수 있겠습니다.

지방은 매우 효율적이어서 섭취한 양의 95% 이상이 흡수됩니다. 먹은 양 중 배출되는 비율이 2% 이내로 매우 흡수율이 뛰어난 영양소입니다. 음식을 통해 들어온 지방은 약 65%가 에너지대사에 사용되고, 10~20%는 지방산, 콜레스테롤 합성, 10~15%는 몸에 축적된다고 알려져 있습니다. 즉, 남는 것은 다 살이 된다는 이야기입니다.

반면 콜레스테롤은 체내에서 합성하는 양이 80%이고 음식으로 섭취한 양이 20%로 많은 부분이 주로 간에서 우리 몸의 필요에 따라 스스로 합성하여 양을 늘립니다. 섭취한 양의 15~20%가 소장에서 흡수되고 나머지는 대변을 통해 배설됩니다.

즉, '지방'과 다르게 '콜레스테롤'의 총량은 세포의 요구가 반영된 결과라는 것입니다. 콜레스테롤 수치가 높아졌다는 말은 세포가 그만큼을 요구한다는 이야기입니다. 아까 서두에서 소개했던 동맥경화에서 발견되는 콜레스테롤은 범인이 아니라 세포가 요구한 결과로 나타난 현상이라는 것입니다. 실제 범인은 바로 염증이며, 콜레스테롤 상승은 염증을 해결하고자 하는 세포의 요구에 응답한 결과입니다. 우리는 누명을 뒤집어쓴 콜레스테롤에게 더 큰 문제가 되기 전에 해결해주어서 고맙다고 해야 합니다.

콜레스테롤은 LPS((Lipopolysaccharide, 지질다당류)를 잡아줍니다. 지질다당류에 의한 독성 작용을 막아 세포를 보호하며 세균독소, 내독소에 대한 반응을 조율해 줍니다(LPS, 지질다당류: 세균의 표면에 존재하는 보편적인 항원 중 하나로, 세균의 외막성분, 세균이 사멸될 때 균체 밖으로 나와 인체에서 염증과 같은 면역반응을 일으키는 물질). 우리가 나쁜 콜레스테롤이라고 이야기하는 LDL도 실제로는 나쁘지도 좋지도 않은, 자기 역할을 하고 있습니다. 세균의 전체의 외독소(Exotoxin), 내독소(Endotoxin), 펩티도글리칸(Peptidoglycans), 리포테이코산(Lipoteichoic acids) 등은 세균으로 인한 패혈증, 쇼크를 일으키는 역할을 하는데 LDL이 세포 독소들의 활성을 막음으로써 항염증 작용을 한다고 알려져 있습니다.

콜레스테롤은 치유를 위한 재료이며 염증 치유의 과정 중 발생한 흉터 조직이 동맥경화의 형태로 보이는 것입니다. 즉, 콜레스테롤 수치를 낮추는 방법의 핵심은 만성적인 미세 염증에 의한 세포의 콜레스테롤 요구량이 높아지는 상황을 찾아내고 해결하는 데 있습니다.

왜 노력하는데 콜레스테롤 수치가 자꾸 올라가죠? 자율신경계 문제 때문입니다. 정상 성인에서도 혈관 내피세포의 기능과 자율신경계의 기능은 매우 밀접한 관련이 있습니다. 특히 혈관 내피세포 기능과 자율신경계 문제는 젊은 여성에게서 혈중 콜레스테롤 레벨에 문제를 일으킨다고 알려져 있습니다. 즉, 교감신경의 항진은 콜레스테롤을 상승시키고 심혈관질환을 일으키는 혈관 내피세포 기능 문제까지 발생시킵니다.

따라서 교감신경이 항진되는 상황들을 점검하고 관리해야 합니다. 교감신경계는 신체를 위급한 상황에 잘 대처하도록 반응하는 역할을 합니다. 그러면 교감신경은 왜 흥분할까요?

첫째, 내부적, 외부적으로 유해한 자극 때문입니다

자율신경계는 모든 감각 정보에 반응하여 출력을 냅니다. 빛이나 온도, 촉각, 압력, 화학성분 등에 대해 매우 빠르게 반응하여 신체의 항상성을 조율합니다. 그중 근골격계의 문제로 유해한 통증 자극은 매우 강력한 자극원입니다. 부글부글, 우르르 쾅쾅, 만성 변비나 설사, 소화불량과 같은 불편한 장 기능에 의한 장점막의 자극도 유해합니다. 핸드폰 화면의 블루라이트와 같은 강렬한 빛, 영하의 날씨나, 43℃가 넘어가는 뜨거운 온도 자극도 통증으로 느낍니다. 몸속에 축적된 내독소들, 환경독소들, 독성 중금속도 화학수용체를 자극하여 흥분시킵니다.

특히, 세포 탈수가 있다면 독성물질들의 농도가 올라가면서 더욱 예민하게 반응합니다. 장시간의 공복과 같은 기능적 저혈당 상황도 중요합니다. 반대로 과도한 음식 섭취, 나와 맞지 않는 알레르기 음식 섭취뿐만 아니라, 과도한 운동, 수면 부족 또한 신경을 흥분시키는 자극원이 됩니다. 모든 질병 치료의 시작은 유해한 자극을 최대한 줄이는 것부터입니다.

둘째, 장간 해독 문제 때문입니다

우리 몸은 외부의 독소와 내부의 독소들과 끊임없이 싸우며 면역반응을 일으키고 있습니다. 평화롭게 보이는 겉모습이지만 내부는 24시간이 전쟁 상황(유해자극 신호 발생)입니다. 소장내세균과증식(SIBO), 장누수, 장내미생물불균형과 같은 상황에서는 더욱더 심각합니다. 이런 전투의 마무리는 '장'과 '간'이 해야 하는데 과도해진 독성물질들은 적절히 처리되지 못하고 그 결과로 세포환경은 악화되어 갑니다. 만약 염증을 잘 일으키는 식재료, 급성·지연성 음식 알레르기를 일으키는 식재료를 계속 섭취한다면 반복적인 면역반응이 과도하게 유발되고 교감신경은 지속적으로 항진되면서 질병 패턴으로 전환됩니다.

이런 장간의 해독 기능이 빠르고 정확하려면 장의 내부 정보와 중추신경계가 유기적으로 상호 연결되어 있어야 합니다. 등(흉추)에서 나오는 교감신경과 장에서 목정맥구멍을 통해 전달하는 부교감신경, 장 자체의 신경 시스템인 장신경이 바로 그 주인공입니다. 적절한 신경 기능의 전제 조건은 신경길의 안정화에 달려 있습니다. 따라서 해당 신경길인 턱관절을 포함한 두개골, 목과 등의 바른 정렬과 관절의 안정성은 적절한 장간 해독에 매우 중요한 요소입니다.

더욱이 해결되지 않은 구조 문제는 말초, 중추신경민감화(Peripheral, central sensitization) 회로를 강화시킨다는 것입니다. 작은 자극도 쉽게 정보가 증폭되어 과도한 신경의 입출력을 발생시킵니다. 민감화를 강화하는 가장 중요한 요인은 신경 경로인 근골격계, 특히 척추의 잘못된 정렬과 관절의 불안정성에서 발생하며, 특히 감각적인 통증이 있는 경우 유해 정보가 누적되어 매우 높은 교감신경 출력을 내게 됩니다. 정리하면, 콜레스테롤 관리에서도 바른 자세가 중요합니다.

콜레스테롤 제대로 평가하기

콜레스테롤의 누명을 벗겨주고 콜레스테롤 수치가 올라가는 근본적인 원인에 대해서 알아봤습니다. 그렇다고 콜레스테롤이 높을 때 마냥 지켜볼 수만은 없습니다. 논리적으로 생각해보면 우리가 무서워해야 할 대상은 LDL 콜레스테롤 자체가 아니라, 콜레스테롤 수치를 높이는 원인입니다. 콜레스테롤 수치는 약으로 그 양을 낮출 수는 있지만, 해결되지 않은 원인은 물밑에서 계속 곪아 가고 있다는 것을 반드시 기억해야 합니다. 그래서 좀 더 구체적인 검사를 해보는 것이 좋습니다. 총콜레스테롤, HDL, LDL, TG 와 같은 일반 혈액검사로는 중증도와 위험도까지 체크할 수 없습니다.

미국 임상내분비학자 협회(AACE) 2017 가이드라인

동맥경화 심혈관질환 위험 요소 관련 체크에서 일반적인 콜레스테롤 검사 이외에도 다음과 같은 검사를 통해 종합적으로 판단하라고 권고하고 있습니다.

- small, dense LDL-C
- hs-CRP
- ApoB
- Homocysteine
- Lipoprotein(a)
- Uric acid

CRP(C반응성단백질)는 급성기 반응물질로 조직 손상 시 바로 반응합니다. 질병이 발견되지 않은 사람에서도 고감도 CRP 수치가 상승하면 향후 뇌졸중, 심근경색과 같은 뇌, 심혈관질환을 일으킬 확률이 높아집니다.

호모시스테인(Homocysteine)은 황을 함유하는 아미노산으로 혈중 농도가 증가하면 혈관을 직접 손상시키거나 뇌, 심혈관질환을 일으킬 수 있습니다. 신경독성을 가지고 있어 인지장애, 치매, 알츠하이머와 같은 뇌신경질환에서도 반드시 관리해야 하는 항목입니다. 심혈관, 뇌혈관질환의 위험을 평가할 때 콜레스테롤에 비해 호모시스테인이 40배 이상 위험도를 나타낸다는 결과도 있습니다.

특히 저밀도 지단백 분획검사(Small dense LDL cholesterol)가 의미 있습니다. 저밀도 지단백은 심근경색과 같은 관상동맥질환과 강하게 연관되어 있습니다. 즉, LDL 입자의 크기가 작을수록 심혈관 기능에 치명적이라는 이야기입니다. 혈액검사를 통해 진행되며, 결괏값에 따라 다음과 같은 패턴으로 분류됩니다.

LDL subfraction score(하위분획 지수)

〈 5.5   normal or pattern A

5.5 - 8.5   intermediate or pattern AB

〉8.5   atherogenic or pattern B

콜레스테롤은 밀도에 따라 HDL, LDL, VLDL 등으로 나뉘지만 더 자세히 하나하나 들여다보면 그 안에서 입자의 크기 분포가 다릅니다. 크기가 작은 LDL의 분포가 높은 pattern B가 나오는 경우는 심혈관질환의 강력한 위험인자로 매우 적극적인 검사와 치료를 바로 시작하는 것이 바람직합니다.

LDL 크기에 영향을 주는 요소 중 혈중 중성지방(TG)과의 연관성이 잘 알려져 있습니다. 즉, 정제 탄수화물을 많이 섭취할수록 중성지방은 증가하고, LDL의 크기는 작아져 심혈관질환을 일으키기 쉬우므로 밀가루, 떡, 설탕, 단과일, 액상과당 등 정제당을 줄여야 합니다. 만약 당뇨, 고혈압, 비만과 같은 대사증후군의 핵심 원인인 '인슐린 저항성' 상태에서는 LDL 크기가 감소하는 pattern B의 형태가 많고, HDL을 감소시키는 가장 좋지 않은 상황이 발생합니다. 이런 경우에는 약물치료를 바로 시작하는 것이 바람직합니다.

콜레스테롤약, 누가 먹어야 하는가?

가장 바람직한 방법은 콜레스테롤 수치를 올리고 있는 근본 원인을 자율신경 기능의학적으로 찾아 해결해주는 것이지만, 마냥 기다릴 수 없는 사람들도 있습니다.

이제 콜레스테롤약 하면 '스타틴'이라고 전 국민이 다 아는 것 같습니다. HMG CoA 환원효소 억제제인 스타틴은 현재까지도 고지혈증의 일차 약물로 널리 사용되고 있습니다. 스타틴은 간에서 콜레스테롤 합성 과정에 속도 조절 효소로 작용하는 HMG CoA 환원효소를 억제하여 세포의 콜레스테롤 저류를 낮춰 간세포막의 LDL 수용체를 상향 조절(혈중 콜레스테롤이 간세포로 유입되는 속도 증가)함으로써 혈중 수치를 떨어뜨리는 작용을 합니다.

스타틴은 대체적으로 안전하다고 하지만 가볍게 위장장애와 근육통부터 심하게는 간독성, 근육병증에 이르기까지 다양한 부작용이 발생할 수 있습니다.

• 간독성: 스타틴을 복용하면서 간기능검사수치(AST/ALT)가 용량에 비례하

여 약 2%가량 상승한다고 합니다. 그래서 활동성 간질환이나 만성 간질환이 있는 경우에는 스타틴을 복용할 수 없으며 복용하고 있다면 종류에 따라 정기적인 간기능검사를 해보는 것이 좋습니다.

- **근육독성**: 스타틴을 복용하는 중 약 5% 정도는 비특이적인 근육통이나 관절통을 겪습니다. 일부 환자에서는 정도의 차이는 있지만 근육염의 형태로 발생할 수 있으며, 이런 경우 투여를 중단하지 않으면 광범위한 근육 손상과 신부전이 동반되는 횡문근융해증이 드물게 올 수 있습니다. 특히, 당뇨병에 의한 신장 문제가 있는 경우 가능성이 높기 때문에 주의를 기울일 필요가 있습니다.

콜레스테롤약 부작용이 잘 발생하는 경우로는 80세 이상의 고령, 특히 여성, 체구가 작은 경우, 당뇨병에 의한 신부전증, 다기관을 침범한 질환이 있는 경우, 여러 가지 약물을 동시에 투여받는 경우, 수술 전후, 갑상선기능저하증이 있는 경우, 고용량 스타틴 제제를 투여하는 경우(특히 지용성), 스타틴과 상호작용을 할 수 있는 약물을 투여하고 있는 경우에는 조심해서 약물을 사용해야 합니다. 모든 약에는 부작용이 있기 때문에 어떤 경우에 반드시 약물치료를 해야 하는지 구분하는 것이 매우 중요합니다.

LDL의 크기가 작을수록 기하급수적으로 심혈관질환의 위험도가 증가하기 때문에 이런 경우 바로 약물치료를 적극적으로 시행해야 합니다. 간단히 혈액검사를 통해 할 수 있는 저밀도 지단백 분획검사를 꼭 해보세요. pattern B가 나오는 경우는 약물치료를 바로 시작하는 것이 좋습니다.

콜레스테롤의 누명 벗기기

- 콜레스테롤은 우리 몸의 필수영양소입니다.
- 콜레스테롤은 약을 먹지 않아서 수치가 올라간 것이 아닙니다.
- 지방을 먹는다고 콜레스테롤이 모두 올라가는 것은 아닙니다.
- 콜레스테롤은 우리 몸 세포의 요구로 합성되는 비율이 훨씬 높습니다.
- 콜레스테롤을 높인 원인은 미세 염증 때문입니다.
- 콜레스테롤약은 부작용을 생각하면서 복용해야 합니다.
- 콜레스테롤약을 바로 먹어야 하는 사람은 sd-LDL 검사상 pattern B인 경우입니다.
- 콜레스테롤을 조절하려면 반드시 인슐린 저항성을 해결해야 하며, 정제 당분을 줄여야 합니다.

몸 안에서 불타고 있는 미세 염증과 면역반응은 그대로 둔 채로 콜레스테롤만 약으로 떨어뜨리는 것은 불이 나서 집이 활활 타고 있는데 소방관을 더 늘리지 못할지언정, 모두 한꺼번에 해고해버리는 것과 같습니다. 교감신경을 항진시키는 원인을 객관적으로 점검하고 자율신경을 안정화할 수 있도록, 척추 구조의 안정성 확보와 식단, 스트레스 관리가 꼭 필요합니다.

저탄고지 다이어트 후 콜레스테롤 수치가 더 올라간다면?

많은 여성들이 저탄고지(저탄수화물 고지방식) 다이어트를 하면서 콜레스테롤 수치가 올라갈까 봐 걱정을 합니다. 그런데 저탄고지 식단에 의해 발생된 교감신경의 항진은 콜레스테롤 수치를 높이는 결과를 가져오고, 내피세포 기능 문제로 심혈관질환을 일으킬 가능성이 있다는 연구 결과가 있습니다.

그럼 저탄고지 식단을 하면서 교감신경이 항진될 만한 사항에는 무엇이 있을까요? 고지방식 자체를 들 수 있습니다. 지방산은 동맥 압력을 증가시키고, 교감신경을 흥분시키는 작용을 합니다. 실제로 비에스테르형 지방산(Non-esterified fatty acid, NEFA)을 낮추면 교감신경의 활성도가 떨어집니다. 지방산 자체만으로도 심장의 자율신경계를 자극하고 내피세포의 기능을 혼란시킬 수 있습니다. 저탄고지 식단은 NEFA 지방산의 이동이 많을 수밖에 없습니다. 즉, 교감신경이 활성화될 여지가 많다는 뜻입니다.

교감신경이 항진될수록 혈관의 내경은 좁아집니다. 만약 이미 교감신경이 충분히 높게 항진된 상태에서 식단에 의한 영향까지 겹친다면 그 후폭풍은 감당하기 힘들 수 있습니다.

즉, 고지방식 식단은 이미 '불난 집에 살짝 기름으로 부채질'했을 뿐이고, 잘못은 이미 불나고 있었던 나에게 있습니다.

건강한 사람에게 저탄고지 식단은 이론적으로 매우 훌륭합니다. 그러나 무엇인가 문제가 있다면 단계적으로 접근해야 하며, '콜레스테롤 수치'를 통해 보여주는 위험 신호를 놓치지 않는 것이 중요합니다.

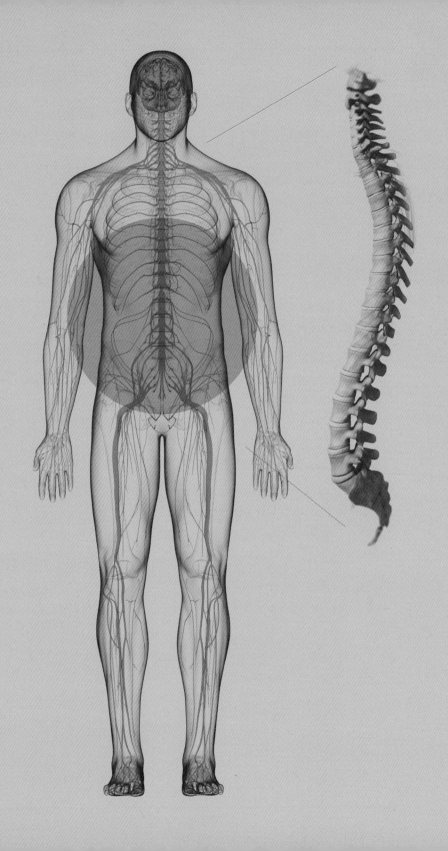

4장

배와 자율신경

1
알고 보면 자율신경 이상!
'소화불량'의 실체를
만나다

톡톡! 건강을 담은 생각

스승님 저것은 나뭇가지가 움직이는 겁니까?
바람이 움직이는 겁니까?
무릇 움직이는 것은 나뭇가지도 아니고 바람도 아니며,
네 마음뿐이다.
– 달콤한 인생(영화)

화엄경의 핵심 사상인 일체유심조(一切唯心造)는 "모든 것은 오
직 마음이 지어낸다."는 뜻입니다.
사람은 누구나 자신이 가지고 있는 인식의 틀에 맞추어 세상을
바라봅니다. 동일한 현상에 대해서도 사람마다 그것을 인식하고
지각하는 방식이 서로 다를 수밖에 없습니다. 신체적, 정서적인 고
통을 겪고 있는 사람들은 고통 때문에 자칫 스스로 부정적인 우물
에 갇혀 딱 우물 크기밖에 보이지 않는 하늘을 전부라고 생각하며
절망 속에 살아가기 쉽습니다.
이러한 절망에 빠지면 극단적인 경우 스스로 목숨을 앗아갈 수도
있습니다. 행복과 불행은 모두 마음에서 지어내는 것이며, 그 누
구도 아닌 내 마음이 결정하기만 하면 됩니다. 빨리 부정적인 우물
에서 빠져나와 밝고 넓은 세상 속으로 나아가야 합니다. 자신을
사랑합시다. 매사는 마음먹기에 달려 있습니다.

당신이 반드시 알아야 할 소화 메커니즘

"체했다!" 최근 들어 더욱더 많이 듣는 말입니다. 일반적으로 식도에 음식이 걸려 내려가지 않거나, 음식이 잘 소화되지 않는 증상을 나타낼 때 쓰는 말입니다. "십 년 묵은 체증이 내려갔다."라는 속담이 있듯이 소화가 잘되는 것이 삶의 질에 있어서 큰 부분을 차지합니다. 체증(滯症)은 막힐 체, 증세 증의 한자로 교통체증처럼 살아가면서 뭔가 막히면 사용하는 단어이기도 합니다. 체기(滯氣)라는 표현도 많이 사용합니다. 먹은 음식이 잘 삭지 않아 생기는 가벼운 체증을 체기라고 표현합니다. 정리하면, 소화기관에서 음식이 소화되지 않고, 삭지 않고, 적절한 속도로 이동하지 않을 때 불편함을 느끼는 증상들을 체했다고 표현합니다.

체하는 원리를 알려면 소화과정에 대한 해부학적인 이해가 필요합니다. 소화란 식품을 구성하는 거대한 복합물질들이 소화관 내에서 물리적, 화학적인 단계를 거쳐 단순하고 작은 분자로 분해되는 과정을 말합니다. 예를 들면, 음식에 들어 있는 단백질, 지방, 탄수화물 등의 고분자 물질들이 흡수가 가능한 형태인 아미노산, 지방산, 포도당으로 분해되는 과정입니다. 소화과정을 따라가보면서 각 과정에서 소화 기능에 중요한 핵심 포인트들을 점검해보겠습니다.

아침에 일어나 싱싱한 사과를 입으로 넣었다고 생각해봅시다. 소화과정의 궁극적인 목표는 사과에 들어 있는 영양소를 장을 통해 흡수시켜 세포 대사에 잘 이용하는 것입니다.

입으로 들어간 사과는 치아를 통해 저작되면서 덩어리 크기를 줄입니다. 침샘에서 침이 분비되면서 소화효소가 일부 작용하기 시작합니다. 침에는 소화효소인 아밀라아제(Amylase)가 풍부하게 들어 있습니다. 아밀라아제는 녹말을 이당류인 말토스(Maltose)로 분해합니다. 이것은 이후에 더욱 쪼개져 단당류로 분해되면서 세포 에너지대사의 연료로 사용됩니다. 참고로 침은 하루에 1~1.5L 분비됩니다. 씹은 후 침과 섞인 음식물 덩어리를 식괴(Bolus, 볼루스)라고 합니다. 여기서 소화의 핵심 포인트는 충분히 씹어서 음식물의 크기를 잘게 줄이고, 적절한 양의 침이 분비되도록 해야 합니다.

식괴를 삼켰습니다. 그러면 식도를 통해 위로 이동하는데 이때 식도의 위아래에 괄약근이 존재하여 음식물의 이동을 조율합니다. 식도괄약근은 음식물을 위로 짜주면서 보내는 역할도 있지만 반대 방향으로 역류하는 것을 방지하는 역할을 합니다. 음식물은 식도 내에서 식도근육의 연동운동을 통해 이동하게 됩니다. 중력도 음식물의 이동에 도움을 줍니다. 그래서 누워서 먹는 것보다 앉거나 서서 먹는 것이 음식물의 이동에 도움을 줍니다. 여기서 소화의 핵심 포인트는 식도근육과 식도괄약근이 조화롭게 운동을 해야 합니다.

음식은 하루 종일 먹는 것이 아니라 한 번에 몰아서 먹기 때문에 한꺼번에 들어온 음식물들은 위에 저장되고 시간을 두고 다음 소화 과정으로 넘어갑니다. 공복 상태의 위의 용량은 75ml 밖에 되지 않지만 보통 최대 4L까지 늘어나는 것으로 알려져 있습니다. 즉, 위를 구성하고 있는 근육들의 유연성이 매우 중요합니다. 위에 저장된 음식들은 근육들에 의해 짜지고 휘젓고 수축되면서 위액과 섞입니다.

위에서는 강력한 산성 성분의 위산이 쏟아져 나옵니다. 덩어리가 큰 음식물이 가지고 있는 단단한 결합들을 분해하는 역할을 하고, 음식물을 통해 들어온 세균을 포함한 미생물들을 살균하는 매우 중요한 기능을 하고 있습니다. 위에서 어느 정도 분해된 음식물과 소화액의 혼합물을 카임(Chyme, 미즙)이라고 합니다. 여기서 소화의 핵심 포인트는 위근육의 적절한 운동과 충분한 위산 분비입니다.

위에서 연동운동과 위산에 의해 카임이 준비되면 소장으로 이동합니다. 식사를 통해 만들어진 카임이 소장으로 이동할 때까지 위근육은 충분히 수축해주어야 합니다. 십이지장에서는 담즙이 분비됩니다. 담즙은 지방을 포함한 지용성 성분들을 분해하는 데 필수 재료입니다. 담즙은 빌리루빈이라는 색소를 함유하고 있어 대변의 색깔을 황금색으로 만듭니다. 췌장에서도 소화효소들이 분비됩니다. 아밀라아제, 리파아제, 트립신이 분비되어 탄수화물, 지방, 단백질의 소화를 돕습니다.

'위'에서 넘어온 강력한 산성인 카임이 소장 내로 들어오면 십이지장 점막에서 세크레틴이 분비되면서 수소이온농도(pH)를 중화시킵니다. 세크레틴 분비는 산성 환경에 반응합니다. 즉, 위에서 강력한 산이 나오지 않으면 반대로 소장에서의 반응도 약해지게 됩니다. 소장에서 산성 환경이 중성 혹은 약한 알칼리로 바뀌면서 췌장에서 분비되는 효소들이 작용할 수 있는 적정 pH가 형성됩니다. 췌장의 효소는 pH 7.0~8.0에서 가장 최적으로 작용합니다.

담즙은 콜레스테롤을 원료로 간에서 만들어지는 알칼리성 액입니다. 담즙의 역할은 계면활성제로 작용하여 지방 성분이 췌장 소화효소를 만나 작용하게 합니다. 비타민A, D, E, K와 같은 지용성 비타민과 필수지방산의 흡수를 촉진시킵니다. 담즙은 담낭에 저장되어 있다가 오디괄약근(Sphincter of oddi)을 통해 배출을 조절합니다. 오디근이 수축하면 담즙이 쓸개로 이동하고, 오디근이 이완하면 담즙이 담낭에서 십이지장으로 분비됩니다. 오디괄약근이 과도하게 수축하면 담즙 배출이 되지 않아 장관내 세균 증식으로 장내 가스, 변비, 설사를 유발합니다. 반대로 담즙 분비가 과다하면 설사를 유발합니다. 담즙은 십이지장으로 넘어온 위산을 중화시키며, 음식을 통해 들어온 미생물에 대한 항균 작용으로 장내미생물을 조절합니다. 담즙산의 원료인 콜레스테롤 분비, 대사에 관여하여 담즙 분비가 원활하지 않으면 고지혈증으로 나타날 수 있습니다.

이 과정에서 소화의 핵심 포인트는 소장 내 소화효소와 담즙이 기능하기 위한 전제 조건이 강력한 위산에 의한 산성 환경이라는 점입니다. '위산분비' 기능이 확보되어야 소화의 과정이 진행되며, 또한 소장근육 및 담낭의 오디괄약근의 적절한 운동이 매우 중요합니다.

만성 소화불량 치료를 위한 다섯 가지 조건

구강에서 소장까지의 과정을 정리해보면 다음과 같습니다. 소화불량을 해결하려면 다섯 가지 조건이 필요합니다.

① 음식물의 크기가 줄어야 합니다.
② 분비샘들의 기능이 원활해야 합니다.
③ 강력한 위산분비가 가장 중요합니다.
④ 식도부터 소장까지 괄약근을 포함한 근육의 운동이 중요합니다.
⑤ 점막이 튼튼하고 점액이 충분해야 합니다.

각각의 세부 조건에 대해서 생각해보겠습니다. 덩어리가 큰 음식들을 제대로 씹지 않고 삼키게 되면 소화·흡수 과정에 문제가 발생합니다. 소화가 덜 된 크기가 큰 식재료들은 장관 내에서 그 자체로 알레르기를 일으키기 쉽고 만성적인 전신 염증 발생에 관여합니다.

소화기계와 부속 소화기관의 상피세포에는 분비샘들이 위치합니다. 신경계와 호르몬 자극에 의해 소화액을 소화관 내강으로 분비합니다. 분비세포는 혈액, 혈장에서 수분과 재료를 공급받으며, 소화액의 합성과 분비에는 능동수송에 필요한 에너지가 필요합니다. 하루에 9L 정도를 분비한다고 하니 어마어마한 수분, 영양소, 에너지가 필요할 것입니다. 즉, 적절한 샘 분비를 위해서는 탈수 해결, 신경과 혈관의 기능 유지, 충분한 양의 에너지가 공급되어야 합니다.

다음으로 적절한 소화 기능을 위해서는 위산분비가 충분해야 합니다. 위산저하를 일으키는 원인 중에 헬리코박터균 감염이 있습니다. 원인이자 결과로 헬리코박터균에 감염되면 자신의 생존 환경을 더욱 좋아지도록 암모니아를 생성하여 산성 환경을 중화시킵니다. 또한 위산분비 저하는 헬리코박터균의 군집화를 더욱 유발하기도 합니다. 이로 인해 소장에 다른 미생물의 군집화 가능성도 높입니다 (SIBO). 헬리코박터균은 심한 구취가 동반될 수 있습니다. 만약, 자주 체하는 체질이면서 심한 구취가 동반될 때는 헬리코박터균 감염을 확인하고 제균해주어야 합니다.

더욱 중요한 것은 소화의 샘 분비부터 장관 근육의 적절한 운동까지 모든 과정을 지휘하는 '신경의 안정성 확보'입니다. 소화 기능 관련하여 신경중추의 위치와 기능을 보면 씹기-뇌간, 삼키기-뇌간, 침 분비-뇌간, 교감신경(점액성 침 분비), 부교감신경(장액성 침 분비), 위액 분비-미주신경(부교감신경-뇌간), 위장관 운동-자율신경계, 장신경계 / 교감신경-평활근 이완(혈관 평활근, 안구 홍채의 확장근, 익모근, 방광 괄약근은 수축시키지만 소화기관 평활근과 세기관지의 평활근은 이완시킴), 괄약근 수축, 소화액 분비 억제 / 부교감신경 - 평활근 수축, 괄약근 이완, 소화액 분비 촉진에 관여합니다.

정리하면 자율적으로 가동되는 소화기관의 적절한 기능을 위해서는 '뇌간'과 '자율신경 기능'이 안정화되어 있어야 한다는 것입니다. 자율신경 기능은 체성신경과 경로를 함께 하기 때문에 전체 척추의 바른 정렬과 관절의 안정성 확보가 건강한 소화 기능의 전제 조건이 됩니다.

또한, 소화액들을 분비하고, 장근육의 운동을 포함한 모든 활동에는 에너지가 필요합니다. 세포에서 효율적인 에너지 생성을 위해서는 산소와 영양소가 충분해야 합니다. 호흡과 혈액순환의 중추는 뇌간에 있고 신경의 출력은 자율신경 경로인 목을 통해 등에서 나오기 때문에 경추, 흉추의 밸런스와 안정성이 매우 중요합니다.

소화제를 안 먹어서 소화불량이 생긴 것이 아닙니다. 핵심은 자율신경 기능이상입니다. 장은 장신경계(Enteric nerve)에 의해 자율적으로 돌아가는 것 같지만, 교감신경과 부교감신경이 개입하여 상위에서 조절하고 있습니다. 문제는 교감신경입니다. 교감신경은 스트레스 상황에 대처하여 다양한 반응을 만들어냅니다. 교감신경은 체성신경과 함께 주행하여 체성-내장 수렴(Somatovisceral convergence, 근골격계와 내장기관의 정보 통합)을 합니다. 그리고 출력값을 다시 근골격계와 내장기관으로 합니다. 예를 들면, 허리가 아픈 사람(체성)은 소화불량(내장)이 동반되기 쉽고, 반대로 장(내장) 문제가 허리통증(체성)의 형태로 나타날 수 있습니다.

즉, 근골격계에서 올라오는 유해자극과 내장기관의 교감신경회로가 합쳐져 각각의 기능장애를 동시에 또는 따로 유발시킬 수 있습니다. 일자목, 거북목, 새우등, 골반 불균형이 있으면 교감신경이 항진되면서 입맛도 없고, 두통도 생기고, 소화도 되지 않습니다. 즉, 자주 체하는 체질이라면 반드시 척추부터 살펴봐야 합니다.

"자율신경이 살면 혈관이 살고, 혈관이 살면 조직이 삽니다."
방해 요소를 찾아 해결해주면 우리 몸은 저절로 좋아집니다.

소장내세균과증식
(SIBO)

장내미생물과의 공존에 불협화음이 발생한다면?

소화기관의 기능 문제를 일으키는 소장내세균과증식(Small intestinal bacterial overgrowth, SIBO)에 대해 자세히 살펴보겠습니다. 장 내부는 미생물들의 숫자와 구성을 일정하게 조절하는 기능이 있습니다. 입을 통해 들어온 미생물들은 위 안으로 들어와 강력한 위산에 의해 살균 및 증식이 억제되어 소장으로 이동이 억제됩니다. 십이지장 내에서는 담즙과 췌장 소화효소에 의해 세균의 성장을 억제하며 소장 전체에 걸친 연동운동과 점액층도 세균의 성장을 억제합니다. 또한 회맹판(Ileocecal valve)에 의해서 대장으로부터 소장으로 미생물이 역행하는 것이 방지됩니다.

이런 기능들이 떨어지면 장내미생물 조절이 실패하면서 소장내세균과증식 상태가 됩니다. 소장 내 과도한 미생물은 탄수화물을 발효시켜 복부팽만감, 가스, 삼투압에 의한 소장 내 수분저류를 발생시킵니다. 배가 항상 부글거리고 출렁거리며 배 안에서 물소리가 납니다.

또한 소화가 아닌 부패 과정이 진행되면서 단백질을 분해해 '혈관활동성아민'을 만들어냅니다. 장내에서 혈관활동성아민이 과도하게 만들어지면 장누수증후군에서 보이는 장 투과성이 증가하고, 복통, 장 운동성 변화로 설사와 변비, 복부팽만감과 같은 불편한 증상이 발생됩니다. 장내미생물에는 히스티딘을 히스타민(Histamine)으로 바꾸고, 티로신을 티라민(Tyramine)으로 바꿀 수 있는 효소가 들어 있습니다. 이런 물질들은 혈관을 둘러싼 평활근에 작용해 혈관을 수축 또는 이완시키는 역할을 합니다. 예를 들면, 체했을 때 두통이 발생한다면 히스타민과 같은 활동성 아민 때문일 수 있습니다. 티라민, 트립타민, 카다베린, 스페민, 히스타민 등은 혈관을 확장하는 작용을 해 혈관성 두통, 혈관성 부종의 원인이 될 수 있습니다.

SIBO는 영양분 흡수장애, 체중감소 및 증가, 지용성 비타민 흡수장애, 비타민 B12, 철분, 담즙산, 엽산 결핍증과 관련이 있다고 알려져 있습니다. 또한 장 투과성이 증가하면서 이로 인해 자가면역질환과 같은 전신염증질환, 비알콜성 간질환, 과민성대장증후군, 면역기능 저하 등이 동반됩니다.

자주 체할 때 도움이 되는 영양제

가장 좋은 소화제는 '100번 씹기'입니다. 그러나 바쁜 현대생활에서 매 식사마다 충분한 시간을 들여 씹는 것은 현실적으로 어렵습니다. 정상적인 소화 메커니즘에서 다음과 같은 영양제가 소화 기능을 보조해줄 수 있습니다.

- 비타민C: 위산에 가까운 산도를 가지고 있어 식사 중이나 식후 바로 섭취하면 도움이 됩니다. 입맛에 맞는 식초나 레몬즙도 희석해서 먹으면 좋습니다.
- DGL(Deglycyrrhizinated Licorice): 헬리코박터균을 조절하고 내부 방어에 도움이 됩니다.
- 브로멜린, 파파인, 판크레아틴: 소화효소제로 도움이 됩니다.
- UDCA(Ursodeoxycholic acid): 우루사의 성분입니다. 원활한 담즙 분비로 간 기능 개선, 소화불량 개선에 도움이 됩니다.

2
식도암까지 이어지는
'역류성식도염'의
실체를 만나다

톡톡! 건강을 담은 생각

여실지견(如實知見)
'진리의 참 실상을 있는 그대로 보고 알아라.'
- 석가모니

'진리의 참 실상을 있는 그대로 보고 알아라.'는 부처님의 가르침입니다. 그런데 이를 실천하기가 얼마나 어려운지를 일월삼주(一月三舟)에 곧잘 비유합니다. 일월삼주는 하나의 달을 두고 달빛을 즐기는 사람마다 각각 다르게 본다는 의미입니다.

우리의 몸 안에서 발생한 질병에 대해서도 각각 다르게 파악하고 다르게 치료합니다. 하지만 당장 내 몸에 질병이 발생했다면 질병의 참 실상을 제대로 파악하고 잘 대처해야 합니다. 일반적으로 수면 밑에 가려져 있는 질병의 진짜 원인은 따져보지도 않은 채 드러난 현상만 보고 그것만 고치면 된다고 생각하기 쉽습니다. 드러난 현상에 대해서만 치료하는 것은 영화 '매트릭스'의 네오처럼 가상 속에서 의미 없는 전쟁을 하게 되는 것과 같습니다. 질병의 참 실상을 있는 그대로 파악하고 잘 대처해야 합니다.

똥을 싸놓으면 냄새가 심하고 똥파리가 끓기 마련입니다. 이때 손을 들어 똥파리를 치운다고 냄새가 없어지지 않습니다. 똥을 금보자기로 포장해도 금덩이로 바뀌지 않습니다. 불편하고 힘들지만 근본 원인인 똥을 직시하고 치워야 끝이 납니다.

그리고 내가 싼 똥은 내가 치워야 합니다.

위산저하가 역류성식도염을 일으키는 이유

역류성식도염의 시작은 생활에 조금 불편한 정도지만 증상이 심해지면 먹고 마시고 잠자는 등 기본적인 삶에 직접적인 악영향을 미칩니다. 치료가 되지 않은 채 시간이 흐르면 위-식도 역류로 위-식도 접합 부위에 세포 변화가 나타나는 '바렛식도(Barrett's esophagus)'라는 전암성(암으로 이행할 가능성이 높은) 병변으로 변화될 수 있습니다.

약을 먹어도 재발률이 높다면 어떻게 해야 할까요?

진단명인 '역류성식도염'을 잘 뜯어보면 해법이 보입니다. 역류의 메커니즘인 괄약근이 적절하게 조여주지 못하는 원인을 찾아 해결해주면 됩니다. 하부식도괄약근을 이겨낼 만큼 위 내용물이 많거나, 위 내용물에 상관없이 하부식도괄약근이 제 기능을 못하거나 둘 중

하나일 것입니다. 하부식도괄약근에 대해서 파고들어보겠습니다.

하부식도괄약근은 횡격막 식도열공 부위에서 '평활근'으로 구성된 2~4cm 길이의 근육으로 구성됩니다. 안정 시에도 괄약근을 수축시켜서 압력을 높여 위 내용물이 역류되는 것을 방지해줍니다.

평활근은 에너지를 소모하면서 칼슘에 의해 수축하기 때문에, 하부식도괄약근의 적절한 기능을 위해서는 세포 칼슘 대사가 원활하게 조절되어야 합니다.

칼슘을 흡수하기 위해서는 위기능이 중요합니다. 칼슘의 흡수율은 위산에 의해 좌우되는데, 위산은 강력하게 음식물을 녹이면서 칼슘을 포함한 미네랄의 소화, 흡수를 용이하게 만들어줍니다. 음식물에 포함된 각종 미네랄을 분해시켜 소장에서 흡수되도록 합니다. 칼슘은 위산에 의해 이온화되고 장에서 비타민D에 의해 흡수됩니다. 즉, 위산이 적으면 칼슘 흡수가 원활하지 않아 하부식도괄약근 수축에 문제를 일으킬 수 있습니다.

역류성식도염으로 제산제를 장기간 복용하게 되면 위산저하로 칼슘 흡수에 장애를 일으켜 하부식도괄약근의 조이는 기능은 더욱 떨어집니다. 칼슘 흡수가 잘되려면 비타민D, 마그네슘이 필요하지만 그보다 위산저하를 일으키는 원인을 찾아 해결해주어야 합니다.

자율신경 기능이상이 역류성식도염을 일으키는 이유

역류를 막으려면 하부식도괄약근이 꽉 잡아주어야 합니다. 근육은 신경 신호를 통해 수축과 이완을 합니다. 하부식도의 평활근은 자율신경에 의해 지배를 받습니다. 부교감신경은 미주신경을 통해 식도 연동운동을 조절합니다. 흥분성 신경은 콜린성수용체를 통해 윤상근과 종주근 모두를 수축시키고, 억제성 신경은 산화질소를 통해 주로 윤상근에서 억제를 일으킵니다. 점막하층에서 점막하신경총 (Meissner's plexus)은 식도 내부 정보를 교감, 부교감신경을 통해 중추신경계로 보내는 역할을 합니다. 즉, 하부식도괄약근의 적절한 기능은 뇌간에서 나오는 자율신경에 의해 지휘됩니다. 또 신경의 작용이 없더라도 혈관을 통해서 순환되는 여러 호르몬에 의해 조절을 받기도 합니다.

역류성식도염의 가장 특징적인 증상은 가슴쓰림과 신트림입니다. 이런 증상들 이외에도 목 이물감, 쉰목소리, 만성 헛기침, 목통증, 삼킴곤란 등이 있습니다. 이런 현상이 발생하는 데에도 자율신경 이상이 관여하고 있습니다.

첫째, 미세 흡인설입니다. 위에서 식도로 역류한 물질이 상부식도괄약근을 통해 인두(목)까지 올라와 침과 섞이어 미세하게 후두와 기관으로 유입되기 때문이라고 설명합니다.

둘째, 미주신경 반사설입니다. 식도로 역류한 위산이 식도점막의 예민한 수용체를 자극하여 미주신경(부교감신경)과 관련된 반사가 일어나면서 부교감신경과 관련된 증상이 나타나는 것입니다. 증상이 발생한 해당 부위를 직접 자극하기보다 관련된 신경의 예민도가 올라가면서 간접적인 증상이 나타나게 됩니다. 그래서 '역류성식도염'이 아닌 '경부이상감각증'이라고 해야 한다고 설명합니다.

이 과정을 뜯어서 살펴보면 감각(입력)-신경(자율신경)-운동(출력)회로의 과활성화에 의해 경부 감각이상이 생기는 것입니다. 반복되는 문제들은 감각의 입력 및 출력을 과민하게 만들어 부교감신경인 미주신경의 반응성을 강화합니다. 그 결과 내장반사(Visceral reflex)의 활성화로 하부식도괄약근 운동의 긴장도를 변화시키고, 그로 인해 역류가 더욱 심해지는 악순환이 발생합니다. 호흡반사(Respiratory reflex)를 통해 만성기침, 헛기침, 목 이물감, 쉰목소리, 음성장애, 삼킴곤란 등의 증상이 나타날 수 있습니다. 결국, 이런 일들이 반복, 장기화하면 중추신경, 자율신경의 핵들이 모여 있는 뇌간의 기능장애로 자율신경 전 영역에서 다양한 증상들을 나타낼 수 있습니다. 즉, 역류성식도염이 치료되려면 제산제가 아닌 미주신경을 포함한 자율신경계가 안정화되어야 합니다.

역류성식도염 치료를 위해 당장 버려야 할 세 가지

첫째, 위산 억제제를 버려야 합니다. 증상이 심하거나 급성기에는 반드시 위산 억제제를 먹어야 합니다. 그러나 이것은 평생 먹을 수 없는 약이기도 합니다. 근거중심의학에서는 역류성식도염 재발 방지를 위해서 장기간 양성자펌프억제제 유지 요법이 권장됩니다. 이 말은 약으로는 치료되지 않는다는 의미와 같습니다.

실제로는 위산과다보다 위산저하의 상황이 역류성식도염의 원인이자 결과로 작용합니다. 그런데 치료제들 대부분이 위산분비를 억제하는 방향으로 가니 상황을 더욱 악화시키게 됩니다.

위 내부의 산성환경은 식도괄약근을 더욱 강하게 조이는 신호로 작용하는데, 위산분비가 약물에 의해 억제되면 괄약근이 적절하게 조여지지 않아 역류하기 쉽게 됩니다.

위산은 잘못이 없습니다. 오히려 지속적인 위산저하는 전신의 문제를 일으킵니다. 장기간 위산이 억제되면 칼슘, 철분, 마그네슘, 비타민B12 흡수장애, 골밀도 저하 및 골절 가능, 대사장애, 감염 위험성 증가, 가스트린 분비 증가와 장크롬친화세포 과증식 유도, 장내미생물불균형(Dysbiosis)으로 인한 유해균 증가, 위점막 위축으로 위암 발생 위험 증가(스웨덴 연구에서 PPI가 위암 발생율을 약 3배 정도 증가시키는 것으로 조사) 등이 보고되고 있습니다.

둘째, 나쁜 자세를 고쳐야 합니다. 완치를 위해서는 식도괄약근의 기능을 키워야 합니다. 괄약근의 기능은 감각의 입력과 출력, 중추신경계의 반사를 통해 조절됩니다. 이 회로의 가운데 자율신경계가 있습니다. 자율신경계의 핵은 경추 위에 바로 연접된 뇌간에 있고 전척추를 따라 주행합니다. 따라서 전척추의 정렬, 관절의 불안정성을 만드는 자세들을 피하는 것이 가장 중요합니다. PC, 핸드폰, 책을 보는 자세와 업무 자세를 점검하고, 같은 자세로 오래 있지 않도록 신경 써야 합니다. 일자목, 거북목, 새우등, 골반 불균형이 모든 건강 관련 문제의 시작이자 해결의 열쇠가 됩니다.

위식도역류는 위의 팽창으로 인해 식후 3시간 이내에 대부분 나타납니다. 그러므로 과식을 피하고 수면 전 3시간 이내에는 식사를 피하는 것이 좋겠습니다. 특히 야간에 증상이 심한 경우라면 수면 시 눕는 자세에서 상체를 높이는 것이 유리합니다. 여러 연구에서 좌측으로 눕는 것이, 우측이나 바로 눕는 것보다 위산 역류를 감소시킨다고 하니 야간에 상체를 높이면서 좌측으로 눕는 것이 좋겠습니다.

셋째, 증상을 악화시키는 음식을 피해야 합니다. 소화 기능을 떨어뜨리고 복압을 증가시키는 식단을 피합니다. 객관적인 혈액검사를 통해 알레르기 식재료를 찾아냅니다. 포드맵(FODMAP) 식단을 피해 장 상태를 안정시킵니다. 식재료의 크기를 줄이고 100번씩 씹어 소화력을 높입니다. 오히려 속쓰림만 없다면 산을 보충하여 소화 흡수를 돕도록 합니다.

3
위염과 위암 사이!
'만성위축성위염'의
실체를 만나다

톡톡! 건강을 담은 생각

전체는 부분의 합이 아니다.

– 베르트하이머(Max Wertheimer)

게슈탈트 심리학자인 베르트하이머는 인간의 심적 활동은 부분의 인지 합으로 이루어질 수 없으며, 항상 전체에 의해서 규정된다고 했습니다. 밀가루, 물, 효모, 소금을 비벼 놓는다고 해서 식빵이 만들어지지 않습니다. 부분에 해당하는 팔과 다리, 심장, 폐와 같은 각각의 기관이 있다고 해서 생명체라는 인간이 결코 만들어지지 않습니다.

질병 치료에서도 마찬가지입니다. 많은 사람들이 질병이 발병한 부분에만 집중합니다. 점점 더 각 부분에 대한 치료는 세분화되고 전문화되어 가는 게 현실입니다. 하지만 실제 물밑에서 벌어지고 있는 현상들을 연결하고 해석할 수 있는 큰 그림을 보지 못하는 우를 범하게 됩니다. 질병은 각 조직이나 기관의 문제라기보다는 유기적이며 구조적인 결과 값입니다. 경기가 좋아지면 모든 업종의 주가가 상승하듯이 건강관리에서도 마찬가지입니다. 그렇다면 우리 몸 전체에 깔린 구조적 네트워크의 핵심은 무엇일까요? 바로 혈관과 신경이고, 신경이 다시 혈관을 지휘합니다. 신경을 안정화시켜 주세요. 그렇게 되면 더 많은 회복의 역량을 갖게 됩니다.

위축성위염이 단순한 질병이 아닌 이유

"건강검진에서 위축성위염이라고 하는데 위암 발병률이 높아진 다니 걱정이 많이 됩니다."

암이 될 수 있다는 것을 미리 알고 있어도 가만히 있으면 아무것 도 달라지지 않습니다. 위축성위염과 장상피화생은 대표적인 위암 의 전암성 병변으로 알려져 있습니다. 그러나 안타깝게도 많은 분들 이 위축성위염을 진단받고도 그냥 살아온 대로 타성에 젖어 생활하 고 있는 것이 현실입니다.

2017년에 발표된 '상부내시경진단에 근거한 위장 질환 유병률 및 정기검진 영향 요인 분석'을 보면 건강검진 전체 대상자 중 위축 성위염(20.8%), 장상피화생(11.2%)의 진단율로 볼 때 매우 흔한 위염입니다. 그러나 흔하다고 쉽게 봐서는 절대 안 됩니다.

위축(Atropy)은 '위의 기능을 못한다'는 의미입니다. 위점막은 분비샘들이 가득합니다. 그래서 위축성위염 상태가 되면 위 분비샘의 소실이 나타납니다. 위 분비샘이 있어야 할 곳이 세포외기질, 섬유모세포, 콜라겐, 장세포샘 등으로 대체됩니다. 위세포의 손상이 장세포의 형태로 바뀌어 복구되는 것을 '장상피화생'이라고 합니다. 위점막에서의 만성적인 염증반응이 지속되면, 세포가 파괴되면서 다른 형태의 세포 즉, 장세포로 변화되는 것입니다. 상부 위장관에서는 장상피화생으로 나타나며, 소장에서는 대장상피세포로 변하기도 합니다.

위축성위염이라고 해서 특별한 증상이 있는 것은 아닙니다. 그래도 나타나는 증상들은 다들 한 번씩 느껴본 증상들입니다. 트림, 식욕감퇴, 소화불량, 메스꺼움, 구역감, 복통, 상복부 불쾌감, 속쓰림, 식도역류증세, 복부팽만감, 권태감, 설사 등이 나타날 수 있습니다. 명치끝이 늘 답답하고, 쉽게 포만감을 느끼는데 식후에 가장 심하지만 딱히 눌러봐도 아픈 곳은 없습니다. 복통뿐만 아니라 연관통으로 등이나 옆구리 쪽으로 신경통이 발생할 수 있습니다. 자율신경계 증상이 동반되면서 어지럼증이나 숨이 차고 식은땀이 나며 심장이 두근거릴 수 있습니다. 속이 답답하면 수면에도 영향을 미칩니다. 특히 공복인 새벽에 심한 통증이 생기면 충분한 수면을 취하지 못해 삶의 질이 떨어집니다. 증상이 심해지면 식사량이 줄면서 체중이 감소하고, 경우에 따라서는 출혈에 의한 토혈, 검정색 변을 볼 수 있습니다.

1980년대에 코레아(Correa)의 '다단계 발암 가설'이 발표되었습니다. 위염은 시간이 흐르면서 단계적으로 위암으로 발전합니다.

만성 표재성위염 → 위축성위염 → 장상피화생 → 이형성 → 위암

따라서 위축성위염과 장상피화생이 관찰될 경우 둘 다 전암성 병변이기 때문에 적극적인 감시와 위암 예방을 위한 치료를 해야 합니다. 보통 광범위한 장상피화생이나 불완전 형태의 소견이 관찰되는 경우 1년 후에 내시경을 하고 문제가 없으면 3년마다 정기검사를 하도록 합니다. 그러나 우리나라처럼 위암 발병률이 높은 경우에는 1년 간격으로 추적검사를 하는 것이 좋습니다.

위축성위염과 장상피화생은 암이 생길 수 있기 때문에 무섭다고 생각하지만 그보다 훨씬 더 위험한 이유가 있습니다. 위축성위염을 일으키게 된 삶의 패턴을 바꾸지 않으면 수년이 흘러 위암이 되기 전에 다른 질병으로 사망할 수도 있습니다. 이 부분은 아래쪽에서 자세히 다루도록 하겠습니다.

전통적인 위축성위염의 분류는 자가면역에 의한 A형과 비자가면역, 환경적인 원인에 의한 B형으로 나눕니다. A형의 경우 위의 체부, B형의 경우에는 전정부에 많이 발생합니다. 그리고 전정부와 체부 모두에서 나타나는 경우 다발성 위축성위염이라고 합니다. 우리나라의 경우는 자가면역에 의한 A형보다는 전정부에 나타나는 위축성위염이 많으며 대표적인 원인으로는 헬리코박터균(H. pylori) 감염이 주원인으로 알려져 있습니다.

헬리코박터균은 1982년에 처음 발견된 이후 위염, 소화성 궤양의 주된 원인으로 밝혀졌습니다. 헬리코박터균에 감염된 위점막은 균 자체의 독성뿐만 아니라 염증반응 매개체, 염증성 사이토카인에 의해 염증세포가 위점막에 침윤하며 만성위염의 형태로 진행됩니다. 1994년 세계보건기구에 의해 헬리코박터균은 1급 발암물질로 규정되었습니다. 만성적인 헬리코박터균 감염이 위점막의 위축과 장상피화생을 가져오고 결국 위암으로 진행되는 것으로 이해되고 있습니다. 그러나 헬리코박터균 제균 치료 효과가 위암 예방 효과가 있는지에 대해서는 의견이 일치하지 않습니다. 그래도 위축성위염의 경우 많은 연구에서 헬리코박터균 제균 치료 후에 위점막이 호전되었고, 장상피화생으로의 진행을 예방할 수 있었다고 합니다.

헬리코박터균에 감염된 사람들에게서 모두 위축성위염이 같은 정도로 발생하지는 않습니다. 감염된 균주의 독성 정도와 현재 감염된 사람들의 상황, 환경적인 요인이 복합적으로 관여하여 위암으로 얼마나 빨리 진행되는지가 결정됩니다. 그래서 헬리코박터균 감염을 객관적으로 확인하여 철저히 제균하고 기능의학 검사를 통해 현재 객관적인 문제를 확인하여 교정하면 전신의 건강을 회복하고 위암으로의 진행 속도를 늦추거나 예방할 수 있습니다.

생물학적 천이(Ecological succession)라는 개념이 있습니다. 주변 환경이 변화하면 유기체들도 변화가 일어납니다. 그러나 바뀐 환경을 되돌려 놓는다고 해도 정상으로 회복되지 않습니다. 그래서 당장 위암이 발생하지는 않겠지만 위축성위염이 진단되었다면 지금 바로 적극적으로 치료해야 합니다.

위축성위염을 치료하는 목적은 위암을 예방하고 병의 진행을 막기 위해서입니다. 기본적으로 꼭 해야 할 치료는 헬리코박터균 제균입니다. 그러나 치료에도 시기가 있습니다. 위축성위염을 치료하기 위해 헬리코박터균 제균 치료 이후에도 조직이 원래대로 돌아오지 않는 경우 위암 발생 과정 중 '회복불능시점(Point of no return)'이 지난 것으로 여겨졌습니다. 즉, 이미 질병이 진행돼 되돌릴 수 없는 암과 다를 바 없는 상태인 것입니다.

위암 발생의 다른 위험 요인들을 찾아 제거해주는 것도 반드시 필요합니다. 저장 기간이 오래된 신선하지 않은 음식, 염분이 많은 음식, 질산염이 많이 함유된 음식, 흡연 등이 원인이므로 하루라도 빨리 교정해야 합니다. 또한 탄수화물 과다 섭취, 비타민C 결핍, 색소가 부족한 채소(무, 양파, 양배추) 등이 위축성위염을 발생시킨다고 알려져 있으므로 식탁을 점검해야 합니다. 정리하면, 위축성위염 회복을 위해서는 헬리코박터균 제균 치료가 기본적으로 이루어져야 하고, 그와 함께 생활습관 교정이 필요합니다.

아쉽게도 현재까지 위축성위염을 완치하는 치료 약은 따로 없습니다. 정기적으로 내시경을 하면서 위암으로 진행되지 않는지 기다리는 것뿐입니다. 어찌 보면 '암이 언제 되나 보자' 하고 기다리고 있는 꼴입니다. 덜컥 위암 진단을 받으면 후회되고 억울하지 않겠습니까? 우리는 위축성위염에서 위암으로의 진행 고리를 끊어내야 합니다. 위 건강에서 가장 중요한 두 가지 요소는 '점막 방어 능력'과 '복구 능력'입니다.

인생은 공격과 방어, 손상과 복구의 싸움이다!

우리가 살아가면서 생기는 모든 신체의 문제들은 공격과 방어, 공격받은 조직들의 손상과 복구 속도의 차이에 의해 건강이 유지되느냐 무너지느냐가 결정됩니다. 위점막을 공격하여 손상시킬 수 있는 요인들은 강력한 위산, 펩신(Pepsin), 담즙(Bile acid), 췌장 소화효소(Pancreatic enzyme), 기호식품(술, 담배, 자극적인 음식 등), 약물(진통소염제, NSAID, aspirin 등), 미생물(헬리코박터균 등)이 있습니다. 반대로 방어 시스템 중 점막을 구성하는 점액이 최고의 방어막입니다. 점액은 95%가 물이고 5%는 뮤신(Mucin), 중탄산염(Bicarbonate), 인지질(Phospholipid), 프로스타글란딘(Prostaglandin)으로 구성됩니다. 여기서 뮤신이 가장 중요합니다. 겔 형태로 위점막을 코팅하여 강력한 산과 펩신으로부터 물리적으로 보호합니다.

위 내부는 위산에 의해서 강산성(pH 1~2)을 유지하지만 위점막에서는 중탄산염에 의해 중화되어 pH7을 유지하면서 세포를 보호하고 있습니다. 이 점액 방어막이 뚫리면 위점막세포가 손상되는 것입니다. 프로스타글란딘 또한 중요한 방어물질입니다. 중탄산염과 점액을 분비하게 만들고, 위산을 분비하는 세포를 억제하고, 점막의 혈류를 유지하는 역할을 합니다. 만약 프로스타글란딘의 양이 줄어들면 위산이 더욱 많이 분비되고, 점막의 혈류는 낮아지고, 방어물질 분비가 줄어 위세포가 손상을 입게 됩니다. 대표적인 프로스타글란딘을 낮추는 약물로 진통소염제인 비스테로이드성 항염증제(NSAID)

나 아스피린을 들 수 있습니다. 그래서 진통소염제를 먹으면 위가 쓰리고 아픈 것입니다.

정리하면, 기능의학적으로 바라본 위축성위염 치료법은 공격인자를 줄이고, 방어인자를 강화시켜야 합니다. 그리고 손상되었을 때 복구 속도를 높이기 위해 점막의 혈류를 원활하게 유도하는 것입니다.

위축성위염을 일으키는 탈수의 원인

가장 중요한 일차 방어막인 점액은 95%가 물입니다. 그래서 물이 가장 중요합니다. 세포가 탈수되면 건조해지고 건조해지면 염증에 취약해집니다.

왜 사막에 버려진 것도 아닌데 탈수가 될까요?

첫째, 수분 섭취 부족입니다. 요즘 물을 충분히 마시는 사람들이 적습니다. 또한 '저염식'이 유행하면서 수분을 섭취하더라도 흡수가 어렵고 바로 배출하게 됩니다. 이런 사람들은 물을 조금만 마셔도 금방 소변을 보게 되는 특징을 보입니다. 커피, 녹차, 에너지 음료처럼 이뇨 성분이 든 차로 수분을 섭취하기 때문에 결과는 더욱더 고갈되어 갑니다. 물을 마셔야 합니다. 양질의 소금 섭취가 필요합니다.

둘째, 수분 흡수 문제입니다. 아무리 마셔도 세포 내로 끌고 들어오지 못하면 세포는 수분을 이용하지 못합니다. 수분이 많다고 해서 세포 안으로 그냥 들어오지 않습니다. 이 과정에 미네랄이 필요합니다.

음식에서 미네랄 금속 성분을 추출하기 위해서는 강력한 위와 장 기능이 필요합니다. 즉, 탈수를 해결하려면 위, 장 기능을 복구시켜야 합니다. 뜨거운 용광로에서 철을 추출해내듯이 강력한 위산분비를 통한 미네랄 추출 과정이 필요합니다.

우리가 먹는 물은 대부분 소장에서 흡수됩니다. 흡수 기전은 삼투현상에 의해 이루어지기 때문에 과학 시간에 삼투압에 대해서 배운 대로 미네랄 중 나트륨(소금)에 절대적으로 의존하게 됩니다. 나트륨이 삼투 압력의 기울기를 형성하여 수분의 세포 내외로의 이동을 지휘하는 것입니다. 재미있는 사실은 몸 안에 나트륨이 많아 신장을 통해 배설해야 할 때도 물이 필요하다는 것입니다. 물을 흡수할 때도 염분이 필요하고, 염분을 버릴 때도 물이 필요한 상호 관계를 형성하고 있습니다.

셋째, 수분 소모 문제입니다. 물이 충분하더라도 수분이 많이 쓰이는 상황이 여기저기서 연출되면 세포는 탈수에 빠집니다. 예를 들면, 과로, 과음, 과식 등은 과도하게 수분을 소모시킵니다. 또 찌꺼기가 많이 나오는 상황이 있습니다.

차가 오래되면 연비가 형편없이 떨어지듯이, 세포 대사에 문제가 발생하면 생존하기 위해 필요한 에너지를 생산하기 위해 과도하게 공장을 가동시켜야 하고 그 과정에서 수분이 필요 이상으로 소모됩니다. 우리 내부에는 내세포뿐만 아니라 수없이 많은 미생물이 함께 살고 있습니다. 미생물대사에서 나온 대사산물들을 해결하기 위해서도 수분이 많이 필요합니다. 독성물질의 해독과정에서 발생하는 탈수도 많습니다. 대표적으로 환경 독소와 중금속을 들 수 있습니다.

점막 회복에 필요한 필수영양소

염증이 생긴 점막 회복에 '당단백'은 물과 함께 가장 중요한 영양소입니다. 일차 방어막에 해당하는 뮤신은 상피상부에 포함된 당단백(Glycoprotein) 성분입니다. 당단백은 단백질과 당분이 공유 결합한 복합 단백질로 거의 모든 세포에 존재하며, 세포막에서 매우 중요한 기능을 합니다. 세포 외부로부터 오는 신호를 감지하고, 정보를 인지, 송신, 의사소통 수단으로 이용됩니다. 세포 간의 마찰을 피하게 하여 윤활제 역할을 하고 세포막 외벽에서 감염, 염증에 대항하여 면역기능을 수행합니다. 세포막에서 이온통로의 역할로 물질의 이동을 조절합니다. 당단백을 구성하고 있는 당분에는 글루코스, 갈락토스, 푸코스, 만노스, 자일로스, N-아세틸-글루코사민, N-아세틸-갈락토사민, N-아세틸-뉴라민산이 있습니다. 위축성위염에는 당단백이 많이 포함된 음식을 먹어야 합니다. 당단백은 버섯류, 과일 껍질 성분인 펙틴, 알로에베라, 곡식의 속껍질, 베리류, 해조류, 마늘 등에 많이 포함되어 있습니다.

복구 속도를 높이는 데 자율신경 기능이 중요한 이유

위점막은 손상당할 수밖에 없는 운명입니다. 그래서 복구 메커니즘이 잘 작동해야 위암의 위험에서 벗어날 수 있습니다. 위세포 손상과 복구의 메커니즘은 다음과 같습니다. 위점막이 파괴되면 수소이온과 펩신이 점막으로 확산되고 나트륨이온이 반대 방향으로 확산됩니다. 위산 및 펩신의 분비를 더욱 자극하게 되고, 점막의 혈류를 감소시키며 위 운동성을 감소시킵니다. 위산은 점막하 모세혈관을 손상시켜 점막 출혈 및 궤양을 일으키게 되면서 유해 감각이 발생하고 이때 복구 메커니즘이 즉각 작동합니다.

복구의 시작은 손상되었다는 신호 발생과 전달에 있습니다. 손상된 점막에 있는 상피세포가 증식하고 해당 부위로 이동하여 문제 부위를 재상피화합니다. 표피성장인자(EGF), 섬유모세포성장인자(FGF), 혈소판유래성장인자(PDGF)와 같은 성장인자들이 재상피화와 분비샘 구조의 재건을 지휘합니다. 손상 부위의 회복을 위해 신생 미세혈관을 형성하여 산소 및 영양분의 전달을 원활하게 합니다.

일련의 체계적인 과정의 첫 시작 신호는 무엇이었을까요? 손상에 의한 저산소 상황입니다. 염증이 발생하면 손상된 환경이 저산소에 빠지면서 '저산소증 신호 케스케이드(Hypoxia-signaling cascade)'가 활성화됩니다. 저산소 환경에서는 세포독성을 일으키는 활성산소가 빠르게 증가하면서 방어를 위한 항산화 시스템이 가동됩니다. 이 과정에서 비타민C는 급속도로 소모됩니다. 산소가 부족해 ATP 생성에 장애가 발생한 상태에서 항산화 시스템 가동을 위해 ATP 소모는 극심해지며, 과도한 활성산소에 의해 미토콘드리아는 손상됩니다. 그러면서 염증 매개인자들이 증가하게 되고 이러한 화학적 자극들에 의해 위점막 혈액순환을 증가시켜 복구가 시작됩니다. 국소적으로는 산화질소에 의해서 혈관을 확장시키고, 전체적으로는 자율신경 회로를 통해 혈액순환을 지휘합니다.

즉, 장 복구 속도를 높이려면 혈관 내피세포 기능이 좋아야 하고, 자율신경이 안정화되어 있어야 합니다. 혈관조율의 핵심인 자율신경이 안정화되어 있어야 적절한 혈류 공급이 이루어져, 예기치 못한 손상이 되더라도 빠르게 산소와 영양소가 공급될 수 있습니다. 심한 손상과 같은 위기 상황에도 적절하게 대응하여 만성염증으로 넘어가는 것을 막을 수 있습니다. 결국 빠르고 정확한 정보전달을 위한 신경의 안정된 피드백이 가장 중요하고, 이 중심에 자율신경계가 있습니다.

지금 건강검진 결과지를 한번 펼쳐보세요. 많은 분들이 위축성위염이나 장상피화생이라는 진단명이 적혀 있을 겁니다. 위축성위염, 장상피화생은 암이 될 확률이 매우 높습니다. 질병은 어느 날 갑자기 찾아오는 것이 아닙니다. 사소하면서 일상적인 증상이 질병 발생의 작은 신호일 수 있습니다. 질병을 예방하려면 일기예보처럼 비가 올 확률부터 알아야 하고, 비를 피할 방법을 알거나 배워야 하고, 알았다면 실천해야 합니다. 마냥 암이 되지 않기를 바라면서 불안하게 지내기보다 기능의학 검사를 통해 해결해야 할 점들을 객관적으로 점검하고, 지금부터 바로 생활습관 교정과 치료를 시작하세요.

위축성위염 시 위암이 되기 전 반드시 해야 할 다섯 가지는!

① 생활 속의 위험 요인(공격인자)을 찾아 제거합시다.

② 헬리코박터균을 객관적으로 확인하고 반드시 제균합시다.

③ 탈수의 원인을 찾고 교정합시다.

④ 당단백을 충분히 섭취합시다.

⑤ 자율신경계를 안정화시켜 복구 능력을 강화합시다.

세포 탈수가 만든
나비효과

먹을 것, 마실 것이 넘쳐나는 세상이지만 세포 탈수에 빠져 있는 사람들이 많습니다. 세포 탈수 상황을 의심해볼 만한 증상은 다음과 같습니다.

• 매우 피곤하고 기력이 없다.
• 하루에 소변을 보는 횟수가 4회 이하이다.
• 대변이 매우 딱딱하여 변비와 치질과 같은 항문질환이 잘 생긴다.
• 정전기로 생활이 불편하다.
• 피부가 푸석푸석하고 로션을 발라도 건조한 느낌이다.
• 하루 중 마시는 수분의 대부분이 커피나 차를 우려낸 물이다.
• 신체의 여기저기에 염증(피부염, 관절염, 기관지염, 장염 등)이 잘 생긴다.
• 앉아 있다 일어서면 핑 도는 어지럼증이 있다.

많은 분이 매일 느끼고 있는 증상일 것입니다.
그렇다면 세포 탈수는 전신에 어떤 일들을 벌일까요?

첫째, 당신의 취약한 부분부터 반복적으로 염증을 만듭니다. 탈수 상태란 건조하다는 의미입니다. 건조할 때는 불조심을 해야 하듯이 세포 탈수 상태에서는 우리 몸에 불(火)-염증(炎症)이 잘 생깁니다. 감기도 걸리지 않았는데 두세 달 기침하는 기관지염이, 조금만 잘못 먹어도 장염이, 반복되는 피부염이, 회복되지 않는 관절염의 시작이 세포 탈수 때문일 수 있습니다. 머리부터 발끝까지 모든 기관에서 취약한 곳부터 순서대로 하나씩 진행하거나 한꺼번에 염증이 발생해 우리를 고통스럽게 합니다.

둘째, 혈액순환장애를 일으킵니다. 우리 몸의 산소와 영양소의 젖줄이자 노폐물 배출의 매개체인 혈액의 대부분은 수분으로 구성되어 있습니다. 수분 부족에 의해 세포가 탈수되면 생명을 유지하기 위해 핵심 내장 장기들로의 혈액량은 유지되겠지만 세포 깊숙이 말초 혈액 공급은 어려워집니다. 일단 혈액 공급이 안 되면 손발이 얼음장처럼 차고 추위를 많이 타게 됩니다. 혈액순환장애가 오면 앉아 있다 일어설 때 핑 도는 어지럼증이 찾아옵니다. 혈액의 점도가 올라가 끈적이게 되어 심근경색, 뇌졸중의 가능성이 높아집니다.

셋째, 항상성을 유지하기 어렵습니다. 건조한 환경의 대명사는 '사막'입니다. 우리 몸도 세포가 탈수되면 사막에서 벌어지는 일들이 일어납니다. 사막의 온도는 낮에는 매우 덥고 밤에는 춥습니다. 심한 일교차처럼 우리 몸도 항상성 유지가 힘겨워 몸과 마음의 기복이 심해집니다. 좋을 때는 너무 좋고 나쁠 때는 땅까지 꺼지는 기분을 느낍니다.
사막에서는 신기루 현상이 나타납니다. 일상적인 감각이 신경이 예민해지면서 통증으로 느껴집니다. 설사와 변비를 왔다 갔다 하면서 장을 괴롭게 합니다. 몸에 맞춰 기분도 기복이 심해지면서 우리 몸과 마음이 롤러코스터를 타게 됩니다.

넷째, 에너지대사의 문제가 발생합니다. 일단 물이 없으면 에너지 생성에 장애가 옵니다. 에너지 생성 과정에는 필수 미네랄과 수많은 효소계가 함께 작동해야 합니다. 그런데 미네랄은 물에 녹아 이온 물질이 되어야 세포막을 통과해 기능을 할 수 있습니다. 예를 들면, 금속인 나트륨도 물에 녹아야 짠맛을 냅니다. 즉, 세포 탈수가 발생하면 전신 효소 대사계에 장애를 가져오고 결국 에너지 결핍으로 인한 기능 저하가 발생합니다.

4
전 세계 인구
다섯 명 중 한 명!
'과민성대장증후군'의
실체를 만나다

톡톡! 건강을 담은 생각

인생은 흘러가는 것이 아니라 채워지는 것이다. 우리는
하루하루를 보내는 것이 아니라 내가 가진 무엇으로
채워가는 것이다.
- 존 러스킨(John Ruskin)

살아가면서 좋은 때도 있지만 많은 후회 속에 시간을 보내는 경
우가 많습니다. "내가 정말 왜 그랬을까!"라는 생각이 들며 후회
하고, "아, 정말 창피하다. 생각만 해도 부끄럽다."라며 이불 킥
도 합니다.
만약 몸이 아프기까지 하고 특별한 진단명이 꼬리표로 붙으면 그
아쉬움과 후회는 더욱 깊어집니다. 그중 가장 후회되는 부분은
바로 나 자신을 우선순위로 두지 않았던 사실일 것입니다. 혼자
되는 것이 두려워 친구들과 더 어울리고, 건강보다 일이나 관계
를 더 중요하게 생각하며 지금껏 보내왔습니다.
지금 바로 바뀌어야 합니다. 계속 지난 것들을 돌아보며 안타까
워하고만 있을 순 없습니다. 여러분 자신을 우선순위로 두고 자
존감과 건강을 높이는 계기를 만들어가야 합니다.

과민성대장증후군 입문하기

"아침마다 배가 아프고 설사해요. 내시경 검사는 정상이라는데 약을 먹어도 소용이 없어요!" 화장실 때문에 큰일을 못보는 사람들이 많습니다. 약간 긴장되면 배가 아프고, 부글부글, 설사, 변비로 중요한 일을 앞두고 불안하기만 합니다. 검사를 해도 정상이라고 하니 치료의 실마리가 보이지 않습니다. 그렇다고 약을 먹어보고 식이조절을 해봐도 효과가 영 신통치 않습니다.

과민성대장증후군은 소화기관에서 보이는 대표적인 기능성 질환으로 장 자체의 기질적인 문제는 보이지 않지만 기능적인 불편함이 지속적이거나 재발하는 경우를 말합니다. 전 세계 인구의 7~10% 정도로 추정하고 있으나 생각보다 많은 환자가 있을 것으로 보입니다.

재미있는 사실은 기질적인 문제는 보이지 않으나 장뿐만 아니라 전신에서 다양한 증상이 나타난다는 점입니다. 생명을 위협하는 질환은 아니지만 반복되는 다양한 과민성대장증후군 증상들로 삶의 질이 크게 떨어져, 삶의 질 평가 결과 당뇨병과 유사하게 낮았다고 합니다. 과민성대장증후군은 영어로 Irritable bowel syndrome입니다. 꼭 짚고 넘어가야 할 사실은 대장암이 아니라는 점입니다. 장이 짜증나고, 화나고, 예민하고, 과민해졌을 뿐입니다.

과민성대장증후군의 증상은 변비나 설사가 많을 것 같지만 가장 흔한 증상은 복통입니다. 동반되는 변비와 설사뿐만 아니라 대장이 아닌 상부 위장관의 기능성 질환인 위식도역류질환, 소화불량이 동반되기도 합니다. 장 이외에도 두통, 만성피로, 섬유근육통, 턱관절장애, 요통, 근육통, 성교통, 배뇨장애, 어지럼증, 불안장애, 우울증, 신경증이 흔히 나타납니다. 이런 면에서 대장 자체만의 질환으로 보기보다 전신의 기능 문제로 볼 수 있습니다. 진단을 내리기 위해서는 최소 6개월 이상 지켜봐야 합니다.

과민성대장증후군 진단 기준(Rome IV)

기질적인 문제가 없기 때문에 대표적인 생물학적 표지자 없이 증상을 바탕으로 진단됩니다. 단, 대장암과 같은 기질적인 질병이 있는지 반드시 확인해야 합니다.

평균 1주일에 1회 이상의 복통이 최소 6개월 전에 시작되어 최근 3개월간 그 복통이 존재하며, 배변과 관련/배변 횟수의 변화와 동반/대변 형태의 변화와 동반, 이 세 가지 기준 가운데 두 가지 이상

해당하는 경우에 과민성대장증후군이라 진단합니다.

현재까지 알려진 원인은 매우 다양합니다. 소화관 운동이상, 내장 감수성 증가, 중추신경계 조절이상, 정서적인 문제, 위장관 감염, 장내 세균총의 변화, 세로토닌 경로의 이상, 소장내세균과증식 등 여러 가지 원인들이 밝혀지고 있습니다.

원인이 명확하지 않거나 다양한 원인에 의해 특정 증상들이 나타나는 경우 카테고리로 묶어 '증후군'이라고 표현합니다. 그래서 감별해야 할 질환들을 다 배제한 후에야 OOO증후군, OOO신드롬이라는 힘 빠지는 진단명이 붙게 됩니다. 농담처럼 이야기하면 '잘 모르는 병'이라는 이야기입니다.

원인을 정확히 알 수 없기 때문에 적절한 치료법도 없습니다. 대부분 증상을 조절하기 위한 약물을 쓰지만, 풍선효과처럼 한 부분이 조절되면 다른 부분이 안 좋아지는 등 증상들이 이리저리 왔다 갔다 하면서 사람을 참 힘들게 합니다.

지금부터 자율신경 기능의학적으로 과민성대장증후군을 파헤쳐 보겠습니다.

'과민'에 답이 있다, 과민성대장증후군 완치를 위해 다스려야 할 세 가지

진단명을 쪼개보면 과민 + 장 기능 + 불편한 증상들입니다. 이중 핵심인 과민(Hypersensitivity)에 답이 있습니다. 과민은 평범한 사람이라면 반응을 보이지 않을 미약한 자극에도 면역반응이 발생하면서 예민하게 반응하여 증상을 나타내는 것을 말합니다. 즉, 외부적, 내부적인 자극에 대하여 화학적, 전기적인 과민물질이 만들어지고, 그에 따라 중간 매개 물질들이 방출되면서 전신에 다양한 증세들이 나타날 수 있습니다.

생활 속에서 살펴보겠습니다. 우리는 언제 과민해지나요? 무엇인가 나와 맞지 않을 때 쉽게 과민해집니다. 또한 신체적으로나 정서적으로 지쳐 있을 때에는 어떤 자극에도 예민해집니다. 우스갯소리만 해도 짜증이 나지요. 해야 할 일이 너무 많거나 쓸모없는 정보가 넘칠 때도 과민해집니다. 과민성대장증후군의 입장에서도 이런 과민한 상황들을 찾아 해결해주면 됩니다.

첫째, 장점막을 자극하는 음식 알레르기부터 찾아 피해야 합니다. 과민성대장증후군 치료에 성공하기 위해서는 음식 알레르기를 객관적으로 찾아내어 식단에서 제거해주어야 합니다. 음식 알레르기라고 해서 꼭 눈에 드러나는 두드러기나 아나필락시스와 같은 극적인 증상이 나타나는 것은 아닙니다.

알레르기는 특정 자극에 대해 면역 시스템이 과민하게 반응하면서 나타나는 여러 가지 증상을 말합니다. 그리스어로 변형된 것을 의미하는 allos에서 유래되었고 표준어는 '알레르기'로 표현합니다. 알레르기반응을 간단하게 설명하면 자극하는 물질인 알레르겐항원에 우리 몸이 노출되면 항체가 형성되고 항원-항체 반응이 일어나면서 이차적인 연쇄 화학반응에 의해 두드러기, 가려움, 심한 경우 저혈압, 쇼크, 호흡곤란 등이 일어나게 됩니다.

우리 몸은 물리적, 화학적인 물질에 대해 우리 몸을 방어하는 면역 시스템을 항상 가동하고 있습니다. 만약 면역 시스템에서 해로운 물질로 인식해 항원으로 판별되면 항체를 만들어 이를 제거하려고 할 것입니다. 즉, 나와 맞지 않은 외부 물질이 들어오면 정도의 차이는 있겠지만 일련의 면역반응이 연쇄적으로 진행됩니다. 따라서 전신 두드러기나 호흡곤란과 같은 눈에 보이는 증상을 나타내지 않더라도, 지속적인 작은 강도의 면역반응으로도 장을 예민하게 만듭니다. 그래서 객관적인 음식 알레르기 검사를 통해서 나에게 맞지 않는 식재료를 찾고 피하는 것이 과민성대장증후군 완치에 매우 중요합니다.

음식 알레르기가 없더라도 자극적인 음식은 최대한 줄여야 합니다. 과민성대장증후군에 나쁜 대표적인 음식으로 커피, 차, 자일리톨, 음료수가 있습니다. 가스가 많이 발생하기도 하지만, 장점막을 자극하여 기능적인 문제를 일으키기 쉽습니다.

둘째, 장점막을 자극하는 장내미생물의 환경을 조절해주어야 합니다. 우리 몸을 건축물로 비유해보면 장은 점막이라는 인테리어를 하고, 미생물인 세입자들이 함께 살아가는 곳입니다. 세입자들 수가 집주인보다 훨씬 많으며, 집주인과 세입자가 지속적인 상호작용을 하면서 건물의 건강도를 결정합니다. 만약 장내미생물들의 분포가 유해하다면 장점막의 손상 속도가 빨라지고 처음에는 복구가 되겠지만 시간이 흐르면서 복구 속도가 따라가지 못하게 되고 장 기능 손상은 가속화됩니다. 장내미생물불균형은 장점막을 파괴하여 장 투과성을 높이는 장누수를 일으키고, 면역활성화 및 연쇄적인 장내 미생물 조성 변화를 통해 과민성대장증후군을 일으키게 됩니다. 높아진 면역세포와 염증성 사이토카인은 예민도를 증가시켜 쉽게 복통을 유발합니다. 염증이 어느 정도 해결되더라도, 손상에 의해 무너진 장벽기능, 장 투과성 증가와 이미 바꾸어버린 장내미생물 조성이 복합적으로 작용하여 과민성대장증후군 증상을 악화시키게 됩니다. 즉, 장내미생물 조성은 과민성대장증후군 병태생리에 핵심적인 역할을 하기 때문에 완치를 위해서는 객관적인 점검과 적극적인 치료가 필요합니다.

장내미생물의 건강도를 확인해볼 수 있는 검사로 요소호기검사(Urea breath test, UBT)가 있습니다. 헬리코박터균 감염은 위산저하 환경을 일으키며 유해미생물의 제균 및 영양분의 소화, 흡수 기능을 방해합니다. 요소호기검사는 호흡을 통해 헬리코박터균의 감염을 정확하게 확인할 수 있는 검사입니다. 소변 유기산검사와 함께 시행하여 위부터 소장, 대장까지의 미생물에 대한 점검 및 치료에 적용할 수 있습니다.

소변 유기산 대사균형검사(Organic acid analysis)는 소변으로 유기산 성분들을 분석하여, 장내미생물불균형, 병원균, 곰팡이 존재 여부 등을 간접적으로 살펴볼 수 있습니다. 또한 탄수화물, 지방대사, 에너지대사, 산화스트레스, 신경전달물질 대사, 영양불균형, 환경 독소, 독성물질 해독 기능 여부를 함께 알아볼 수 있는 검사입니다.

셋째, 음식 알레르기와 장내미생물 환경을 조절하는 것만큼 장신경을 안정화시키는 것도 과민성을 낮추는 데 중요합니다. 장은 신경 관점에서 보면 매우 독특한 곳입니다. 전체 시스템 안에서 유기적으로 돌아가지만 스스로 운영되는 '자치 구역'이기도 합니다. 장신경계는 '제2의 뇌'라고 불릴 정도로 많은 수의 신경세포들과 30가지 이상의 신경전달물질을 이용합니다. 예를 들면, 행복 호르몬이라고 알려진 '세로토닌'은 뇌에 많이 있을 것처럼 보이지만, 세로토닌의 90% 이상, 도파민의 50% 정도가 장에 존재하며 장 자체의 기능 및 중추신경계와의 소통을 담당하고 있습니다. 어찌 보면 장이 건강해야 정서적인 건강이 유지된다고 봐도 무방하겠습니다. 장신경계는 내인성 신경계라고 하는 자체 신경계가 독립적인 반사작용을 통해 운영되지만, 자율신경계에 의해 관여받고 있습니다.

장은 그 본연의 기능적인 측면에서 생리적인 상태를 부교감신경(미주신경)을 통해 중추신경계와 소통합니다. 또 장에서 발생한 통증 관련 신호들은 장신경계와 교감신경을 통해서 척수신경과 함께 중추신경계의 조절을 받습니다. 즉, 표면적으로는 자치적으로 운영되지만 자율신경계 기능의 안정화가 있어야 장에서 발생하는 통증은 물론, 생리적인 기능이 상위 뇌를 통해 적절히 조율될 수 있습니다.

다음으로는 장 복구 메커니즘에서 자율신경의 역할을 알아보고 어떻게 치료해야 할지 살펴보겠습니다.

장 복구 메커니즘에서 자율신경이 중요한 이유

장은 외부 물질들, 미생물들, 독성물질들에 끊임없이 노출되기 때문에 태생적으로 쉽게 손상받을 수밖에 없는 곳입니다. 피부에 상처났을 때를 생각해봅시다. 뭐가 닿기만 해도 통증이 생기고 아파서 예민해진 기억이 한번쯤 있을 겁니다. 장도 마찬가지입니다. 외부, 내부적인 공격으로 손상받은 점막은 예민해질 수밖에 없습니다.

진통제를 오랜 기간 복용한 경우, 항생제, 스테로이드를 복용한 경우, 항암제나, 화학요법, 방사선치료를 받은 경우, 장세균총의 변화가 발생한 경우, 장관 내 곰팡이가 번식한 경우, 부패한 음식을 섭취한 경우, 중금속 등의 독성 화학물질에 노출된 경우, 지나치게 자극적인 음식을 먹은 경우, 술을 과하게 먹는 경우, 정서적인 스트레스에 노출된 경우 등이 장누수를 유발하면서 장을 예민하게 만들 수 있습니다.

특히, 꼭 장염이 아니더라도 노화, 천식, 항암요법 후 점막염, 음식 알레르기, 다발성 외상, 류머티즘, 화상, 크론씨병, 궤양성 대장염, 염증성장질환들, 만성피로증후군, 전신성 홍반성 낭창과 같은 장 투과성이 증가된 상태 또한 마찬가지입니다.

그래서 장은 굉장히 빠르고 정확한 신경시스템과 복구시스템이 자리 잡고 있습니다. 평균적으로 소장점막의 세포는 3일마다 벗겨져 나가며 대체된다고 알려져 있습니다. 장줄기세포(Stem cell)와 줄기세포를 보호해주는 파네스세포(Paneth cell)가 분포하여 장 손상이 발생하면 빠르게 줄기세포가 분화하여 손상 부위를 채우게 됩니다.

이렇게 중요한 장줄기세포를 지휘하는 것은 누구일까요? 장신경계입니다. 장세포가 손상이 되면 스트레스 신호가 발생합니다. 그 신호가 장신경을 통해 전달되면 교감신경, 부교감신경에 의해 중추신경계와 쌍방향 소통을 통해 혈액순환을 극대화시킵니다. 혈액순환을 통해 복구를 위한 영양소, 면역물질, 산소 등이 공급되고, 복구 과정에서 만들어진 노폐물들이 혈액을 통해 배출됩니다. 또한 자율신경을 통해 간접적으로 지휘되는 장신경이 장줄기세포의 분화를 통해 빠른 속도로 복구를 시작해야 합니다. 만약 손상된 점막이 빠르게 회복되지 않는다면 장누수가 발생하여 독성물질들이 모두 안으로 유입되어 악순환에 빠지게 됩니다.

정리하면, 과민성대장증후군 완치를 위해서 장점막을 자극하는 요인들의 총량을 줄여야 합니다. 객관적인 음식 알레르기 식재료, 장누수를 일으키는 장내미생물을 확인하여 조절해야 합니다. 장점막의 불필요한 예민도를 낮추고 장점막 복구 메커니즘이 원활하도록 장신경을 안정화시켜야 합니다. 장 복구의 핵심은 장신경과 자율신경의 안정된 기능에 달려 있습니다. 아무리 좋은 약, 영양제를 먹는다고 해도 자율신경계가 안정화되어 있지 않으면 과민성대장증후군의 치료 예후는 좋지 않을 것입니다.

더 알아보기

과민성대장증후군
음식 조절법과 알레르기 검사

음식 조절법

Low-FODMAP Diet(저포드맵 식단)

과민성대장증후군 가스형인 경우에는 Low-FODMAP 식단을 하는 것이 좋습니다. 소장내세균과증식이 발생하면 삼투압으로 장관 내 수분이 증가하여 출렁출렁 물소리가 들리며 복통과 가스 등으로 매우 힘듭니다. 대장 내에서는 수분 증가로 묽은 변이 나오고 대장이 가스로 팽창되면서 복통이 발생할 수 있습니다.

FODMAP 식단은 Fermentable, Oligo-, Di-, Mono-saccharides and Polyols 첫 글자의 약자로, 장내에서 발효되기 쉬운 물질들이 포함된 식품을 의미합니다.

FODMAP은 흡수가 쉽게 되지 않아 장내의 삼투압을 증가시켜 물을 채우게 되고 장내미생물에 의해 발효가 되면서 가스를 발생시킵니다.

대표적인 음식으로 양파, 콩, 시금치, 아스파라거스, 병아리콩, 돼지감자, 우유, 요거트, 아이스크림, 커스터드크림, 치즈, 사과, 포도, 수박, 서양배, 감, 코코아, 커피, 마늘, 꿀, 식품 감미료, 탄산음료, 사탕 등이 있습니다.

정상인의 경우 증상이 거의 발생하지 않지만 과민성대장증후군, 장누수증후군에서는 내장과민증, 뇌-장축의 문제가 동반되어 있어 쉽게 증상이 유발됩니다. 이런 의미에서 Low-FODMAP 식단이 좋습니다.

"양배추, 아침 사과가 좋다는데 먹어도 되나요?" 양배추는 '가난한 자의 의사'라는 별명이 있을 정도로 우리 몸에 좋습니다. 그러나 과민성대장증후군에 있어서는 피해야 합니다. FODMAP 식단의 대표적인 식재료가 양배추와 사과입니다. 양배추를 즐겨 먹게 되면 과도한 발효로 만들어진 가스가 장을 팽창시켜, 복부팽만과 복통이 더욱 악화될 수 있습니다.

가지과 식품 피하기

가지과 식품은 보통 사람에게 문제가 없지만 기능성 장질환이 있는 경우에 장 투과성을 높여 여러 문제가 발생합니다. 가지를 포함하여 감자, 토마토, 피망, 고추 등이 있습니다. 대부분 건강에 좋다고 알려진 음식이지만 장질환이 있는 경우 피하는 것이 좋습니다.

또한 가지과 식품에는 솔라닌, 캡사이신과 같은 해충에 대비한 알칼로이드가 많이 함유되어 있습니다. 장 상태에 따라 알칼로이드에 의한 면역반응이 높아지면서 장점막이 면역자극에 의해 장누수증후군으로 이어지고 관련된 다른 질환의 발생에도 영향을 미칩니다.

음식 알레르기 검사

음식 알레르기 검사는 일반적으로 급성(IgE)과 지연성(IgG) 모두 검사해보는 것이 좋습니다. 급성 반응은 주로 피부나 호흡기 증상을 잘 일으키지만, 지연성 반응은 모든 기관과 증상이 연관되어 있다고 알려져 있습니다.

아쉬운 점은 아직 지연성 알레르기 검사에 대한 정확한 가이드라인이 없다는 것입니다. 그러나 분명한 점은 음식 알레르기 검사를 통해 해당 식재료를 제한하면 증상이 좋아지는 경우가 매우 많다는 사실입니다.

 만약 과민성대장증후군 증상으로 고통받고 있다면 지금 바로 음식 알레르기 검사를 받아볼 것을 적극 추천합니다.

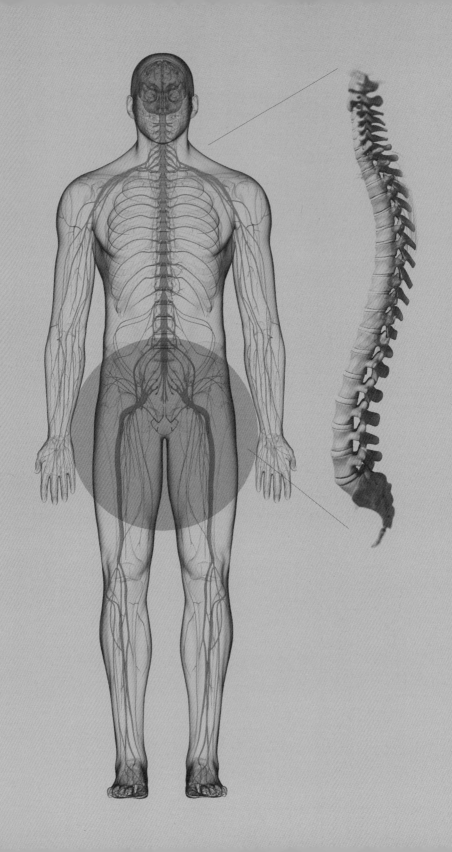

5장

골반과 자율신경

1
환자 10명 중 9명이
쉬쉬하는
'과민성방광염'의
실체를 만나다

톡톡! 건강을 담은 생각

견월망지(見月忘指)
- 능가경

"달을 보라!"

스승은 제자에게 달을 보여주고 싶어서 손가락으로 달을 가리키지만, 제자는 계속 손가락만 보고 있음을 의미하는 말입니다.

이러한 일이 우리 일상에서도 다반사로 일어납니다. 우리는 종종 생명현상과 관련된 중요한 것들을 가볍게 보는 경향이 있습니다. 물과 공기보다 중요한 것이 없음에도 별 관심이 없고 무슨 음식이 좋을까, 무슨 약이 좋을까를 주로 생각합니다.

암에 걸린 경우, 이미 발생된 암 덩어리를 제거한다고 암이 발생된 원인이 교정되지 않습니다. 수술은 깨끗이 잘 되었지만 생존은 위협받고 있을 수 있습니다. 완치를 위해서는 암의 뿌리에 해당하는 원인 치료가 필요합니다.

결국 중요한 것은 회복력의 문제입니다. 우리 몸이 지니고 있는 면역력 및 자연 치유력을 이끌어내어 세포와 장기가 자연스럽게 활동할 수 있도록 만들어주는 것이 중요합니다. 그러기 위해 우리 몸에 내재된 힘이 발휘될 수 있도록 신경의 흐름을 정상으로 되돌려주는 것이 첫 번째입니다

과민성방광염이 방광만의 문제가 아닌 이유

소변 때문에 밤에 수차례 깨서 아침에 너무 피로한가요? 언제 소변이 마려울지 몰라서 여행도 보류 중인가요? 소변을 보다 찔끔 지려서 창피할 때가 있나요? 시간을 가리지 않고 소변이 마려워 불편을 겪고 있는 사람들이 많습니다. 병원을 찾아가면 진단명은 '과민성방광염'이라고 합니다.

과민성방광염의 가장 중요한 증상은 '절박뇨(Urgence)'입니다. 참을 수 없을 정도로 갑자기 소변이 마려운 상황입니다. 그러나 최근 에이브럼스(Abrams) 등은 소변을 바로 봐야 할 것 같은 주관적인 증상보다는 소변을 미루지 못하는 데 초점을 맞춰서 '절박요실금(Urge incontinence)'으로 이야기하는 것이 바람직하다고 주장했습니다. 특징적인 증상으로 급하게 화장실로 달려갔는데 소변이 안 나옵니다. 소변이 마렵다는 생각이 들어 급하게 가도 밖으로 내보낼 소변이 없어 소변을 보기 힘들게 되고, 소변을 보는 데 상당한 시간이 걸립니다.

과민성방광염 환자들을 보면 하루에도 수차례 소변을 봅니다. 밤에도 자다가 여러 번 깨서 소변을 봅니다. 갑자기 소변을 참지 못하고 속옷에 지리니 수치심이 생깁니다. 어디를 가도 화장실 위치부터 확인해야 합니다. 조금만 먼 거리면 소변 때문에 여행을 다니지 못합니다. 노인의 경우 갑자기 화장실을 찾아가야 하니 낙상의 위험이 높습니다. 잠을 설쳐 피로하고 무기력하며, 주간에 업무 능력도 떨어집니다. 상황이 이러하니 우울하지 않을 수 없습니다. 연구 결과들을 보면 과민성방광 환자 10명 중 3명이 우울증을 겪는다고 합니다. 과민성방광염에 사용하는 약물치료가 오히려 우울증을 유발한다는 연구 결과도 있습니다. 리팅 카오(Li-Ting Kao) 연구팀은 과민성방광증후군이 있는 여성 중 항무스카린성 약물을 복용한 경우 3년 안에 우울증에 걸릴 확률이 복용하지 않은 그룹보다 38% 높다고 했습니다.

단순 방광 문제가 아닙니다. 전신질환에 해당하는 대사증후군과의 연관성도 높습니다. 2015년 순천향대학교 병원의 연구 결과를 보면 정상인보다 비만 환자에서 과민성방광으로 인한 하부요로 증상의 수치가 유의하게 높다고 합니다. 즉, 겉으로 보기에는 방광과의 직접적인 연관성은 없어 보이지만, 비만, 당뇨, 고지혈증, 고혈압과 같은 대사증후군이 치료 범위에 포함되어야 한다는 이야기이고, 완치를 위해서는 전체적인 관점에서 방광을 바라봐야 합니다. 방광이 과민해진 이유를 기능적으로 알아보고 해결의 실마리를 찾아봅시다.

방광이 단순한 소변 통이 아닌 이유

방광은 야구공 구조처럼 평활근근육들이 복잡하게 얽혀 있습니다. 방광의 출구를 조절하는 내요도괄약근은 요도 압력을 방광 내 압력보다 높게 유지해 소변을 모을 수 있도록 긴장하고 있으며, 교감신경이 내요도괄약근육의 긴장수축(Tonic contraction)을 유지하고 있습니다. 외요도괄약근은 천수 신경 2~4번(체성신경)에서 나온 음부신경에 의해 지배를 받습니다. 이 신경의 기능이 떨어지면 괄약근 수축력이 약화되어 요실금이 생기게 됩니다.

방광에 소변이 차게 되면 교감신경, 부교감신경, 체성신경 모두가 활동을 시작합니다. 교감신경은 흉추 신경 11번부터 요추 신경 2번(T11-L2)에서 시작되어 방광에 억제성 신호를 보냅니다. 교감신경의 자극이 방광 평활근을 이완시키면서 방광 저장을 촉진시킵니다. 또 요도괄약근과 전립선의 평활근 수축을 일으켜 소변이 나가지 못하도록 잡습니다.

방광을 지휘하는 부교감신경은 천수 신경 2-4번(S2-4)에서 나옵니다. 천수 신경은 골반신경을 통해 방광에 흥분성 신호를 보내 방광을 수축시켜 소변을 보게 합니다.

정상적인 소변 보는 과정에서 신경의 기능들을 살펴보겠습니다. 방광 내에 소변이 차면 방광 용적이 늘어나면서 근육과 점막에 있는 신경에 감각 정보가 발생합니다. 이 정보는 천수 신경(S2-4)을 타고 척수로 이동되어 대뇌피질 내 배뇨 중추로 신호가 전달되어 배뇨반사가 자극됩니다. 이 자극은 뇌교(뇌간)의 배뇨 중추를 통해 중간에서 조율되며, 기저핵과 소뇌에 의해서도 영향을 받습니다.

먼저 외요도괄약근이 이완됩니다(천수 신경 2-4번). 이어서 그동안 방광을 이완시키고 있던 교감신경이 억제되고, 방광을 수축시키는 부교감신경이 활성화되면서 소변을 보게 됩니다. 배뇨가 끝난 이후에는 방광과 요도의 감각 정보가 골반신경을 타고 척수로 전달되면서 교감신경이 자극되어 방광을 이완시키고, 요도괄약근을 수축시키면서 소변을 저장할 수 있게 됩니다. 배뇨의 시작과 끝은 신경과 근육에 의해 이루어지는 것입니다.

혹시 내가 콩팥, 신장에 문제가 있어서 과민성방광염이 생겼을 거라고 걱정하는 분들이 있지만 오해입니다. 과민성방광염은 지나치게 예민해진 신경회로에 의해 소변 욕구를 쉽게 느끼는 상태라고 말할 수 있습니다.

방광은 단순한 소변 통이 아닌 신경의 집합체입니다. 그래서 과민성방광염을 다스리려면 신경의 관점에서 접근해야 합니다. 일차적인 치료의 방향은 방광에 충분한 소변을 저장시킬 수 있도록 예민해진 감각을 줄여 방광 용적을 증가시켜야 합니다.

과민성방광염에 척추 치료를 해야 하는 이유

지금까지 살펴봤듯이 방광이 과민해지면서 적절한 수축과 이완을 하지 못하는 이유는 체성신경, 교감신경, 부교감신경의 정확하고 빠른 대처와 조화로운 피드백이 이루어지지 않기 때문입니다.

배뇨 메커니즘에 등장하는 체성신경, 교감신경, 부교감신경은 골반에서 허리, 등, 목까지 올라가 경추 위에 있는 뇌교 중추(뇌간)에서 방광과 요도괄약근의 조화로운 작용을 중간 지휘하고 대뇌 중추까지 올라가 전체 배뇨 과정을 조절합니다.

즉, 골반, 허리(요추), 등(흉추), 목(경추) 척추의 정렬상태와 신경이 들고 나가는 관절의 안정성이 건강한 방광의 전제 조건이 됩니다. 그래서 척추 디스크질환, 척추협착증, 척추측만증과 같은 척추의 병적인 문제가 있다면 방광의 기능이상이 찾아올 수 있습니다. 병적인 상황이 아니더라도, 척추 정렬이상과 관절의 불안정성은 배뇨를 위한 신경의 정보전달에 문제를 일으킵니다.

따라서 과민성방광염을 치료하려면 약물치료로 불편한 증상을 다스리는 것도 중요하지만, 척추의 병리적인 질병의 유무를 확인하고 자율신경 기능을 방해하는 척추의 불안정성을 해결해주면 충분히 회복되고 건강한 상태를 유지할 수 있습니다.

현대사회는 극도의 육체적인 노동을 요구하지는 않지만 반복되는 잘못된 자세로 인해 체형의 불균형이 일어나고, 이로 인해 감각, 운동, 내장기관의 기능 문제가 함께 발생합니다. 대다수 직장인, 학생, 주부, 남녀노소 관계없이 일자목, 거북목, 새우등, 일자등, 측만증이 보편화된 시대에 사실 내장기관의 기능이상이 안 생길 수가 없습니다.

TV, 스마트폰, PC, 태블릿 등 전자기기의 사용 증가와 함께 목,

등, 어깨, 허리, 골반의 통증은 물론 과민성방광, 과민성대장증후군과 같은 기능이상이 계속 늘어나고 있습니다. 꼭 해당 부위의 문제가 아니더라도 전신의 기능이상은 덤으로 따라오는 것입니다. 따라서 척추의 기능이상이 동반된 상태에서는 약물치료, 방광훈련, 수술치료 등으로 잠깐 증상이 조절될 수는 있어도 결국 증상은 제자리로 돌아올 가능성이 큽니다. 뿐만 아니라 방광 기능이상에 이어 골반 내 장기인 장, 호르몬 기관인 자궁, 난소의 기능이상도 덤으로 생길 수 있습니다.

최근에 알려진 신경 혼선(누화, cross-talk) 이론에 따르면 신경은 입력과 출력의 끝이 없는 피드백을 통해 신체 기능의 항상성을 조율합니다. 신경이 혼선된다는 것은 여러 기관에서 입력된 신호들이 교차해 출력된다는 이야기입니다. 골반 내의 여러 구조물에서 발생한 입력 신호들이 척수 레벨에서 융합 수렴해 다른 인접한 구조물에 출력을 내어 다발적으로 조절될 수 있습니다. 즉, 중추신경 레벨에서 문제가 발생되면 특정 기관에서 발생한 정상적인 자극이 입력되어도, 출력값이 상승하면서 과민성대장증후군, 과민성방광염, 골반통증 장애 등이 발생할 수 있게 됩니다.

Pezzone 등의 연구를 보면 급성방광염에 의해 대장이 팽창된 후 복벽 근육의 근전도를 증가시켰다고 합니다. 방광의 문제가 장, 근육의 문제까지 일으킬 수 있다는 이야기입니다. 또한, 급성 대장염이 발생하면 방광근육의 수축 빈도가 66% 증가하여 과민성방광이 나타난다고 했습니다. 즉, 골반 내 장기인 요로계와 소화기계는 척수 레벨에서 정보를 주고받아 서로에게 영향을 주고 있고, 반대로 이야기하면 척수 레벨에서 문제가 발생하면 정상적인 자극에도 과민성 방광염과 과민성대장증후군을 일으킬 수 있습니다.

이런 의미에서 전체를 바라보는 자율신경 치료는 큰 의미가 있습니다. 예민해진 방광의 문제는 결국 신경의 문제가 해결되어야 끝이 납니다. 치료도 마찬가지입니다. 최첨단 약물, 영양제, 치료법들의 효과를 극대화하려면 자율신경계가 안정화되어야 가능합니다.

과민성방광염은
변비 때문이다

'큰일부터 해결하라. 작은 일은 저절로 해결될 것이다.'라는 화장실 명언은 다들 알고 계시죠? 대변볼 때 소변이 같이 나오지 않아요? 소변을 보게 하는 신경핵과 대변을 보게 하는 신경핵이 근접해 있어 서로 영향을 주고 있습니다. 특히, 항문괄약근과 요도괄약근을 지배하는 신경은 같습니다. 신경 관점에서 바라본다면 장이 예민해져 있으면 방광도 예민해질 수 있다는 이야기입니다.

방광의 용적 변화에 대한 자극이 발생하면 천수 신경 S2-4 척수로 이동하여 대뇌로 전달됩니다. S2-4에는 오누프핵(Onuf's nucleus)이 있는데 '외항문괄약근'과 '요도괄약근'의 운동성 신경이 분포하여 배뇨와 배변에 중요한 역할을 합니다.

위에서 살펴봤듯이 소변을 보는 신경과 대변을 보는 신경회로가 겹쳐 있기 때문에 변비 환자에서 다양한 배뇨 관련 이상 증상이 동반되는 경우가 많습니다. 심한 변비 환자는 소변을 볼 때 감각이 둔화되고 방광의 활동성이 감소될 수 있습니다. Loening-Baucke의 연구에 따르면 만성 변비 환자에서 요실금과 요로감염의 동반률이 각각 29~34%, 11%로 발표하였습니다. 변비가 생기면 딱딱하면서 덩어리가 커진 대변 때문에 직장이 팽창합니다. 팽창된 직장이 바로 앞쪽에 있는 방광을 누르게 되면 기능적으로는 방광이 이완될 수 있는 용적이 줄게 되고, 신경적으로는 물리적인 자극에 의한 다양한 형태의 방광 수축이 발생하면서 소변 관련한 증상들이 발생할 수 있습니다. 변비부터 치료합시다!

2
남(男)모르는 고통!
'생리통'의 실체를
만나다

톡톡! 건강을 담은 생각

변화 없이 진보는 불가능하다. 그리고 자기 마음을
바꾸지 못하는 사람은 그 어떤 것도 바꾸지 못한다.
- 조지 버나드 쇼(George Bernard Shaw)

각주구검(刻舟求劍)이라는 고사성어가 있습니다.
칼을 강물에 떨어뜨리고 뱃전에 그 자리를 표시해 두었다가 나
중에 그 칼을 찾으려 한다는 뜻으로, 상황이 변했는데도 낡은 사
고방식을 고집하면 안 된다는 것을 적절한 비유로 알려주는 말입
니다.
건강관리의 관점에서도 마찬가지입니다. 우리가 건강을 위하여
"그래, 당연히 해야지."라고 생각해왔던 일상적인 습관이나 개념
같은 것들도 다시 점검해봐야 합니다. 새로운 관점을 받아들일
수 있는 여유가 있어야 발전할 수 있습니다.
이런 의미에서 자율신경 기능의학적인 관점은 우리에게 새로운
시각을 보여줍니다. 이러한 관점을 옳다고 생각하고 반복적으로
마음에 새긴다면 이데올로기가 됩니다. 그 생각을 기반으로 믿음
이 생기면 우리의 삶이 새롭게 설계될 것입니다.

생리통의 실체

'고작 생리통 때문'이라고 여자들의 엄살로 치부하는 사람들이 있습니다. 누구나 겪는 과정이라고, 견뎌야 한다고 당연한 것처럼 이야기하는 사람들도 있습니다. 그러나 매달, 수십 년을 겪을 고통이라면 질병으로 인정해야 합니다. 단순 통증이 아닌 구역, 구토, 두통, 어지럼증, 허리통증, 근육통까지 일상생활이 어렵습니다. 생리통 때문에 남자들이 부럽다는 분도, 생리통으로 응급실 방문이 매달 행사인 분도 있습니다.

생리통의 정체는 무엇일까요?

일반적으로 자궁은 골반 내에 위치하면서 자궁경부, 질을 통해 외부로 연결됩니다. 연결통로인 자궁경부의 직경은 매우 좁아서 생리혈을 배출하기가 쉽지 않습니다. 그래서 신체에서는 생리혈 배출을 돕기 위해 생리 시작 전후 1~2일간 프로스타글란딘이라는 물질을 늘려 자궁근육을 수축시키고 자궁 내압을 증가시킵니다. 즉, 생리 시기가 되면 근육을 짜주어 고여 있는 생리혈을 외부로 배출하게 됩니다.

프로스타글란딘이 자궁근육을 짜내면서 생리통의 정도가 결정됩니다. 원발성 생리통을 겪는 여성들은 정상 여성보다 자궁근육의 활동성이 더 높고, 더 큰 수축력과 더 많은 수축 빈도를 보인다고 합니다. 이 과정에서 근육이 수축하면 근육 내부나 주위를 주행하는 혈관을 조여 혈액순환장애를 일으키고, 인접한 조직들의 산소 부족 현상을 초래하면 허혈에 의한 근육통증과 생리통을 동시에 느끼게 됩니다. 생리통이 심할 때는 근육수축을 넘어 자궁근육 경련에 가깝게 되어 통증이 심해집니다. 통계상 매년 17~18만 명에 가까운 여성들이 생리통으로 진료를 받고 있으며, 생리통의 고통 정도가 통증 지수(VAS) 8점에 해당하는 출산 통증과 비슷할 정도로 심하여 입원하는 환자도 많습니다.

생리통은 호르몬 기관의 기질적인 문제 없이 발생하는 원발성 생리통과 여러 가지 다양한 질환에 의해 발생하는 속발성 생리통으로 나뉩니다.

원발성 생리통은 골반 내 장기들에 문제가 없는 경우입니다. 생리 시작 직전 혹은 직후에 발생하며 2~3일 정도 통증이 지속됩니다. 최대 3일까지 이어지고 통증의 강도가 약해지는 것이 특징입니다. 통증의 특징을 보면 일반적으로 간헐적이고, 강도가 다양하며, 치골 부위를 중심으로 주변으로 퍼지는 양상을 보입니다.

속발성 생리통의 경우 골반 내 장기와 연관이 있고, 생리하기 일주일 전에 생기고, 통증의 강도가 점점 강해지는 경향이 있습니다. 그래서 생리통의 강도가 심해지거나, 길어지거나, 없던 생리통이 발생한다면 원인 질환을 찾아야 합니다.

그래서 점점 심해지는 생리통은 그냥 지나칠 일이 아닙니다. 생리통은 가임기 여성 대부분이 겪는 일반적인 증상이지만, 단순 생리로 인한 증상이 아닐 수 있습니다.

- **자궁선근증**: 생리 시작 1주일 전부터 생리통이 시작되고 점점 심해지면서 빈혈이 생길 정도로 생리 양이 늘어납니다. 복부가 뭉치는 것처럼 단단해지기도 합니다.

- **자궁근종**: 자궁벽에 생긴 양성종양으로 크기가 작을 때는 특별한 증상이 없지만 직경이 7~8cm 이상으로 커지면 심한 통증을 일으킵니다. 생리 기간이 아닌데도 출혈이 있거나, 생리 양이 평소보다 많으면서 생리 통증이 심하면 자궁근종을 의심해볼 수 있습니다.

- **자궁내막증**: 초경 뒤 생리통이 없다가 수년 만에 매우 심한 생리 통증이 생겼다면 자궁내막증을 의심해볼 수 있습니다.

- **난소종양**: 난소에 생기는 물혹이 파열되거나 꼬일 때 출혈과 복부 통증이 심하게 나타날 수 있습니다.

- **골반염증**: 생리주기와 상관없이 생리통과 비슷한 통증이 나타난다면, 특히 질염, 방광염, 자궁경부염 등으로 치료받은 적이 있다면 의심해볼 수 있습니다. 몸살과 같은 근육통, 열이 나거나 악취가 나는 질 분비물이 있으면 빨리 치료받아야 합니다.

생리통 치료 입문하기

생리통은 일차적으로 프로스타글란딘에 의해 발생합니다. 그래서 통증을 줄이기 위해서 비스테로이드성 항염증제(NSAIDs)로 알려진 프로스타글란딘 합성효소 억제제를 사용하거나 경구피임제를 사용합니다. 경구피임제는 진통제는 아니지만 배란을 억제해 자궁내막에서 분비되는 프로스타글란딘 수치를 줄입니다.

프로스타글란딘은 생리 시작 전 12~36시간 전부터 만들어지기 때문에 약의 효과를 충분히 보려면 생리 시작 전에 미리 복용하면 좋습니다. 부작용으로 위장장애를 일으킬 수 있으므로 식후 복용하고, 위장약을 추가하기도 합니다.

프로스타글란딘에 의한 자궁수축을 어느 정도 진통소염제를 통해 낮추더라도, 자궁근육이 쥐어짜는 듯한 통증이 남아 있는 경우에는 진경제(예: 부스코판)를 함께 복용하는 것이 좋습니다.

생리통 약을 선택할 때 몇 가지 팁을 소개하자면 아세트아미노펜 성분은 간독성이 있으므로 평소에 술을 자주 마시는 사람은 비스테로이드성 항염증제를 선택하는 것이 좋습니다. 반대로 위장장애가 있는 분들은 아세트아미노펜 계열 약(예: 타이레놀)을 먹는 것이 좋습니다. 몸이 붓거나 압통, 팽만감이 있는 경우에는 이뇨 성분이나 카페인이 복합된 제품을 먹는 것이 도움이 됩니다. 아랫배가 쥐어짜는 듯이 심하게 아픈 경우는 진경제를 선택하세요. 진통소염제는 특정 약을 먹어도 효과가 미미하다면 개인에 맞는 약을 찾아야 합니다.

생리통이 심할 때 타이레놀보다 피임약이 도움이 되기도 합니다. 생리통으로 고생하는 환자의 약 50%에서 경구피임제가 통증을 완화시킬 수 있습니다. 여성호르몬인 에스트로겐, 프로게스테론 분비가 줄어들고 자궁내막이 붕괴되는 과정에서 생리통이 발생하는데, 피임약 성분이 통증을 유발하는 자궁수축 강도를 낮추기 때문입니다.

경구피임제 복용 초기에는 두통, 유방통, 메스꺼움, 불규칙한 부정출혈이 발생할 수 있습니다. 호르몬이 적응하는 단계에서 나타날 수 있는 과정이나 계속된다면 중지해야 합니다. 경구피임제는 혈전으로 혈관이 막히는 혈전증을 유발하거나 간기능에 악영향을 줄 수 있으니 정기적인 검진을 하면서 복용하는 것이 좋습니다.

이런 치료로도 생리통 완화가 부족하고, 일상적인 삶의 질까지 심하게 떨어진다면 딱 두 가지만 고쳐보세요. 지금부터는 자율신경 기능의학을 통해 바라본 생리통 해결 방법을 이야기하겠습니다.

생리통을 고치고 싶다면 교정해야 할 두 가지

'아랫배가 찌르듯이 아프다, 아랫배가 묵직하다, 아랫배가 쥐어짜는 것 같다, 허리가 끊어지는 것 같다.'처럼 가장 흔한 생리통 느낌은 생리 기간 전후에 발생하는 하복부, 아랫배 통증입니다. 그러나 통증뿐만 아니라, 오심, 구토, 설사, 변비, 식욕부진, 두통, 무기력, 피부트러블, 근육통, 식은땀, 실신 등 전신의 다양한 증상으로 일상생활 자체가 어렵기도 합니다. 동반된 증상들을 자세히 들여다보면 자율신경 이상 증상입니다. 즉, 성호르몬에 대한 관점뿐만 아니라 자율신경에 대한 고민을 함께 한다면 생리통 해결의 실마리를 찾을 수 있습니다.

첫째, 등, 허리, 골반을 비트는 나쁜 자세를 피해야 합니다

결론은 척추를 안정화시켜야 생리통이 끝납니다. 원발성 생리통이 생기는 이유로 자주, 길게 발생하는 자궁의 수축으로 인한 근육의 허혈을 들고 있습니다. 즉, 근육 내로의 혈액 공급이 자궁근육수축에 의해 혈관이 압박되어 막혀버리니, 필요한 영양분과 산소는 공급되지 않고, 노폐물은 배출되기 어려워집니다. 도플러 초음파를 통해 자궁을 살펴보니 생리통이 있는 여성에서 생리 초기에 동맥의 저항이 높은 것이 관찰되었습니다. 즉, 동맥의 저항이 높으니 근육으로 혈액 순환이 적절하게 되지 않는 것입니다.

생리가 일어나기 바로 전 자궁 안의 상황을 상상해보겠습니다. 프로게스테론 수치가 낮아지면서 세포막에 풍부한 인지질(주로 오메가 6 지방산)이 방출됩니다. 오메가6 지방산은 효소에 의해 아라키돈산(Arachidonic acid)으로 변환됩니다. 아라키돈산은 생리 시기가 되면 프로스타글란딘, 류코트리엔 등으로 변환이 되는데 이중 프로스타글란딘 F(PGF2a)는 자궁수축을 일으키며 생리통을 유발하는 주요 물질입니다.

자궁근육수축 압력이 동맥 압력보다 높아지면 자궁근육의 허혈이 발생하고 이로 인한 무산소 대사산물들은 통증 뉴런(C-type)을 자극하여 통증이 유발됩니다. 자궁뿐만 아니라 PGF2a, PGE2는 장, 혈관, 폐 등의 근육들도 수축해 위장관 증상인 구역, 구토, 소화불량, 설사, 혈압상승, 기관지 수축을 발생시킵니다.

그런데 만약 특정 원인에 의해 이미 자궁근육이 과도하게 수축해 있는 상태에서 프로스타글란딘에 의해 수축이 더해지면 상상 이상의 통증을 느끼게 될 겁니다. 프로스타글란딘은 국소적인 자궁수축을 유도하지만, 신경은 전체적으로 자궁근육을 과도하게 수축시킵니다.

생리통은 근육수축에 의한 혈액순환장애인 '허혈' 때문에 발생합니다. 자궁근육의 신경지배와 혈액순환에 대해서 알아봅시다. 자궁은 자궁동맥과 난소동맥에서 산소와 영양분을 공급받습니다. 자궁의 구심성 신경은 흉추, 요추(T10-L1)를 통해 척수로 들어가 피드백을 합니다. 교감신경은 하복부신경총과 난소신경총에서 나오고, 부교감신경은 천골신경(S2-4)을 통해 지배됩니다.

특히 남녀 생식계는 많은 부분이 자율신경에 의해 조율됩니다. 남성의 경우 발기와 사정 관련, 여성의 경우 자궁 관련 근육들은 불수의근으로 자율신경에 의해 조절되고 있습니다. 만약 하부 등허리의 문제, 천골, 골반의 밸런스 문제가 있는 환자라면 어떤 상황이 발생할까요? 자궁의 감각, 운동, 내장 기능을 담당하는 체성신경과 자율신경이 동일한 경로로 주행하기 때문에 나쁜 자세로 인한 척추의 변위는 물리적으로 신경을 예민하게 합니다. 정상적인 자궁수축의 강도인 배가 묵직한 정도를 넘어서 쥐어짜는 듯한, 일상생활이 어려울 정도의 생리통을 경험할 수 있습니다. 이런 통증 신호는 해당 척추 신경 경로를 타고 다시 들어가 더욱더 강한 수축 신호를 발생시키는 악순환에 빠지게 됩니다. 결국, 척추 밸런스 문제가 해결되어야 생리통은 끝이 납니다.

자율신경 관점에서 생리통을 일으키는 자궁근육의 허혈, 혈액순환 문제를 해결해봅시다. 혈관의 압력을 조율하는 것은 교감신경입니다. 내부적, 외부적인 스트레스의 합은 교감신경을 항진시키고 혈관을 수축시켜 혈액순환장애를 지속시킵니다. 이런 상황에서 높은 자궁 압력은 더욱더 허혈을 일으키고 통증과 회복을 악화시킵니다. 여성호르몬 기관을 지휘하는 교감신경은 흉추, 요추(T10-L1)를 통해 나옵니다.

이곳 흉요추 접합부(TLJ)는 굉장히 의미가 있는 부위입니다. 앉아 있을 때 가장 압박을 많이 받는 부위이자 척추운동의 변곡점으로 가장 불안정해지기 쉬운 위치입니다. 앉아 있을 때 허리가 아픈 사람, 허벅지 바깥쪽, 사타구니 쪽 통증이 있는 사람이라면 흉요추 접합부에 문제가 있는 사람입니다. 기능적으로는 골반 내 장기의 기능을 지휘하는 교감신경이 이곳에서 나오기 때문에 오래 앉아 있는 사람치고 소화가 잘되는 사람, 배변이 좋은 사람, 생리가 원활한 사람, 소변 문제가 없는 사람이 드뭅니다.

결국, 생리통을 해결하기 위해서는 척추의 정렬과 관절의 안정성이 확보되어야 합니다. 생리통이 심할 때는 임시방편으로 진통제나 피임약도 도움은 되겠지만 지속적으로 반복되고 문제가 해결되지 않는다면 척추 밸런스를 살펴봐야 합니다.

둘째, 생리통을 극복하려면 몸을 차게 만들지 마세요!

월경주기와 체온은 밀접한 상관관계가 있습니다. 배란주기 관찰법을 통해 피임의 수단으로 사용할 정도로 기초체온이 월경주기에 따라 변합니다. 보통 기초체온은 36.5°C 내외입니다. 배란일을 경계로 배란 전까지는 36.3~36.5°C의 저온상태가 되고 배란 이후에는 36.7~36.9°C로 올랐다가 생리 시작과 함께 다시 체온이 급격하게 떨어지면서 자궁내막이 붕괴되고 근육이 수축하면서 생리통이 발생합니다. 심부체온이 오르면 혈액순환이 원활해지면서 세포 활동을 촉진시킵니다. 반대로 심부체온이 떨어지면 혈액순환이 나빠져 생리통을 일으키기 쉽습니다.

심부체온을 유지하는 혈액순환이 잘 되려면, 혈액량을 유지하기 위해 탈수가 일어나지 않도록 하고 혈관을 수축시키는 교감신경 항진을 줄여야 합니다. 이런 이유로 생리통에 응급실을 찾아 수액을 맞으면 탈수가 교정되면서 통증을 쉽게 이겨내는 것입니다. 그래서 평상시 탈수가 되지 않도록 수분 섭취를 충분히 해주고, 세포 탈수가 되는 원인을 찾아 해결해주어야 합니다. 같은 이유로 교감신경을 평상시에 흥분시키고 있는 내부적, 외부적인 요인을 찾아 해결해주면 됩니다. 근골격계 문제, 장간 해독 기능이상, 음식 알레르기, 독성물질의 노출 여부 등을 기능의학 검사를 통해 객관적으로 점검하고 해결하면 됩니다.

혈액순환의 관점에서 보면 L-아르기닌이 생리통에 도움이 됩니다. 산화질소도 생리통 조절에 관여한다고 합니다. L-아르기닌은 강력한 항산화제이자 산화질소를 만들어 체내 혈관을 확장하고 혈액순환을 개선합니다. 특히, 자궁으로 공급되는 혈액순환이 개선되면 생리통 완화 및 자궁 건강에 큰 도움이 될 수 있습니다. 추가로 비타민B1과B6, 칼슘, 마그네슘, 오메가3, 비타민D가 생리통 조절에 좋습니다.

생리통은 누구에게나 찾아오지만 견뎌내야만 하는 질병은 아닙니다. 근접 원인에서 헤매지 말고 근본 원인을 찾아 해결해보세요. 단순 생리통이 아닐 수 있으니 잘 관찰하고 병리적인 문제가 의심된다면 적극적으로 검사해봐야 합니다. 원활한 혈액순환이 완치의 지름길입니다. 체온을 올리면 건강이 저절로 회복됩니다. 약보다 좋은 것은 양질의 음식이며, 반드시 기억해야 할 사실은 바른 자세를 통한 자율신경 안정화가 생리통 완치의 지름길입니다.

3
심근경색 예비 신호인
'발기부전'의 실체를
만나다

톡톡! 건강을 담은 생각

"나는 날마다 모든 면에서 점점 더 좋아지고 있다."
"Day by day, in everyway, I'm getting better and better."
– 에밀쿠에(Émile Coué)

프랑스의 약사이자 심리치료사인 에밀쿠에는 우연히 환자를 통해 플라시보 효과를 경험하면서 책을 통해 자기 암시와 무의식의 힘을 통한 치유의 기적을 보여주었습니다. 그는 하나의 생각이 발전하여 암시와 힘이 된다는 '집중의 가치'와 암시의 실행을 위해서는 반복해야 한다는 '반복의 가치'를 강조합니다.

그러나 우리 마음은 부정적으로 미끄러지도록 설계된 기울어진 운동장이기 때문에 현실에서는 쉽지 않습니다. 부정적인 감정일수록 더 크게 다가오고, 악감정들은 도미노처럼 연쇄적으로 들고 일어납니다. 괴로워서 분노하고 분노해서 더 괴롭습니다.

괴로운 사람은 몸과 마음이 파괴됩니다. 생각은 말이 되고, 말은 행동이 되고, 행동은 습관이 되고, 습관은 운명이 되어 내 삶을 결정합니다. 긍정적인 생각은 플라시보 효과를 나타내지만, 부정적인 생각은 노시보 효과를 나타냅니다.

더는 질병에 대한 부정적인 생각에 끌려 다니지 맙시다. 긍정의 힘을 믿고 집중과 반복을 통해, 이제는 우리도 한번 제대로 불편한 증상과 질병들을 혼내줄 때가 되었습니다.

"상상은 의지보다 힘이 세고 무의식은 의식보다 강하다."

발기부전이 심근경색의 위험 신호인 이유

발기부전이란 '만족스러운 성생활을 누리는 데 필요한 발기를 얻거나 유지하지 못하는 것'으로 정의하고 있습니다. 성 관련 문제는 아직까지 터부시하는 사회 분위기로, 발기부전이 객관적, 의학적으로 관리해야 할 질병에 해당되지만 많은 사람들이 쉬쉬하면서 음성적으로 해결하려다 보니 많은 문제들이 생기고 있습니다.

발기부전은 분명한 질병입니다. 대사증후군으로 불리는 고혈압, 당뇨, 고지혈증, 비만 등은 발기부전과 매우 높은 연관성을 가지는 질환입니다.

이런 만성질환들은 공통적으로 활성산소를 통해 산화스트레스를 증가시켜 혈관에 손상을 일으킵니다. 심혈관질환은 발기부전과 동등한 질병이라고 보면 됩니다.

심장으로 혈액을 공급하는 관상동맥은 평균 지름이 3~4mm이고, 음경해면체동맥의 평균 지름은 1~2mm이므로 대사증후군, 심혈관질환이 있다는 것은 더 좁은 혈관이 위치한 음경으로의 혈액순환 장애는 이미 존재한다는 뜻입니다. 뒤집어보면 발기부전은 곧 발생할 심혈관질환의 강력한 경고 신호입니다. 자! 문제를 해결하기 위해서 가장 기본인 해부학부터 시작해보겠습니다.

발기 메커니즘 파헤치기

"고추는 단순히 커질 수 있는 살덩어리일 뿐인가?"

생물학적으로 음경은 번식이라는 가장 기본적인 생존의 과제를 해결하기 위한 도구입니다. 즉, 정자와 난자가 만나 수정을 하는 데 매우 효과적인 도구입니다.

음경은 매우 희한한 구조를 가지고 있습니다. 뼈도 아니요 근육도 아닌데 골격구조를 가집니다. 대부분의 경우 음경은 부드러운 형태를 유지하지만 교미할 때 제 기능을 하려면 매우 딱딱해져야 합니다. 음경 내부는 3개의 원통형 해면조직인 한 쌍의 음경해면체와 그 하부에 요도해면체로 구성되어 있습니다. 음경해면체 내에는 음경백막에 둘러싸여 형성된 많은 해면체강 기둥이 해면체강을 지지하고 있고, 이 해면체강 기둥은 섬유조직, 탄력조직, 내피세포로 덮인 평활근으로 구성되어 있습니다. 내피세포로 덮인 해면체강에 혈액이 가득차면 발기가 됩니다. 성적으로 흥분하면 많은 혈액이 모이고 음경이 딱딱해지면서 커집니다. 사정이 끝나면 해면체를 채웠던 혈액이 빠져나가면서 크기가 줄어듭니다. 음경은 윤상인대와 현수인대에 의해 백선과 치골에 연결되어 지지를 받으며 성교 시 고정된 상태를 유지하는 역할을 합니다. 이런 형태를 유체골격(Hydrostatic structure)이라고 합니다.

음경에 공급되는 동맥은 발기하는 데 필수 혈관인 해면체동맥이 있고, 배부동맥에서 나온 회선동맥이 해면체 조직에 혈액을 공급합니다. 정맥은 표층, 중간층, 심층으로 분포되어 있습니다. 성적 자극 시 평활근이 이완하고 부교감신경이 흥분하여 음경으로 가는 동맥을 확장시키면서 팽창합니다. 동시에 동양혈관(Sinusoid)으로 들어간 혈액의 양이 많아지면서 압력이 높아지고, 주위 정맥을 압박하여 음경 밖으로 나가는 정맥은 혈액의 흐름이 줄어듭니다. 결과적으로 혈액이 발기성 조직에 축적되면 음경은 부풀어지고 커지면서 발기가 됩니다. 즉, 혈관과 혈관의 압력조절에 의해 강직도가 유지되기 때문에 혈관을 중심으로 해결 방법을 찾아야 합니다.

딱딱하게 세우는 법(No NO No erection)

'딱딱하게 서지 않아요.'라는 말은 결국 '혈관질환을 가지고 있어요!'와 같은 말입니다. 발기와 혈관 건강에 관련한 생화학적으로 중요한 요소들을 살펴보겠습니다.

남성의 기능이 좌우되는 그곳, 발기와 관련된 모든 연구는 산화질소(NO)에 집중되어 있으며, 다른 말로 NO가 없으면 발기가 안 된다는 말이 No NO No erection일 정도로 산화질소의 역할은 매우 중요합니다.

산화질소 생성을 방해하거나 인슐린 저항성을 일으키는 산화스트레스와 미세 염증은 발기부전을 포함한 혈관성 질환의 핵심 원인입니다. 혈중 산화질소의 낮은 농도는 산화스트레스를 유발하는 복부비만, 흡연, 고지방식, 설탕 섭취와 높은 상관관계를 갖습니다. 발기부전이 있는 남성은 혈관 내 산화질소와 항산화인자들이 줄어들고, 염증인자나 산화스트레스인자는 증가합니다. 활성산소는 세포조직에 독성을 가지기 때문에 우리 신체 내부에는 적절한 항산화 시스템이 탑재되어 있는데 기능이 떨어지거나 과도한 활성산소의 발생은 직접 내피세포에 작용하여 세포막을 손상시키고 혈관 내피세포 기능 문제를 발생시킬 수 있습니다. 인체 내에서 산화스트레스가 발생되는 원인은 미토콘드리아 대사 문제, 미네랄, 중금속 문제, 효소 부족 문제, 신체 곳곳의 미세 염증, 흡연, 방사선노출, 고혈당이 대표적입니다.

그래서 뚱뚱해지면 발기부전은 필연적으로 따라옵니다. 비만의 병태생리는 전염증성 사이토카인(Proinflammatory cytokines)과 관련되어 있습니다. 예를 들면, 종양괴사인자(TNF-α), 인터류킨(IL-6)과 같은 염증을 일으키는 물질이 많이 발생합니다. 뚱뚱해지면 체중을 유지하기 위해 더 많은 칼로리를 섭취하고, 더 많은 에너지를 사용하기 때문에 활성산소를 더욱 많이 생성합니다.

비만이 없는 발기부전 환자를 보면 C반응성단백(CRP)이 높습니다. CRP와 전염증성 사이토카인은 모두 인슐린 저항성을 일으킵니다. 인슐린 저항성이 발생하면 산화질소를 감소시키고, 고혈당을 유지하면서 최종당화산물(Advanced glycation end products, AGEs)과 같은 활성산소를 증가시키는 물질을 증가시킵니다. 반대로 항산화제는 산화질소와 인슐린 감수성을 높일 수 있습니다.

따라서 최고의 발기부전 치료제는 다이어트, 바로 운동입니다. 운동은 산화질소를 증가시켜 더욱 빈번한 발기를 가능하게 합니다. 운동을 하게 되면 혈액순환이 강력해집니다. 강력해진 혈액순환은 혈관 내에서 물리적인 자극을 주게 되고 이로 인해 혈관 내피세포에서 산화질소 생산을 증가시킵니다. 회음부 강화 운동의 경우 음경으로부터 나오는 정맥혈류를 줄여 발기 능력을 강화시킬 수 있습니다.

앉아서 생활하는 자세는 발기부전을 2~10배 발생시킨다는 연구 결과가 있습니다. 서 있다고, 운동을 한다고 음경으로 가는 혈류를 증가시키는 것은 아니지만, 신체활동은 인슐린 저항성을 낮추고, 산화스트레스를 낮추며 항산화물질의 활동을 증가시킵니다.

산화질소와 관련하여, 운동을 얼마나 자주 하느냐와 운동의 강도가 모두에 관련되어 있습니다. 동물실험에서 갑작스런 운동은 산화질소를 48시간 동안 증가시켰지만, 매일 하는 운동은 일주일에 걸쳐 산화질소의 양을 4배 증가시켰습니다. 그러나 매우 격렬한 운동은 오히려 산화스트레스를 증가시키기 때문에 피하는 것이 좋습니다.

또한 격렬한 운동 후에 다량의 탄수화물, 설탕을 보상적으로 섭취하게 되어 오히려 악영향을 끼칠 수 있습니다.

자연 비아그라

발기에 도움이 되는 영양제를 알아보겠습니다. 산화질소의 관점에서 접근하면 됩니다. 산화스트레스를 줄일 수 있는 항산화제, 염증을 줄이는 항염증제, 산화질소를 높일 수 있는 영양제가 자연 비아그라라고 할 수 있습니다.

- 비타민C, 비타민E: 발기와 관련해 많이 연구되었습니다. 항산화제는 흡연자, 비만, 당뇨를 앓고 있는 남자에서 발기 능력을 향상시키는 매우 중요한 요소입니다.
- 엽산: 산화질소 생산을 자극합니다.
- 오메가3: 염증을 줄이고 직접적으로 산화질소의 생산을 증가시킵니다. 오메가3 지방산의 한 종류인 에이코사펜타엔산(EPA)을 보충해주면 산화질소가 3배 증가한다고 합니다. 특히, 고혈압, 당뇨, 관상동맥질환, 협심증이 있는 경우에는 오메가3가 중요합니다.
- 칼슘: 칼슘 섭취 부족은 고혈압 발생 빈도 증가와 관련이 있습니다.
- 카테킨: 비타민C, 비타민E와 함께 강력한 항산화제입니다.
- L-아르기닌: 인체는 아르기닌을 사용해 산화질소를 생산하며, 산화질소는 혈관을 통제하는 작용 및 면역 방어인자로 작용합니다. 아르기닌의 부족은

심혈관, 뇌혈관질환의 위험인자가 됩니다. 장벽과 간에서 광범위하게 대사되기 때문에 하루 5g 이상에서 발기에 효과가 있습니다.

- 기타 영양소: 항산화 효과를 높이기 위해 베타카로틴, 코엔자임 Q10, 아스타잔틴과 같은 영양소를 추천합니다.

진짜 사랑은 건강한 밥상에서부터 나옵니다. 건강한 밥상에서 빼야 할 것은 정제당분, 설탕부터 끊어야 합니다. 혈당이 오르면 염증과 연관된 사이토카인이 증가합니다. 그로 인해 산화스트레스가 증가하고 이를 방어하기 위한 항산화성분이 고갈됩니다. 고지방식을 피해야 합니다. 고지방식은 산화스트레스를 늘리고 혈관확장 반응을 줄입니다. 고지방식과 연관된 산화스트레스의 증가와 염증 매개물질의 증가는 인슐린 작용을 통해 산화질소의 양을 줄입니다. 술도 반드시 양을 줄여야 합니다. 적은 양의 술은 산화질소의 양을 증가시킬 수 있지만 많은 양의 술은 산화질소를 억제하고 혈관 내피세포의 구조적인 변형을 가져올 수 있습니다. 또한 과음은 조루와 연관관계가 깊습니다. 마른 장작이 잘 타듯이 가장 좋은 것은 소식(小食)입니다.

- 산화질소를 높일 수 있는 아르기닌은 굴, 전복, 마, 깨 등에 많이 들어 있습니다.
- 남성호르몬을 올려줄 수 있는 아연과 셀레늄과 같은 섹스 미네랄을 충분히 섭취하는 것이 좋습니다. 테스토스테론의 양은 혈중 산화질소의 생산량과 밀접한 연관관계가 있습니다. 테스토스테론은 내장지방을 감소시키고, 인슐린 저항성을 낮춥니다. 굴, 장어, 게, 새우, 호박씨, 콩, 등푸른생선, 마늘, 버섯 등에 섹스 미네랄이 많이 포함되어 있습니다.

발기부전에 척추 치료가 필요한 이유

혈관 건강도 중요하지만 정작 음경을 세우는 것은 신경입니다. 발기를 관장하는 중추신경계는 변연계(Limbic system) 내에 위치합니다. 변연계는 생리적인 욕망과 정서와 관련해 받아들인 감각을 모아서 내장 기능과 감정의 발생에 영향을 미칩니다. 변연계는 촉각, 청각, 미각, 후각에 의한 외적인 성적 자극을 받아들입니다. 상상 자극에 의한 대뇌피질의 정보도 변연계에서 관장합니다.

발기 중추의 위치는 시신경교차전 시상하부 부위(Preoptic hypothalamic area)에 위치합니다. 발기 중추가 자극되면 자율신경계를 통해 음경으로 원심성 정보를 보내게 됩니다.

시상하부는 보다 상위의 대뇌피질 및 다른 피질하 구조와 광범위하게 연결되어 있고, 남성호르몬 합성을 조절하는 뇌하수체와 연결되어 성기능을 조절하는 중추적인 역할을 하는 것으로 여겨집니다. 후부시상하부로부터의 자극은 흉추-요추(T12-L3)의 교감신경으로 전달되며, 전부시상하부로부터의 자극은 천수(S2-S4)의 부교감신경으로 전달됩니다.

음경의 체성신경계는 음부신경(Pudendal nerve)으로부터 기원합니다. 음부신경은 천수절에서 기원하며 골반 내로 들어갑니다. 음경의 발기에 관여하는 해면체 조직과 음경혈관은 자율신경계의 교감신경과 부교감신경에 의해서 지배를 받으며 좌골해면체근과 구해면체근과 같은 회음부근육은 체성신경계의 지배를 받습니다. 체성신경계에 해당하는 음경배부신경은 귀두와 음경피부의 감각신경을 형성합니다. 그래서 성기 감각이 예민하여 성관계를 지속하지 못하는 조루증 환자에서 음경배부신경 차단술을 시행하기도 합니다.

성행위는 생식기만의 기능이 아닙니다. 성행위를 하려면 신체 전반에서 자율신경계와 관련된 일련의 전신 반응들이 유기적으로 나타납니다. 심장박동수가 증가하고, 체온이 올라가고, 호흡이 가빠지고, 근육의 긴장이 발생합니다. 괄약근, 전립선이 수축하면서 사정이 일어나고, 여성에서는 질, 자궁, 골반근육 및 항문근육에서 리드미컬한 수축이 발생합니다.

그래서 강한 발기를 위해서는 체성신경을 통한 감각의 입력, 중추신경에서의 통합, 자율신경을 통한 출력이 적절해야 합니다. 신경은 물리적인 압력과 저산소 환경에 취약합니다. 만약 호흡과 혈액순환 기능이 떨어져 있다면 중추신경과 말초신경의 기능은 저하됩니다. 호흡과 혈액순환은 자율신경이 지휘하며 그 핵들이 뇌간에 있어 뇌간의 물리적인 안정성이 매우 중요합니다. 또한 중추신경은 경동맥과 척추동맥을 통해 공급받고 교감신경에 의해 혈관의 톤이 조율되기 때문에 척추 특히 목과 등의 안정성이 확보되어야 합니다. 형태가 변하면 기능이 바뀌듯이 척추의 구조가 변하면 발기 기능도 떨어집니다.

발기부전은 심리적인 원인도 있지만 결국 실체가 있습니다. 고추 농사만 망치는 것이 아니라 건강 자체를 망칠 수 있습니다. 결국은 잘못된 생활습관의 문제입니다. 잘못된 생활습관인 척추 자세 문제, 식생활 문제, 환경적인 문제 등을 기능의학 검사를 통해 객관적으로 점검하고, 해결함으로써 고추도 건강도 바로 세울 수 있습니다.

　강력한 발기 능력을 위해 필요한 해부학적 요소별로 정리해보면 다음과 같습니다.

- 충분한 혈액순환
- 혈액순환을 지휘하는 안정된 자율신경 기능
- 체성신경과 중추신경계의 상호작용
- 산화스트레스 조절(특히 다이어트, 운동하기)
- 적절한 식생활과 영양요법

　발기부전 치료를 위해서는 자율신경계를 꼭 점검하고 치료해야 합니다. 건강한 자율신경 기능의 핵심은 바른 척추정렬과 신경이 드나드는 관절의 안정성 확보에 있습니다. 아무리 좋은 음식, 영양제, 약, 시술을 한다고 척추(자율신경)가 건강해지지 않습니다. 고추도, 건강도 자율신경 구조치료를 통해 세울 수 있습니다.

발기부전 치료제의 실체

발기부전 약이라고 하면 떠오르는 것이 '비아그라'입니다. 1998년 미국 화이자가 만든 비아그라의 원료인 실데나필은 남성이 성적으로 흥분할 때 나오는 고리형 구아노신일인산(cGMP) 분비를 돕고 포스포다이에스터레이스(PDE5)를 분해하여, 혈관확장 시간을 늘려 장시간 발기를 돕는 약입니다.

비아그라(실데나필)는 처음 협심증 치료제로 개발되었습니다. 그러나 임상과정에서 협심증 치료제로는 효과가 별로였는데 예상치 못한 부작용이 발생했습니다. 발기 효과가 이 약물의 부작용이었습니다. 성적인 자극이 되면 혈관 내피세포에서 산화질소가 분비됩니다. 산화질소는 구아닐산 고리화 효소(Guanylate cyclase)를 활성화시켜 평활근 세포 내에서 cGMP를 증가시킵니다. cGMP는 세포막의 과분극과 세포 내 칼슘 농도를 낮추어 음경해면체 평활근을 이완시키고, 발기를 유도합니다. 즉, 비아그라는 cGMP를 분해하는 PDE5를 억제하여 cGMP의 농도가 증가하고 음경해면체 평활근을 이완시켜 혈액이 충전돼 발기를 유발시키는 원리입니다.

비아그라가 협심증에 사용된 이유도 같습니다. 협심증은 심장의 혈관이 좁아지거나 막히면서 생기는 질병입니다. 심장의 혈관을 이완시키는 명령을 전달하는 물질은 cGMP입니다. 심장의 혈관에서 PDE3가 cGMP를 분해하는데, 비아그라가 PDE3 작용을 차단시켜 cGMP의 농도를 높이면 심장혈관을 확장시켜 협심증을 완화시킬 것으로 생각하고 만든 약물입니다.

우리 몸에 PDE는 약 12가지가 서로 다른 조직에 분포하고 있습니다. 예를 들면, PDE3-심장혈관, PDE4-기관지, PDE5-음경, PED6-눈에 위치합니다. 그래서 비아그라 복용으로 발생할 수 있는 발기부전 치료제 부작용으로 PDE3에 작용해 심장의 혈관을 지나치게 이완시켜 저혈압이나 심장마비를, PDE6에 작용해 시각 신호를 교란시켜 색각장애 등이 생길 수 있습니다.

강직도 높이는 법

음경이 발기하면 평균 압력이 대개 80~90mmHg입니다. 음경 내의 압력은 심장의 혈압이 어느 정도인가에 따라 제한됩니다. 발기한 음경에 약간의 압력을 가하면 강직도가 매우 높아집니다. 예를 들면, 성행위 중 피스톤운동을 하거나 음경이 살짝 구부러지면 음경 내의 압력은 200mmHg까지 높아질 수 있습니다.

지금껏 공부한 내용을 토대로 발기 과정을 경험해보겠습니다. 성적인 자극에 의해 성적 흥분이 일어나면서 척추 신호를 통해 발기가 이루어집니다. 시각, 청각, 심리적인 자극이 없더라도 피부자극만으로도 발기할 수 있습니다. 성기, 회음부, 허벅지 내측으로부터 피부자극이 천수 신경을 통해 중추신경계로 가지 않고 바로 해면체신경으로 반사되어 발기를 일으킵니다. 따라서 성관계 전에 충분한 전희를 가지면 강직도가 높은 발기를 할 수 있습니다. 남성에서는 바로 삽입하려고만 하거나, 바로 불을 끄고 시작하는 것은 성적흥분을 일으키기에 불충분할 수 있습니다. 적절한 시각적 자극, 성적인 대화, 서로를 배려하려는 자세와 스킨십을 통해 심인성 반사와 반사성 발기를 최대로 일으킬 수 있습니다.

4
섹스가 고통이라면 알아야 할 '성교통'의 실체를 만나다

톡톡! 건강을 담은 생각

기회가 없음을 한탄하기는 쉬우나 한탄하는 때가 바로 기회라고 깨닫기는 어렵다. 이것은 마치 놓친 고기 생각에 낚싯밥을 챙기지 못하는 것과 다를 바가 없다.
- 채근담

우리가 매일 챙겨보는 것 중 하나는 기상예보입니다. 비가 올지, 미세먼지는 어떤지 체크를 하고 하루를 시작하면 갑자기 쏟아지는 소나기에도 크게 놀라지 않고 대처할 수 있습니다. 비가 올 확률이 99%라면 당장은 비가 오지 않더라도 우산을 준비합니다.

그러나 병원에서 환자들과 이야기를 나누어보면 '질병예보'에 대한 반응은 좀 의외입니다.

"안 그런 사람이 어디 있어요! 늙으면 다 아프죠."

명백한 증거 앞에서도 진실을 외면하며 버텨버립니다.

지금까지 건강을 위한 '보물단지'였던 사고방식들이 '애물단지'로 전락했다는 사실을 받아들이기 어렵겠지만 인정할 건 인정합시다. 손절할 때는 확실히 손절해야 합니다. 현재 자신의 건강 상태를 객관적으로 바라보고 내 문제임을 받아들임으로써 스스로 문제점을 수정해나가야 합니다.

그럼 언제 건강을 점검하고 수정해야 할까요? 지금이 바로 그때입니다. 며칠 뒤에 하겠다는 말은 안하겠다는 말과 같습니다.

불화를 부르는 성교통

"성교통이 너무 심해서 관계하기도 싫어요. 삽입할 때 질 안이 화끈거리고 따갑기도 하고요. 어느 날은 정말 소리 지르고 싶을 정도로 아프기도 해요. 매번 이러다 보니 이제는 남편도 저도 둘 다 지친 상태네요."

성교통을 호소하는 여성들 가운데 1/4은 이 증상을 자주 경험했거나 최근 6개월 이상 성관계 때마다 통증을 경험한다고 합니다. 캐나다 대학생들을 대상으로 한 연구에서 젊은 여성의 약 50%가 첫 경험 때 고통을 느꼈다고 합니다. 성적으로 활발한 여성도 46%에서 성교통을 느꼈고, 산후 성교통의 경우 45%로 조사되었습니다. 우리나라의 경우 아직도 보수적인 성문화로 성적인 고민을 외면하거나 감추는 경향이 많습니다. 그러나 통증, 고통은 부인할 수 없는 질병의 영역입니다.

성교 통증으로 인한 불안, 긴장, 걱정, 증상 악화의 악순환은 본인만의 문제가 아니고 마냥 피하기만 해서 해결될 일도 아닙니다. 100세 시대에 성관계 없는 결혼 생활이 유지되기 힘듭니다.

성교통이 반복적으로 발생하면 덜컥 겁부터 납니다. 통증의 시작과 함께 공포라는 감정이 뒤섞이면서 트라우마를 남기게 됩니다. 성적 배우자가 관계를 원하지만 통증 때문에 피하고만 싶습니다. 그러나 상대방이 실망할 것을 두려워해 이야기하지 못하고 견디고만 있는 경우도 많습니다. 증상이 지속되면 성에 대한 즐거움은커녕 공포 그 자체가 되어 일상생활 자체에 문제가 발생합니다.

통증을 느끼는 부위가 정해진 것이 아니라 여성마다 질 입구부터 골반 안쪽까지 다양한 부위에서 나타나다 보니 '혹시 암인가'처럼 여성 건강 자체에 대한 염려도 생깁니다.

정신심리학에서는 성교통을 공포의 반응, 주요 불안증상, 적대감 또는 성적 혐오로 인한 무의식적인 갈등으로 봅니다. 통증이 반복되면서 대인관계의 어려움이 발생합니다. 성교통이 있는 경우 성교 빈도가 낮고 성욕이 낮으며, 오르가즘이 적은 것으로 나타납니다. 성관계로 인한 통증은 신체적인 불만족, 정서적인 만족도가 낮으며 삶에 있어서 행복감 감소와 밀접한 관련이 있습니다. 부부관계의 불화가 성교 통증의 원인이 되는지 아니면 성교통에 의해 부부관계가 악화되는지는 불분명합니다.

관계 시 통증이 있다면 찾아봐야 할 질환은?

성교통의 원인은 무엇이 있을까요? 일단 병리적인 질병이 있는지부터 확인해야 합니다. 생식기 궤양이나 베체트증후군과 같은 궤양성 염증질환을 확인해봐야 합니다. 당뇨병이나 장염과 같은 기저질환이 있을 때도 유사 증상이 나타날 수 있습니다. 외음부의 피부염, 습진, 화학물질에 대한 예민도 상승으로 성교통증이 발생할 수 있습니다.

외음부 입구부 통증

- 외음부통증(Vulvodynia): 작열감, 자극증상, 압력을 가할 때 통증(예: 앉거나 자전거 탈 때)
- 외음전정통증(Vulvar vestibulitis): 외음전정부의 염증성 통증, 무거운 통증, 따가움, 가려움
- 질경련(Vaginimus): 질 입구 근육 경련, 수축, 피임기구, 손가락, 성기 진입이 어려움
- 위축성질염, 윤활기능 부전: 질 건조, 마찰, 자극, 삽입 어려움

깊은 부위 통증

- 자궁내막증 및 골반유착: 생리와 관련된 주기적인 통증, 뭔가 부딪혔다는 느낌의 통증
- 자궁 부속기 문제: 통증이 한쪽으로 국한될 수 있음
- 후굴자궁, 골반이완증, 자궁근종

- 만성자궁경부염, 골반염증성질환, 자궁내막염
- **골반울혈**: 성관계 후 통증, 골반통증
- **방광염, 요로염**: 치골 위쪽 압박감, 야뇨증, 빈뇨, 급박뇨

성교통 극복을 위해 알아야 할 해부학

눈에 보이지 않는 기능이지만 실체는 하드웨어인 해부학에 원인이 숨어 있습니다. 해당 기관 자체의 구조적인 문제는 물론, 기능을 원활하게 유지하기 위한 신경 공급, 혈액순환, 림프순환 장애에 근본 원인과 치료의 해답이 있습니다.

먼저 질에 대해서 알아보겠습니다. 질은 외음부에서 자궁경부까지 이어지는 탄력 있는 조직으로 이루어진 통로입니다. 앞쪽에는 방광, 뒤에는 직장이 위치하고 있으며 질 입구의 조임근은 항문과 8자 형태로 연결되어 있어 함께 움직입니다. 즉, 항문을 의지적으로 조이면 질 입구도 함께 조일 수 있습니다. 반면 질 내부는 평활근으로 구성되어 있으며 평활근은 자율신경계의 직접적인 조절을 받고 의식적으로는 움직일 수 없습니다. 평활근의 수축은 신경자극 이외에도 호르몬, 주변 분비물질의 영향을 받습니다. 골격근과 달리 수축에 반드시 활동전위가 필요하지 않습니다.

질벽은 편평상피로 된 점막과 평활근층으로 구성되며 외부에 결합조직에 의해 지지되고 있습니다. 질 분비물의 산성도는 pH 4.0~5.0

사이의 약산성입니다. 질점막에는 매우 많은 선조직(샘, gland)들이 존재합니다. 질고유층(Lamina propria)에는 혈관과 림프선이 존재합니다.

해부학적으로 통증이 없는 성관계의 전제 조건은 건강한 점막, 풍부한 윤활액 분비, 적절한 질근육의 수축이 핵심 요소입니다.

성교통 극복을 위한 점막 건강 회복하기

점막은 호흡기, 소화기, 비뇨생식기 상피세포에 존재하면서 외부 입자와 독성물질, 물리적인 유해자극에 의한 손상을 방어해주는 역할을 합니다. 점막을 감싸고 있는 점액의 한 성분인 뮤신은 탄수화물로 구성된 당단백질입니다. 뮤신은 주로 점막의 점탄성 성질을 담당합니다. 뮤신의 기능과 역할은 점막 표면에 있는 당사슬 구조의 배열에 따라 달라집니다.

자궁경부-질 점액은 92~95%의 물과 이온, 5~8%의 고체 물질로 이루어져 있습니다. 고체 물질은 주로 뮤신인 당단백질, 프로테오글라이칸 및 지질로 구성됩니다. 자궁경부 및 질을 감싸는 점액은 윤활 역할, 보습 및 미생물을 조절하는 기능을 합니다.

수분과 뮤신으로 구성된 점액은 면역글로불린, 락토페린, 라이소자임과 같은 면역 활성 단백질을 많이 포함하고 있어 유해균의 부착을 차단하여 감염을 방지합니다.

성교통 극복을 위해서는 윤활액 분비를 원활하게 해야 합니다. 질 윤활액은 성행위 시 음경 삽입에 의한 물리적인 손상이나 마찰을 감소시키는 역할을 합니다. 질 분비물은 주로 자궁, 자궁경부 및 질점막 상피세포에서 발생하며 성적인 자극으로 각성되면 바르톨린 샘(Bartholin's gland)에서 질 윤활액이 추가됩니다. 질 분비물은 성적인 각성, 월경 전후, 임신 중에 더욱 증가할 수 있습니다. 과거에는 질 윤활기능이 바르톨린 샘에 의해서 주로 분비가 될 것으로 여겨졌지만 연구 결과 해당 샘에서는 점액 몇 방울 정도만 나와 양이 충분하지 않습니다. 질 윤활의 대부분은 질 조직의 혈관 충혈로 인해 발생하며, 모세혈관에서 질벽으로 혈장이 유출되면서 나타나는 현상입니다.

보통 성적인 각성이 시작되면 10~30초 후부터 질 윤활이 시작되며, 음핵의 직접적인 자극이 필요합니다. 즉, 흥분을 오래 할수록 분비양이 더욱 증가합니다. 질 윤활액을 적절하게 분비하려면 혈관을 통해 충분한 양의 혈장이 유출되어야 하고 이 사실은 치료 또한 혈액순환의 관점에서 접근해야 합니다.

질은 혈액순환이 비교적 풍부한 곳입니다. 상부 1/3은 자궁동맥에서, 중간과 아래 부분은 질동맥에서 혈액 공급을 받습니다. 질의 혈액순환은 골반 신경총의 교감 및 부교감신경이 지배합니다. 골반 내 여성호르몬 기관을 지휘하는 교감신경은 흉추 10번에서 요추 1번, 부교감신경은 천골 2번-4번에서 나와 기능과 혈액순환을 지휘합니다. 즉, 등허리사이, 천골-골반의 척추의 정렬이상과 관절의 불안정성은 성교통과 직접적인 연관관계가 있습니다.

골반의 모양이 변하면 서로 연결되어 있는 등허리도 영향을 받습니다. 골반 주변에는 요추신경총과 천골신경총이 척추를 통해 빠져

나와 주행합니다. 이 신경들은 주로 하지와 여성호르몬 기관인 생식기에 혈액순환과 기능을 담당합니다. 그래서 허리골반이 틀어지면 신경이 담당하는 혈액순환과 성기능, 비뇨기계의 기능 문제와 통증을 일으키게 됩니다.

등허리 척추 정렬의 불균형으로 인해 중력 스트레스를 이겨내기 위해서는 무리한 근육수축이 필요합니다. 이미 틀어진 정렬상태를 극복하려고 근육이 무던히 애를 쓰고 있는 것입니다. 척추가 중력 스트레스를 적절하게 분산하지 못하니 주위 근육들이 안정성을 확보하기 위해 과도한 에너지를 소모하게 됩니다. 과도한 근육의 대사로 발생하는 근육통, 근육 대사산물인 젖산에 의한 통증, 젖산을 해결하기 위해 필요한 혈액, 림프 순환장애는 얽히고설켜 감각적, 운동적, 내장기관의 이상을 한꺼번에 동반합니다.

이런 분들은 몸도 아프고, 성생활도 시원치 않은데다가 과도한 에너지 소모로 쉽게 피로해지고 무기력해지기 쉽습니다. 이미 집 나간 성욕과 정력은 돌아올 기미가 없습니다. 허리골반의 바른 자세는 척추질환의 예방뿐만 아니라 성기능, 생식기능을 위해 반드시 지켜내야 합니다. 호르몬제, 윤활제를 넣어준다고 저변에서 문제를 일으키고 있는 척추 불안정성이 해결될까요? 근본 원인을 치료해야 약 없이도 건강한 성생활이 가능해집니다.

탈수가 부르는 성교통

충분한 질 윤활액 분비의 전제 조건은 충분한 혈액량과 혈관의 직경에 달려 있습니다. 혈관의 수축력은 자율신경이 지휘하기 때문에 앞에서 설명했듯이 등허리골반의 밸런스 확보가 가장 중요합니다. 그리고 충분한 혈액량을 위해서는 탈수가 해결되어 합니다.

탈수의 원인은 섭취 부족, 흡수 부족, 소모량 증가 세 가지로 볼 수 있습니다. 일단 물을 충분히 마시고, 흡수를 위한 미네랄 섭취가 동반되어야 합니다. 여기서는 탈수 원인 세 번째에 해당하는 '소모량 증가'의 이유에 대해서 자세히 이야기해보겠습니다.

조직이 탈수가 되면 손상되기 쉽습니다. 육체적, 정신적으로 과도한 활동은 조직 손상을 가져옵니다. 손상된 조직에서는 염증반응으로 인해 자극성 화학물질들을 만들어내고 통증을 유발합니다. 즉, 능력 이상의 많이 운동하기, 많이 먹기, 많이 일하기는 조직 손상을 일으키고 탈수를 가중시켜 염증을 만들어내고 기관의 기능을 저하시킵니다. 또한 중력 스트레스를 이겨내기 위한 과도한 근육의 수축 때문일 수 있습니다. 허리골반이 틀어진 상태에서는 근육이 힘을 과도하게 사용해야 무너지는 것을 막고 겨우 유지할 수 있습니다. 다시 한번 근골격계, 척추 안정성 확보가 중요해집니다.

성교통으로 고생하고 있다면 질경련을 다스려라

"첫 성관계를 했을 때 아팠다. 그냥 아픈 게 아니었다. 고통이었다. 처음은 원래 이런 거 맞지? 생각했지만 그 이후로 늘 고통스러웠다. 이건 마음의 문제는 아니라고 생각한다. 칼 여러 자루가 찌르는 것처럼 사지를 잡아 찢는 듯한 통증에서 벗어나고 싶다."

성관계를 시작하기 전부터 질근육의 과도한 수축으로 관계를 하지 못하고 통증이 발생하는 경우가 있습니다. 질근육은 평활근으로 자신의 의지와 상관없이 움직입니다. 질근육 자체뿐만 아니라 골반저근육의 과도한 긴장이 동반될 수 있습니다.

질경련은 일반적으로 심리적인 요인이 많이 작용한다고 알려져 있습니다. 성에 대한 일종의 죄의식과 같은 부정적인 인식을 가지고 있을 수 있습니다. 예를 들면, 혼전 성관계에 대한 도덕적인 신념에 의한 죄의식, 경험해보지 못한 상태에서 지나친 통증이나 출혈이 동반될 것이라는 불안 등이 영향을 미칩니다.

부정적인 경험, 정서적 불안함이 예기불안과 공포를 유발하고, 회피 과민반응을 통해 근육이 경직되고 수축되면서 일련의 부정적 피드백 회로는 학습되고 강화됩니다.

성경험이 있는 여성에서 그전에 없던 질경련이 발생하는 경우에는 자궁내막증, 외음부 염증, 감염, 성병, 질 발육이 부족한 경우, 당뇨를 포함한 대사증후군, 신경근육 이상 등을 점검해야 합니다.

질경련은 원인에 관계없이 비자발적인 질근육과 골반저근육의 수축이 문제가 되는 상태입니다. 변하지 않는 사실은 우리 몸은 입력이 되면 출력이 되는 피드백 시스템입니다. 그래서 감각 입력이 변질이 되는 상황, 근육 출력이 변질이 되는 물리적인 상황을 찾아내 해결해주면 됩니다. 질을 포함한 골반 내 평활근은 자율신경에 의해 수축이완을 합니다. 평활근은 각종 장기들을 구성하고 있으며 수축력이 강하지 않은 대신 피로에 강하여 지긋한 수축을 지속할 수 있습니다. 골격근과 다르게 역치값 이상으로 전위가 오르지 않아도 수축할 수 있으며 감각신경의 예민도와 여러 부위의 유해 감각자극에 의해 금방 반응을 할 수 있습니다. 또한 내장기관을 구성하는 평활근은 외부의 자극이 없더라도 어느 정도 근육 긴장도를 이미 유지하고 있고, 신경자극 이외에도 호르몬을 통해 자기 스스로 주기적이고 큰 운동을 만들기 때문에 작은 유해자극에도 기존 수축에 더해 과도한 수축이 더해지면서 통증을 유발할 수 있습니다.

감각이 변질되는 상황은 크게 두 가지로 볼 수 있습니다.

첫째, 피부 결합조직에서 지속적으로 발생하고 있는 숨은 유해 감각이 있습니다. 분만 시 질 입구를 절개하거나 다른 수술, 외상에 의한 흉터 조직에 의해 불필요한 감각 신호가 발생합니다. 흉터 조직의 근막과 근육의 유착 부위를 해결해주는 것이 중요합니다. 그래서 분만 경력, 분만의 방법뿐 아니라 하복부에 위치한 수술이나 외상으로 인한 흉터, 회음부 흉터, 질이나 자궁수술 경력 등을 꼭 확인해주어야 합니다. 이런 경우 유착 부위 근막이완 치료가 큰 도움이 됩니다.

둘째, 척추 구조 문제입니다. 감각은 척수신경으로 들어가는 부위인 후근신경절(Dorsal root ganglion, DRG)에서 감각 정보가 재가공됩니다. 후근신경절의 예민도가 상승되면 감각이 증폭되어 통증으로 전달되기도 하고, 출력값을 높여 과도한 근육수축으로 척추 사이 관절이 더욱 좁아지면서 신경이 눌려 상황이 더욱 악화되는 악순환의 과정을 겪습니다. 척추 디스크질환, 협착증뿐만 아니라 일자목, 거북목, 새우등, 골반비틀림과 같은 기능적인 척추 정렬이상, 관절의 불안정성이 문제를 일으킵니다. 그래서 이유 없는 질경련이 발생할 때는 꼭 척추를 점검하여 치료를 해주어야 앞으로 발생할 다른 기능적 질병까지 예방할 수 있습니다.

특히 성교통을 일으키는 골반 내 장기들은 등허리사이, 허리골반에서 체성신경과 자율신경이 나오기 때문에 이 부분을 중점적으로 점검하고 치료하는 것이 좋습니다.

평상시 나쁜 자세들이 문제되기도 합니다. 다리를 꼬고 앉는 습관, 짝다리로 서기, 오랫동안 앉아서 일하는 자세, 잘못된 보행, 하이힐 착용, 허리를 펴고 앉지 않아 천골로 바닥을 지지하며 앉는 습관, 다리를 한쪽으로 모아 앉는 자세를 피해야 합니다.

정리하면, 성교통이 있다면 비뇨생식계의 기질적인 문제부터 점검해봅니다. 성에 대한 부정적인 믿음, 공포감을 확인해봅니다. 문제가 없다면 자율신경 기능의학적으로 점검하고 치료합니다.

성교통 치료를 위해서는 점막이 건강해야 하고 윤활액이 풍부하게 나와야 합니다. 윤활액 양은 적절한 혈액순환이 밑바탕이 됩니다. 혈액순환을 위해서는 안정된 자율신경계 기능이 필요합니다. 자율신경 기능이 제대로 작동하기 위해서는 신경길인 척추의 바른 정렬과 관절의 안정성 확보가 필요합니다. 혈액량이 충분해야 혈액순환이 원활해집니다. 탈수를 교정합니다. 질경련을 해결합니다. 신경 이외에도 호르몬, 염증물질을 비롯한 화학물질에 의한 문제를 점검합니다. 근막 유착을 만든 상처나 흉터를 찾고 유착된 근막을 이완시켜 줍니다.

무엇보다 중요한 것은 바른 몸과 마음의 자세입니다. 우리는 '성'에 대해 나이 불문하고 호기심을 갖고 있지만 실제로는 아무 문제도 없는 것처럼 살아갑니다. 그만큼 마냥 감추고 싶기도 하고 어떻게든 만족시키고 싶은 부분일 수도 있습니다. 인생에서 많은 사람들이 욕망하는 것들이 성 문제 해결 없이는 충족되기 힘듭니다.

만약 성교통으로 방황하고 있다면 자율신경 기능에 집중해 보세요. 당신도 성 문제에서 해방될 수 있습니다.

더 알아보기

질건조와 성교통

위축성질염은 폐경 후 여성에게 흔히 나타나는 질환으로 요로계 증상과 함께 상당한 고통을 유발합니다. 질건조, 가려움, 자극, 작열감, 성교통, 절박뇨, 빈뇨, 야간뇨, 배뇨장애, 요실금, 재발성 요로감염을 포함한 하나 이상의 비뇨기계 증상이 나타납니다. 이런 증상을 방치하면 통증 및 성기능장애로 삶의 질이 매우 떨어집니다.

신체적인 불편뿐만 아니라 심리사회적 장애를 함께 동반합니다. 성교통과 같은 성기능장애로 여성으로서의 자아와 삶의 만족도가 떨어집니다. 늙었다는 노화의 증거로 불안과 우울증을 유발할 수 있습니다. 더욱이 질 조직의 탄력성, 얇아진 질벽, 윤활 감소는 생식기의 방어 능력을 떨어뜨려 감염의 위험이 높아집니다.

병원을 가보면 이런 경우에 호르몬제를 권하는데, 먹자니 유방암이 걱정되고 안 먹자니 너무 아프고 이러지도 저러지도 못하고 마음만 불편합니다. 그렇다면 여성호르몬인 에스트로겐에 대해 자세히 알아보고 판단하는 게 좋겠습니다.

에스트로겐은 비뇨생식 기능에 매우 큰 역할을 합니다. 여성 외부생식기와 하부요로는 요생식동(Urogenital sinus)이라는 공통된 구조물로부터 발생되기 때문에 여성호르몬에 모두 영향을 받습니다. 에스트로겐 수용체와 프로게스테론 수용체가 여성의 질, 요도, 방광, 골반근육에서 모두 발현됩니다. 에스트로겐 수용체는 요도괄약근, 요도 주위 정맥총, 방광삼각근, 대부분의 골반근육에서 나타나기 때문에 폐경과 같이 에스트로겐이 저하된 상황이 되면 요도, 방광, 골반근육, 하부요로 문제가 동시다발적으로 발생할 수 있습니다. 대표적으로 빈뇨, 야간뇨, 급박뇨, 요실금, 과민성방광, 재발성 요로감염 등이 에스트로겐 문제로 나타날 수 있습니다.

여성호르몬이 감소하면서 방광 내 삼각부의 위축, 골반근육 긴장도 감소, 부적절한 콜라겐 생성으로 인한 요도 탄력성 저하, 요도 내 혈류 감소로 인한 요도내압 감소 등이 발생하기 때문입니다.

에스트로겐은 결합조직 대사조절에 관여합니다. 콜라겐의 합성을 촉진하기도 하고, 콜라겐을 분해하는 금속단백질분해효소(Metalloproteinases)의 생성과 활성도를 증가시키면서 결합조직들을 조절합니다. 질점막이 점점 얇아지는 위축성질염도 에스트로겐 결핍에 의해 발생합니다. 에스트로겐과 프로게스테론은 여성 생식기에서 상피세포의 증식과 분화를 조절합니다. 상피세포는 에스트로겐과 프로게스테론 수용체를 발현시켜 여성호르몬과 상호작용을 합니다.

질과 자궁경부의 점막은 편평상피로 구성되어 있으면서 물리적, 면역학적으로 병원균에 대해 방어하는 기능과 분비기능을 가지고 있습니다. 질내 환경은 성호르몬에 의해 조절됩니다. 에스트로겐은 생리주기의 증식 단계에서 상피세포의 증식을 자극하고 두께를 증가시킵니다. 프로게스테론은 생리의 분비 단계를 지휘하고 상피세포의 성숙을 촉진시킵니다.

질 상피세포의 특징 중 하나는 기저층에 글리코겐이 축적된다는 점입니다. 에스트로겐이 상피세포에서 글리코겐 축적을 늘리고, 이러한 변화는 글리코겐에 의존하는 질내 유산균 집단에 영향을 미쳐 질내 환경을 산성으로 유지함으로써 병원균에 의한 감염을 예방합니다.

정리하면, 갱년기 여성의 성교통은 노화에 의한 에스트로겐 저하가 가장 큰 원인으로 보입니다. 에스트로겐은 생식기뿐만 아니라 주변 비뇨기, 근육에도 영향을 미쳐 골반장기에 전반적인 기능 저하를 가져옵니다. 그로 인한 점막위축, 근육 긴장도 감소, 탄력성 저하 등으로 비뇨생식기에 기능이상, 염증을 동반할 수 있습니다.

또한 위축성질염은 앞서 설명한 자율신경 이상이 물밑에서 악영향을 미치고 있습니다. 걱정이 되는 에스트로겐 요법에 앞서 성호르몬 기관의 기능을 원활하게 유지하기 위한 자율신경 기능 향상에 갱년기 후 50년을 행복하게 살아가는 열쇠가 있음을 반드시 기억해야 합니다.

5
고개숙인 남자,
'조루'의 실체를 만나다

톡톡! 건강을 담은 생각

학습(學習): 몸소 행하지 않으면 모든 것이 구두선에 지나지 않는다.

- 채근담

논어의 첫 문장은 학이시습지 불역열호(學而時習之 不亦說乎)입니다. 배우는 즐거움에 초점을 맞추었지만 우리는 익히다(習)의 의미에 더욱 집중할 필요가 있습니다.

습(習)은 원래 깃우(羽)와 날일(日)로 구성돼 어린 새가 오랜 세월(日) 동안 날갯짓을 반복해 익히는 모습의 의미를 담고 있다가, 이후 날일이 흰백(白)으로 바뀌면서 스스로자(自), 일백백(百)에서 하나(一)가 빠진 99번, 한평생의 뜻이 더해졌습니다. 평생토록 스스로 반복하여 자기완성에 도달하는 과정을 설명하는 것입니다.

요즘은 넘쳐나는 건강 정보 덕분에 공부의 양은 급증하는데 건강 성적은 제자리인 사람들이 많습니다. 건강 습관은 머릿속에서 생각한다고 만들어지지 않습니다. 배우되 실천하지 않으면 건강이라는 희망은 한갓 공염불에 지나지 않습니다.

미국의 의사 맥스웰 몰츠는 습관을 바꾸려면 최소 21일은 계속해야 한다고 주장했습니다. 작심3일이라지만 우리도 한번 21일만 반복해봅시다. 어린 새도 날기 위해 날갯짓을 99번 반복하고 있습니다.

당신의 사랑은 몇 분입니까?

조루를 탈출하기 위한 민간에서 구전되는 비기들이 수없이 많습니다. 과음 후 섹스하기, 옥으로 만든 링이나 반지 착용하기, 평상시소변 보는 중간에 소변 끊기 훈련, 사정되는 느낌이 오면 멈췄다 다시하기, 사정 시 귀두 짜내기 훈련뿐만 아니라 때밀이 타올이나 칫솔로 귀두를 문질러 단련시키기 등 조루 탈출을 위한 노력들이 대단합니다. 공동화장실을 가보면 볼 수 있는 변강쇠 크림, 칙칙이, 마법의링 광고들은 성관계 지속시간을 늘리고 싶은 남성들의 욕망을 너무잘 캐치하고 있습니다.

조루는 남성 성기능장애의 60~70%를 차지하고, 일반 성인 남성35~70%에서 경험할 정도로 쉬쉬하고 있지만 많은 사람들이 겪고 있는 문제입니다.

조루란 질내 삽입 전이나 삽입 후 30초 이내, 또는 1분이나 2분 이내에 사정하는 경우를 말합니다. 그렇다고 정상 성관계 시간이 절대적으로 정해진 것은 아니기 때문에 성관계 시간을 조루증의 진단 기준으로 보기에는 부족합니다. 오히려 사정을 조절할 수 없고, 그로 인해 성생활을 포함한 불편함이 동반되는 경우가 조루증에 해당된다고 보면 됩니다. 조루를 객관적으로 이해하고 치료하기 위해서 정상적인 사정 메커니즘을 함께 공부해보겠습니다.

정상 사정 메커니즘

사정이란 음경에서 정액이 배출되는 것을 말합니다. 정자는 고환에서 만들어지고 부고환이 정자 저장고 역할을 하면서 정자를 성숙시키고, 정관을 통해 운반되어 영양이 있는 정액 및 전립선 액체와 혼합되어 요도 끝에서 배출됩니다. 사정 전에 쿠퍼샘에서 높은 성적 흥분 자극에 의해 투명한 알칼리성 분비물을 생성하여 분비하는데 정자의 원활한 통과를 위해 요도를 윤활시키고 알칼리화하는 역할을 합니다.

사정은 전립선요도에 정액을 축적한 다음 신경에 의해 요도 주변의 골반저근육의 리드미컬한 수축으로 요도를 통해 액체를 분출하는, 신경과 근육의 복합적인 과정입니다.

남성의 성행위는 성적 각성, 발기, 사정의 모든 과정이 신경회로를 통해 지휘됩니다. 생식기의 감각이 척수를 통해 뇌간, 시상, 시상하부, 변연계를 거쳐 대뇌피질에서 정보가 통합되고 그 결과가 다시 척수로 전달되어 사정을 유도합니다.

사정의 마지막 과정을 자세히 살펴봅시다. 지속적인 감각자극이 임계점에 도달하면 요추 3-4번(L3-4)에 위치한 요추부위 척수시상세포집단(Lumbar spinothalamic cells, LSt cells)을 자극하고, 정액을 분출하는 사정반사 신경회로를 통해 사정이 이루어집니다. 이 과정에서 척수 중간외측핵(IML)의 교감신경, 천수에 위치한 부교감신경과 운동신경으로 신호를 보내 사정 및 사정 후 쾌감을 느끼게 하고 이후 성적불응기(Refractory period)가 오면서 성행위는 일정 기간 억제됩니다. 결국 사정을 냉정하게 보면 신경으로의 입력과 출력 과정이며, 그 신경회로에 오류가 발생해 사정의 시기가 앞당겨지면 조루증이 됩니다.

조루 탈출 프로젝트: 도파민을 조절하라

섹스 과정에서 남성의 음경이 자극되면 도파민을 분비하는 뇌간의 복측피개영역(Ventral tegmental area) 부위가 활성화되고, 불안 및 공포와 관련된 편도체(Amygdala)의 활성도는 감소합니다. 또한 고등사고 영역으로 인지, 논리적 사고, 합리적 판단을 내려야 하는 전전두엽(Prefrontal cortex)은 사정할 때까지 비활성화됩니다. 즉, 이성을 놓고 성행위를 하도록 우리 몸은 생리학적으로 세팅이 되어 있습니다.

도파민은 성행위를 했을 때 쾌락이라는 보상을 느끼게 합니다. 성적인 자극이 발생합니다. 이 자극은 변연계로 들어와 과거의 기억, 성관계에 대한 감정 등이 복합적으로 작용하면서 충동을 느끼게 됩니다. 변연계에서 조합된 정보는 대뇌 피질의 명령에 따라 욕구를 충족시킬 수 있는 성관계인 행동으로 이어지고, 행동의 결과가 다시 변연계로 되돌아오면서 변연계와 도파민 합성과 분비를 관장하는 뇌간의 복측피개영역(VTA)으로 정보가 전달되면서 도파민이 분비되고 뇌는 보상을 받았다고 만족감을 느끼게 됩니다.

그래서 만약 이미 도파민 분비가 활성화되어 있는 상태에서 성관계를 갖게 된다면 조루가 될 가능성이 높습니다. 반대로 치료법을 찾고 있다면 도파민이 활성화되는 일들을 줄여야 합니다.

도파민은 카테콜라민 중 하나로 운동기능, 동기부여, 처벌과 보상, 주의력, 작업기억, 학습 및 뇌하수체호르몬 조절 등 생존에 매우 중요한 기능을 합니다. 그래서 파킨슨병, 중독성 질환, 우울증, 정신분열병 등의 여러 신경 정신과적인 질환의 발생과 경과에 관여하고 있습니다. 특히 도박, 인터넷, 음식, 알콜, 마약 중독과 매우 밀접한 관련이 있어 중독성 경향이 있다면 조루증이 찾아오기 쉽습니다.

중독성 약물은 도파민 회로를 물리적으로 변형시킵니다. 예를 들면, 코카인의 반복적인 노출은 도파민 분비를 증가시키면서 시냅스의 변화까지 야기한다고 알려져 있습니다. 그래서 약물을 오랫동안 중단하였음에도 질적으로 시냅스가 변화되었기 때문에 다시 약물에 노출되었을 때 똑같은 반응이 일어난다고 설명합니다. 즉, 이미 중독의 경향을 보이게 된다면 신경 실질조직의 질적인 변화가 발생하여 돌이키기 어렵게 되는 것입니다.

어떤 행위를 하게 되는 동기는 보상을 통해 강화됩니다. 행위와 보상체계에 도파민이 관여되어 있는데 그것이 어떤 행위로 인한 경험 때문에 분비된 것인지, 그것이 실제인지, 상상에 의한 것인지도 바보 뇌는 구분하지 못합니다. 이유에 상관없이 즐거움, 만족감, 쾌락을 경험하게 되면 뇌는 도파민을 분비하고 반복되면 그 회로를 강화시키게 됩니다. 성행위도 보상이 없다면 어느 누구도 하지 않을 것입니다. 하지만 우리에게는 욕망회로의 폭주를 막는 전전두엽이라는 통제회로도 가지고 있습니다.

가장 상위에 해당하는 전전두엽은 전두엽 중에 가장 앞쪽 이마부위에 위치하면서 두뇌의 사령탑 역할을 합니다. 전전두엽이 제대로 기능을 해야 상행신경로, 하행신경로를 통한 신경회로 피드백을 지휘하게 됩니다.

즉, 조루 치료를 위해서는 도파민의 적절한 분비기능과 논리적, 이성적으로 생각할 수 있는 전전두엽의 적절한 기능 확보가 필요합니다.

첫째, 도파민 분비가 안정화되어야 합니다.

도파민은 뇌간 중 중뇌의 흑질(Substantia nigra)과 복측피개영역에 존재하는 신경세포에서 합성되어 분비됩니다. 즉, 뇌간 기능의 안정화가 반드시 필요합니다. 뇌간은 경추에 바로 연접되어 있기 때문에 경추 형태의 변화는 뇌간에 직접적, 물리적인 긴장도를 형성하여 도파민 분비기능에 악영향을 미칩니다. 일자목, 거북목부터 해결해야 하는 이유입니다.

둘째, 전전두엽의 기능이 활성화되어야 합니다. 신경조직은 우리 몸에서 가장 대사가 많이 일어나는 곳으로 많은 양의 대사산물이 쏟아져 나옵니다. 뇌신경조직은 뇌척수액을 통한 글림프 시스템과 정맥을 통해서 쓰레기를 버리게 되는데, 거북목이 되어버리면 소뇌편도전위와 같은 뇌척수액 배출 경로 형태의 변화로 배출장애가 발생합니다. 또한 경추 형태의 변화는 신경의 예민도를 발생시키고 경부근육을 짧고 굵게 수축시킵니다. 결국 경정맥 압박으로 인한 뇌혈류 배출장애로 좋은 고등 뇌기능 유지가 어렵게 됩니다.

정리하면, 일자목, 거북목, 새우등을 일으키는 자세를 반드시 피하고, 자율신경 안정화를 위한 치료를 해주는 것이 조루탈출의 비법입니다. 칙칙이 뿌리고 조루수술을 한다고 근본 원인인 일자목, 거북목이 해결되지 않습니다.

조루 탈출 프로젝트: 도파민 단식을 하자

현재까지 밝혀진 최신 연구 결과를 보면 도파민은 사정을 촉진하고, 세로토닌은 사정을 지연하는 역할을 한다고 알려져 있습니다. 따라서 평상시 생활습관에서 도파민 분비를 지속적으로 일으키는 것들을 찾아 조절해야 합니다.

도파민은 보상이 주어질 때뿐만 아니라 보상이 예측되는 상황에서도 분비가 활성화됩니다. 대표적인 중독으로 알콜, 음식, 마약, 약물, 인터넷, 일, 도박, 쇼핑, 섹스, 음란물 중독 등이 있습니다. 그중에서도 현대사회를 사는 우리는 인터넷 디지털 중독에 모두 빠져 있습니다. 스마트폰, SNS 사용을 줄이는 디지털 단식을 실천해야 합니다. 섹스 직전까지 스마트폰으로 게임을 하거나, SNS에 빠져 좋아요! 구독을 누르면서 도파민을 높여 놓으면 성관계를 오래하기 힘들 것입니다.

도파민 단식(Dopamine fasting)을 계획한다면 가벼운 스트레칭이나 집중하지 않은 편한 독서 등의 소일거리로 일정 시간을 보내는 것이 좋습니다. 결국 보상을 바라게 하는 자극적인 감각을 최소화하는 것이 핵심입니다. 성관계 전부터 성관계로 얻게 될 쾌락에 대한 기대감이 너무 지나치면 조루는 필연적입니다. 담담하게 무심하게 시작해 보세요.

조루 탈출 프로젝트: 세로토닌을 조절하라

세로토닌은 행복 호르몬으로 알려져 있지만, 흥분과 억제의 중간 경계에서 균형 있게 조율해주는 작용을 합니다. 세로토닌이 활성화되면 기분이 좋아지지만 마음은 차분해지고, 명상할 때처럼 이완상태가 됩니다. 그래서 항우울제로 사용되는 세로토닌 흡수 억제 약물을 사용한 경우, 세로토닌의 농도가 증가되면서 조루증 환자의 사정을 지연시킬 수 있습니다.

대표적인 조루증 치료약물인 다폭세틴(Dapoxetin, 프릴리지)이 세계 최초로 조루증 치료제로 승인되었습니다. 선택적 세로토닌 재흡수 억제제로 세로토닌이 체내에서 노르에피네프린보다 우위에 설 수 있도록 함으로써 사정시간을 지연시키는 효과를 나타냅니다. 연구에 따르면 다폭세틴은 사정시간을 최대 4배 연장한다고 되어 있고, 조루증 남성에게 12주 동안 프릴리지를 복용하는 임상실험에서 사정 조절 능력을 최대 62%까지 개선시켰다고 보고하고 있습니다.

행복 호르몬이라는 이름 그대로 세로토닌의 기능이 적절하면 행복한 성생활이 가능할 수 있습니다. 참고로 성관계 60~180분 전에 복용하도록 되어 있고, 미주신경을 자극하여 실신의 부작용이 있기 때문에 탈수인 경우와 부교감신경이 활성화된 경우에는 주의해서 복용해야 합니다. 흔한 약물의 부작용으로 메스꺼움, 구토, 불면, 불안, 감각 혼란 등이 있을 수 있습니다.

그러나 이미 중추신경 내에 세로토닌 수용체의 감수성이 저하되어 있는 경우 세로토닌이 충분하더라도 일련의 화학반응이 일어나지 않아 효과가 없을 수도 있습니다.

반대로 세로토닌 수용체가 지나치게 활성화되어 있는 경우에도 세로토닌 분비 억제 신호가 발생해 세로토닌 농도가 저하되어 조루증이 발생하기도 합니다.

세로토닌을 활성화시키려면 세로토닌의 재료인 트립토판 섭취를 늘려야 합니다. 세로토닌은 장점막 내 장크롬친화세포에 의해 활성화 되기 때문에 장 건강을 지켜야 합니다. 오메가3는 뇌내 세로토닌의 전달을 돕는 역할을 하므로 조루증 치료에 도움이 됩니다. 또, 규칙적인 운동은 세로토닌의 분비량을 증가시킵니다. 쾌락을 바라지 말고 사랑을 하세요. 애정, 사랑, 감사는 세로토닌을 샘솟게 하는 가장 중요한 재료입니다.

조루 탈출 프로젝트: 자율신경 구조치료

성행위의 모든 것은 신경회로를 통해 지휘합니다. 감각의 입력, 정보의 취합, 출력의 과정을 거칩니다. 감각은 촉각, 압력, 진동과 같은 기계적인 정보, 온도에 해당되는 열 정보 및 화학적, 전기적 정보가 모두 해당되며 감각의 총량을 줄이는 것이 사정이라는 출력값을 낮추는 가장 간단한 공식입니다.

발기부터 사정까지 출력 신호는 교감신경, 부교감신경, 운동신경을 통해 나옵니다. 사정에 관여하는 교감신경은 흉요추부(T12-L1)의 자율신경 영역에 위치합니다. 부교감신경은 골반신경총을 형성한 다음 사정과 관련된 구조물로 연결됩니다. 운동신경은 천골의 오누프핵(S2-4, 드물게 S1)에 위치하며, 음부신경을 통해 해면체, 골반저근, 외요도괄약근 등을 지휘합니다. 따라서 그 신경 경로인 등, 허리, 골반 밸런스의 안정성이 매우 중요합니다.

또한 사정이라는 과정의 시작은 정보의 양이 축적되어 임계치를 넘어서면 일어나기 때문에 그 '사정역치' 설정값이 매우 중요합니다.

사정역치가 낮게 형성되어 있는 경우 최소한의 자극에도 사정해버릴 수 있기 때문에 그 역치를 정상화하는 것이 치료의 핵심이 됩니다. 그래서 신경회로에서 정보가 불필요하게 증폭되는 상황을 찾아 해결해주고, 자극의 총량을 줄이는 것이 필요합니다.

이미 신경은 사정할 준비가 되어 있는 상태인 말초신경 민감화, 중추신경 민감화를 해결해야 합니다. 말초신경 민감화는 외부 자극에 대한 말초감각신경의 역치 감소 및 반응이 증가함을 의미합니다. 일반적으로 말초신경 손상, 조직 손상 후 염증반응에 의해 일어날 수 있습니다. 조직이 손상되면 분비되는 화학물질들이 말초 조직의 감각 신경세포를 자극하고 민감하게 하여 정보를 증폭시킬 수 있습니다. 말초 감각신경은 척추의 추간공에 위치한 후근신경절(Dorsal root ganglion, DRG)에서 정보가 한번 더 가공되는데 이 부위가 바로 민감화를 일으키는 핵심 위치입니다.

중추신경 민감화는 중추신경 내에서 신경 신호가 증폭되는 것을 말하며 중추신경인 대뇌, 뇌간, 척수신경의 물리적인 긴장도가 필요 이상으로 증폭된 경우 발생할 수 있습니다. 일자목, 거북목과 같은 척추가 펼쳐진 형태가 되면 척수신경이 길어지면서 긴장성 물리적 스트레스가 중추신경계에 발생합니다. 특히 뇌간은 정보를 걸러주는 망상계가 위치한 곳으로 뇌간의 긴장도 향상은 정보를 걸러내지 못하고 증폭시켜 중추신경 민감화를 발생시킵니다.

즉, 전척추의 바른 정렬과 관절의 안정성 확보를 통해 말초신경, 중추신경 민감화를 완화시켜주는 것이 조루증 치료에 반드시 포함되어야 합니다.

척추 병변이나 질환이 있는 환자에서 100% 성기능장애가 발생하지 않습니다. 2010년 K Everaert의 연구에 따르면 성기능에 유의미한 변화는 있지만 발기(90%), 사정(80%), 오르가즘(50%) 기능이 어느 정도는 보존된다고 발표하였습니다. 그러나 확실한 것은 발기부터 사정까지의 전과정은 모두 신경회로에서 조절이 되기 때문에 건강한 성생활을 위해서는 그 신경길인 척추의 안정성 확보를 위한 평소의 바른 자세 습관이 가장 중요합니다.

에필로그

당신도 이제 알겠지만 질병이 왜 찾아오는지, 어떻게 치료해야 하는지를 이해하기란 결코 간단한 일이 아닙니다. 한 가지 설명으로 우리 몸의 메커니즘을 이해할 방법은 결코 없습니다. 사실 모든 문제의 정답을 찾을 수는 없습니다. 또한 미래를 정확히 예측할 수도 없습니다.

그러나 이 책을 쓰면서 모든 게 명료하게 보이기 시작했습니다. 힐링 알고리즘에 대한 모든 질문의 해답은 분명합니다. 건강에 있어서 첫 단추는 자율신경의 안정성에 있고, 문제를 일으키는 것은 스트레스의 총합에 달려 있습니다.

우리 몸의 기능은 유전자, 호르몬, 신경전달물질, 환경, 미생물들 사이의 얽히고설킨 상호작용의 결과로 결정되며 그들 사이의 연결고리인 자율신경계가 규칙을 가지고 지휘하고 있습니다. 체계와 질서가 고장 난 자율신경계 문제는 병이 생길 돗자리를 깔아주는 것입니다. 삶의 현장은 폭풍과 해일이 끊이지 않는 총성 없는 전쟁터입니다. 바람이, 비가, 파도가 치지 않도록 할 수는 없습니다. 그러나 우리는 인생의 파도타기를 유연하게 하면서 어려움을 넘어가야 합니다.

결국 우리가 반드시 해야 할 일은 스트레스의 총합을 줄이고, 스트레스를 견딜 수 있는 자율신경의 안정성을 확보하도록 노력하는 것입니다. 자율신경 길인 척추의 바른 정렬과 관절의 안정성 확보를 위한 자율신경 구조치료가 모든 질병 치료의 기본이 되는 이유이기도 합니다.

"오늘의 불행은 언젠가 내가 잘못 보낸 시간의 보복이다."

– 나폴레옹

우리는 건강에 문제가 발생했을 때 '무슨 음식이 좋을까, 무슨 약이 좋을까, 누구에게 무슨 치료를 받을까.'부터 생각합니다. 기초를 쌓을 생각을 해야 하는데 좋아질 생각부터 합니다. 결코 약을 안 먹어서, 영양제를 안 먹어서, 치료를 받지 않아서 질병이 생긴 것이 아니며 치료 또한 마찬가지입니다.

또, 문제가 드러나 인식이 되기 전에는 아무도 건강에 대해 고민하지 않으며 병원을 찾지 않습니다. 일상생활 중 불편한 증상이 생겼다가 곧 사라지고 반복될 때에도 마찬가지입니다. 실제로 문제가 발생했을 때에도 대수롭지 않게 넘기기 일쑤입니다. 그러나 이런 문제를 발생시키고 있는 근본 원인들은 수면 밑에서 '현재진행형'입니다. 퇴행의 시간은 흘러가고, 퇴행의 가속도는 빨라진다는 것을 반드시 명심해야 합니다. 치료의 적기는 '지금 바로'입니다.

많은 사람들이 겉으로 보이는 안정에 방심하고 있다가 갑자기 진행된 손쓸 수 없는 상황에 절망하게 됩니다. '6개월 있다가 다시 검사해봅시다!'라는 말은 '시간이 흘러서 암으로 진행했는지 그냥 기다려봅시다.'와 같은 말입니다. 현재 당신이 알고 있는 진단명에서 치료를 마무리 짓지 말고, 본질을 살펴야 합니다. 힐링 알고리즘의 숨겨진 힘인 자율신경계에 대해 공부해야 합니다.

가장 완벽한 건강 전략은 무엇일까요?

나심 니콜라스 탈레브(Nassim Nicgolas Taleb)가 주장한 안티프래질(Anti-fragile)한 삶의 방식이라고 생각합니다. 프래질(Fragile)의 반대되는 개념으로 충격을 가하면 가할수록 더 강해지는 유형 또는 무형의 것을 말합니다.

우리가 살고 있는 세상은 더욱더 예측할 수 없는 곳이 되어 가고 있고, 우리는 예측은 고사하고 오류가 많은 이론, 기술에 의지하며 시간만 보내고 있습니다. 즉, 첨단기술이나 검증되었다고 알려진 이론에 지나치게 의존하는 것은 예상할 수 없는 스트레스에 부딪혔을 때 시스템이 붕괴되어버릴 수 있습니다.

첫째, 스킨인더게임(Skin in the game)

'자신이 책임을 안고 직접 현실 문제에 참여하라.'는 뜻으로, 건강에서도 남에게 맡길 게 아니라 내가 주도권을 가지고 스스로 책임지는 자세를 가져야 합니다. 내가 한 일뿐만 아니라 내가 하지 않은 일까지 모두 내 책임입니다.

둘째, 제거론적 관점으로 접근하라

좋은 약, 영양제, 식재료를 더하기보다 오히려 나쁜 것들을 제거해나가는 관점으로 접근해야 합니다. 반복적으로 취하는 잘못된 자세, 나에게는 독이 되는 식생활, 내 몸 안에 축적되고 있는 환경 독성 물질들을 객관적으로 확인하고 제거하는 것이 가장 좋은 치료가 됩니다.

셋째, 단순화를 추구하라

너무 복잡한 문제를 해결하려면 우선 가장 중요한 원리에 집중해야 합니다. 음식을 만들 때도 너무 많은 재료를 넣으면 오히려 맛이 망가집니다. 모르니까 복잡해질 뿐입니다. 진리는 간결합니다.

우리 몸이라는 비행기의 조종사는 자율신경계입니다. 숙련된 조종사가 운행하는 비행기는 별다른 걱정 없이 목적지에 안전하게 도착하게 됩니다. 자율신경계 기능이상과 같은 본질적인 위협 요인에 집중하면 우리는 저절로 건강해질 수 있습니다. 덜어내고 나면 단순해지고 단순해질수록 익숙해집니다.

넷째, 자연 치유력을 향상시켜라

인간을 포함한 자연계는 가변성, 무작위성, 상호 연결성을 가지고 있는 복잡계인데도, 우리는 그 특징을 제거하며 과도한 안정화를 추구하고 있습니다. 각각의 질병명에 맞춰진 항고혈압제, 항히스타민제, 항전간제, 항염증제와 같은 약물로 근본 원인은 놓아둔 채 억누르기만 하고 있습니다.

우리는 스스로 끊임없이 재생하고 성장으로 이끌어내는 자연 치유력에 약물로 지나치게 개입하고 있습니다. 자율신경 기능을 방해하는 요소를 찾아 해결해주고 나머지는 몸에 맡기면 됩니다. 자율신경이 살면 호흡과 혈액순환이 살고, 호흡과 혈액순환이 살면 조직과 기관은 저절로 살아납니다.

다섯째, 양질전환(量質轉換)의 법칙

일정 규모 이상의 양이 축적되면 인식의 변화, 물리적 변화, 화학적 변화가 일어나고, 그것이 바로 비가역적인 질병으로 드러납니다. 돌이키기가 어렵습니다. 어느 날 갑자기 쏟아지는 문제는 없습니다. 사전에 대응할 준비가 되어 있지 않은 상태에서 폭풍이 몰아치면, 한꺼번에 시스템이 붕괴되고 나서야 알게 됩니다. 따라서 평소에 몸이 알려주는 신호에 귀를 기울이고 내 몸이 기회를 줄 때 악습관을 고쳐야 합니다. 약이나 영양제를 먹고 증상은 일시적으로 가려져 편할지 모르지만 다가올 후폭풍은 너무 셉니다.

또한 시간이라는 요소가 중요합니다. 건강이 나빠지는 것도 또 좋아지는 것도 서서히 진행됩니다. 양이 축적되는 시기에는 겉으로 보기에 아무런 변화가 드러나지 않습니다. 가장 우려스러운 환자들은 보통 이런 말을 자주 합니다. "다들 이런 것 아닌가요?" 이런 분들은 자신에게 관심이 없습니다. 아니 그럴 여유가 없어서일 수도 있습니다. 드러나는 사소한 증상만으로 빙산의 아래쪽에 얼마나 거대한 문제들이 숨어 있는 줄 어떻게 알겠습니까? 몰라서 모르는 것이지 실체가 없는 것이 아닙니다.

현재 여러분의 건강상태는 지금까지 흘러온 시간의 적분값입니다. 남들 탓할 것이 없습니다. 지금이 바로 양질전환이 되기 바로 전 그때입니다(There's no time like the present). 며칠 뒤에 하겠다는 말은 안 하겠다는 말과 같습니다.

아이러니하게도 재앙은 지금까지 표면 위로 드러나지 않았기 때문에 사람들은 관심조차 없습니다. 사람들은 나쁜 것을 좋은 것보다 더 강렬하게 받아들입니다. 즉각적인 즐거움과 이득만 바라보지 돌아올 후폭풍은 애써 무시합니다. 좋은 약, 영양제, 치료법에 애달아 있는 당신의 모습은 프로크루스테스의 침대에 몸을 맞추기 위해 이리저리 팔다리를 자르고 있는 것과 같습니다. 진정 우리에게 필요한 것은 특정 진단명에 특정 목표물을 노리기보다 세포 네트워크 전반에 걸쳐 꾸준히 활동하는 힐링 알고리즘의 숨겨진 힘인 자율신경 시스템입니다.

만약 당신이 건강 문제로 방황하고 있다면, 이 책은 정말 중요한 것에 당신이 힘을 집중시킬 수 있도록 도와줄 것이며, 건강과 행복이라는 두 마리 토끼를 모두 잡을 수 있는 기회가 되어줄 것임을 확신합니다.

당신의 건강(Holistic)을 기원합니다.

'마음편한유외과' 이야기

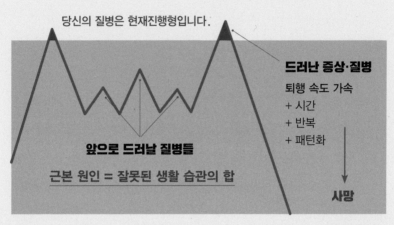

당신의 질병은 현재진행형입니다.

드러난 증상·질병

퇴행 속도 가속
+ 시간
+ 반복
+ 패턴화

↓

사망

앞으로 드러날 질병들

근본 원인 = 잘못된 생활 습관의 합

겉으로 드러난 증상만 볼 것이 아니라, 숨어 있는 근본 원인을 찾아야 문제를 해결하고 질병을 예방할 수 있습니다.

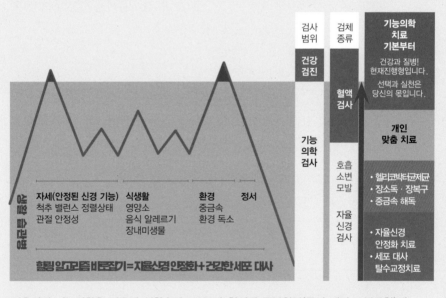

검사 범위 / 건강 검진 / 기능 의학 검사

검체 종류 / 혈액 검사 / 호흡 소변 모발 / 자율 신경 검사

기능의학 치료 기본부터

건강과 질병! 현재진행형입니다. 선택과 실천은 당신의 몫입니다.

개인 맞춤 치료

• 헬리코박터균제균
• 장소독·장복구
• 중금속 해독

• 자율신경 안정화 치료
• 세포 대사 탈수교정치료

자세(안정된 신경 기능) / 식생활 / 환경 / 정서
척추 밸런스 정렬상태 / 영양소 / 중금속 / 관절 안정성 / 음식 알레르기 / 환경 독소 / 장내미생물

힐링 알고리즘 비로잡기 = 자율신경 안정화 + 건강한 세포 대사

자율신경 기능의학은 잘못된 생활습관으로부터 형성된 근본원인(특히 밸런스 불균형)에 바탕을 두고, 자율신경 안정화와 세포 대사 교정을 통한 자연 치유력 향상을 목표로 합니다. 당신의 지속가능한 건강을 위해 '마음편한유외과'가 함께합니다.

신지연(45세, 여)

저는 25살 때부터 어깨와 등의 심한 통증으로 정형외과, 한의원, 통증의학과, 재활의학과 각종 병원을 다녔습니다. 엑스레이에서는 특별히 아플 이유는 없다 했지만 통증으로 물리치료와 진통제 처방, 심해지면 TPI(스테로이드+리도카인 마취제) 주사를 수시로 맞으며 지냈습니다. 대부분의 의사들이 평생 이러고 지내는 수밖에 없다고 했지만, 도무지 왜 이렇게 아픈지 알 수가 없었습니다. 한여름에도 어깨와 등의 통증으로 뜨거운 찜질팩을 하면서 잠을 잤습니다. 그런데 우연히 지인을 통해 마음편한유외과를 알게 되었고, 죽기 전에 원인이나 알아보자는 심정으로 병원을 찾게 되었습니다.

신기하게도 이 병원은 20년간 다닌 그 어떤 병원들과는 다르게 엑스레이를 목부터 허리, 골반까지 찍더라고요. 그 결과 목만 찍어서는 보이지 않던 등 부위의 척추 틀어짐이 확인되었고 고치든 못 고치든 원인을 알게 되어서 고마웠습니다. 수십 명의 의사들이 저한테 "왜 그렇게 아프냐?"고 질문했었는데 조준호 원장님은 "이래서 아픕니다."라고 해주셨으니까요. 도무지 나아지지 않는 통증 때문에 아이들 빨리 키우고 죽었으면 좋겠다 싶었던 저인데, 요즘은 더 살아도 되겠다는 마음이 듭니다. 조준호 원장님께 프롤로 치료를 받으며 아팠던 시절이 이젠 기억나지 않을 때도 있습니다. 너무나도 고맙습니다.

"의료도 그 비용을 지불하고 그에 맞는 서비스를 제공하는 것이다."라고 생각했었는데 환자 개개인의 이야기에 귀 기울이고 통증과 불편함을 줄이기 위해 이토록 노력하는 의사 선생님과 간호사 선생님들이 있다는 사실이 놀랍습니다. 그동안 통증을 견디기 위해 했던 운동이나 PT, 도수, 안마 등 여러 시도들이 큰 의미가 없었는데 마음편한유외과에서 치료와 보살핌을 받고 점점 나아지고 있습니다. 조준호 원장님께 감사드리고, 이곳을 알게 해주신 하나님께 감사드립니다. 아픈 사람들의 몸과 마음을 치료하고 회복시키는 더 큰 병원이 되길 바랍니다.

김서현(26세, 여)

어깨, 허리, 골반, 종아리 통증으로 고생하던 차에 지인의 추천으로 진료를 받게 되었습니다. 주사요법과 도수치료로 통증의 강도는 점차 좋아졌고, 여러 검사로 직접적인 원인을 찾아 치료할 수 있어서 좋았습니다. 또한 과민성대장증후군으로 잦은 설사와 복통에 시달렸는데, 꾸준한 진료와 적절한 약 복용으로 일상생활을 불편함 없이 지낼 수 있게 되었습니다. 지속적인 치료를 받으면 완쾌되리라는 믿음이 생깁니다. 감사합니다.

김영숙(66세, 여)

여기저기 아픈 곳이 많아 병원도 많이 드나들었지요. 우연히 유튜브 강의를 듣게 되고, 카페 활동을 하다가 마음편한유외과를 찾게 되었네요. 몇십 년 동안 허리통증과 장이 안 좋아 시달렸는데 조준호 선생님을 만나 고통에서 해방되었네요. 앞으로도 식생활과 습관 관리는 필수적으로 해나가야겠지만 이만큼 좋아진 데에는 선생님을 만난 덕이 크네요. 물리치료사 선생님도 성심성의껏 치료해주셔서 감사드립니다.

송수빈(26세, 여)

저는 굉장히 오랜 기간 만성피로를 느껴왔습니다. 눈 피로도 2년 넘도록 굉장히 심했고, 생리도 하지 않아서 산부인과에서 검사도 받고 약도 먹었지만 6개월 동안 생리를 하지 않았어요. 눈도 안과에서 약을 처방받아 먹어도 아픈 건 여전했어요. 몸이 피로한 것도 어느 병원을 가야 할지 몰라서 방치할 뿐이었어요. 그런데 마음편한유외과에서 두 번째 치료를 받은 다음부터 다시 생리를 시작했어요! 뿐만 아니라, 정기적으로 꾸준히 치료를 받으면서 평생 낫지 않을 것만 같던 피로도 없어지고, 무엇보다 눈 피로와 안구건조증이 좋아져 정말 행복합니다! 다른 안과나 산부인과에서 고쳐지지 않았던 것들의 원인을 알 수 있었고, 치료도 되어 속 시원해요! 건강이 좋아지니까 정신적으로도 좋아지고 기분도 업되어 행복한 날들을 보내고 있어요!

제 건강을 좋게 해주신 조준호 원장님께 정말 감사해요! 친절하시고 예쁘신 간호사 선생님들도 감사합니다!

용민지(31세, 여)

항상 어깨결림과 담 증상으로 고생했었고, 장 문제로 설사도 잦아서 고생이 많았는데 마음편한유외과에서 치료받으면서 담이 없어지고 어깨결림도 많이 좋아졌습니다. 설사도 어쩌다 일주일에 한 번 정도여서 일상생활이 여유롭습니다.

일 년 동안 생리를 안하는 다낭성난소증후군 증세가 있었는데 치료를 받으면서 음식 알레르기 검사에 맞춰 음식을 가려 먹어서인지 바로 생리를 시작했습니다. 두통도 자주 생겨서 타이레놀을 달고 살았는데 일자목 치료 덕분에 나아져 만족합니다. 설탕과 밀가루, 유제품 등을 멀리하라고 해서 음식을 사 먹을 때 힘들지만 몸이 좋아져서 무척 행복합니다.

이서연(31세, 여)

처음 내원했을 때 갑자기 시작된 이유 모를 설사와 만성피로로 굉장히 힘들었습니다. 하루 종일 피곤하고 기운 없고 어지러워 계속 침대에 누워만 지냈는데 한 달여의 장누수 치료, 항산화 수액을 맞는 치료를 받고 식이요법을 병행한 결과, 지금은 평생 달고 살던 만성피로는 거의 없어지고 설사도 줄어들어 정상적인 생활을 하게 되었습니다.

간 수치도 세 배 정도 높았는데 불과 한 달이라는 짧은 기간에 정상 수치로 들어온 것 또한 놀라운 일이었고요. 거기에 허기져서 폭식하던 일도 없어져서 자연스럽게 살도 빠지고 있습니다. 체감되는 삶의 질이 매우 좋아졌음을 매일 느낍니다. ^^

박미영(45세, 여)

왼쪽 두 번째 손가락이 저려서 처음 방문하게 되었습니다. 엑스레이를 찍어 확인해

보니 왼쪽 두 번째 손가락과 신경이 연결된 경추 부분에 문제가 있어서 저린 것으로 나타났습니다. 도수치료를 통해 목에 C커브를 다시 만드는 것을 목표로 일주일에 2~3번 방문하여 꾸준히 치료를 받았습니다. 더불어 그동안 몸 상태를 악화시켰던 생활 습관도 바꿀 수 있도록 도와주셨습니다. 치료 후 2~3주 정도는 계속 손이 저려서 불안하고 속상했는데 믿고 따라가다 보니 어느 순간 손저림 증상이 완전히 나았습니다. 이제 재발하지 않도록 이후 관리를 진행할 예정입니다. 가장 기본이지만 놓치기 쉬운 몸의 구조(뼈)와 관련된 부분을 가르쳐주시고 치료해주셔서 감사드립니다.

송현주(56세, 여)

저는 알레르기 중증환자로 피부묘기증, 비염, 각종 알레르기를 몸에 누적해오기를 대략 13년. 2~3일에 한 알, 항히스타민제로 버텨왔습니다. 피부과를 가도 이비인후과를 가도 지르텍 등의 항히스타민제만 처방해주는 게 전부였기 때문이죠. 약을 끊고 싶은데, 알레르기 증상은 점점 다양해지고 광범위해져 끊을 수 없는 참으로 답 없는 불치병이라 생각했어요. 지인 소개로 척추교정이나 받아볼까 하고 찾은 마음편한유외과였는데 알레르기를 고칠 수 있다고 하니 처음엔 귀를 의심했죠. 김준영 원장님께서 그 구수한 말투로 "이게 뭐 불치병이에요? 나아질 거예요."라고 너무 가볍게 말씀하시는 거 아니겠습니까.
그런데 정말, 이건. 이것은! 치료가 아니라 기적.
원장님을 만난 지 2개월 남짓, 현재 1개월 넘도록 약을 먹지 않고 있고, 알레르기 증상이 상당히 완화되었습니다! 앞으로 기대가 되고, 고칠 수 있다는 희망이 생기니, 더 내 몸을 아끼게 되네요.
김준영 원장님께서는 순간의 증상을 억제하는 약을 처방해주는 것이 아니라, 증상의 근원을 찾아주고 건강하게 관리할 수 있도록 코칭을 해주셔요. 원장님을 비롯해 간호사, 물리치료사 선생님들 모두 밝으셔서 병원 다녀오는 자체가 힐링입니다. 그야말로 '마음편한유외과'라는 이름에 걸맞는 곳이에요. ^^
엄지척 김준영 원장님, 너무나 감사합니다!

홍서윤(33세, 여)

지루성 두피염, 건선, 알러지성 결막염, 비염, 한포진, 습진, 피부묘기증, 허리통증, 금방 피곤하고 앉았다 일어서면 핑도는 어지럼증……. 어디가 부러진 것도 아니고, 피가 나는 외상도 아니라 사는 데 지장은 없지만 만성으로 달고 사는 염증 때문에 삶의 질이 좋다고 볼 수 없었어요. 안과, 피부과, 한방병원(허리)을 다 다녀도 낫질 않았는데 김준영 원장님 치료받고 정말 많이 좋아졌어요. 이런저런 검사 후 장 누수와 경추, 흉추, 척추 치료를 하셔서 처음엔 좀 의아했으나 제가 가진 질환들이 장과 신체 구조의 문제라고 하셨어요.

두 달 지나니까 딱 효과가 나타나더라고요. 안구건조가 해결되며 알레르기성 결막염이 없어지고, 비염도 좋아지고, 뻣뻣하고 늘 아프던 목과 허리가 유연해지고, 지루성 두피염과 건선, 한포진, 습진이 완치까진 아니어도 확실히 호전되고 있어요. 안 아프고 안 가려운 게 이렇게 좋은 건지 얼마 만에 느껴보나 몰라요. 아침에 못 일어나고 오전 내내 축축 늘어지다가 오후가 되어야 반짝 정신이 들곤 했는데 요즘은 일찍 잘 일어나요. 치료하면서 덤으로 살도 빠졌네요. 체지방률이 32~33%에서 27~28%대로 내려가서 옷태도 살고 주변 지인들이 체중에 비해 더 슬림하게 봐줘서 기분이 너무 좋더라고요.

조깅, 마라톤이 취미였는데 체중과 통증 때문에 못하게 되었다고 하니 원장님께서 다시 하면 기록이 더 좋아질 거라고 하시네요. 와우~ 근거 있는 자신감!! 심지어 최근에는 피하낭종 제거 수술도 했어요. 원장님께서 외과 전문의라는 사실이 새삼 고맙더라고요.

겉으로 드러나는 것만 치료하는 일반 병원과는 달리 증상을 통해 원인을 파악하고, 안팎으로 치료를 해주시니 몸과 마음이 동시에 건강해지는 느낌이에요.

유능은 기본이고 자상하신 김준영 원장님, 조준호 원장님, 이쁘고 친절한 간호사 선생님들 고맙습니다. 앞으로도 잘 부탁드려요.

이동현(22세, 남)

3년 전, 저에게 불치병이 찾아왔어요. 평소에 손, 발가락, 무릎, 팔 관절 전체가 욱신거리고 특히 시험기간, 주차문제 등 신경 쓸 일이 있을 때면 통증이 더욱 심해지곤 했어요. 관절통증 때문에 평소 잠자기도 쉽지 않았어요. 통증은 주로 저녁부터 시작해 차차 심해지면서 걷기도 힘들 정도였다가 자고 일어나면 약한 상태로 지속됐어요.

NRS 통증척도 기준 10점 중 심하면 8점, 평소 일상생활에는 5~6점 정도로 통증을 느꼈어요. 류마티스관절염과 증상이 비슷해서 동네 류마티스내과의원과 대학병원 류마티스내과에서 두 차례 혈청검사를 했는데 염증 수치는 있으나 류마티스 인자가 아니라는 얘길 듣고 내심 안도하면서도 정확한 진단명을 알 길이 없어 답답했어요. 줄곧 동네 정형외과에서 진통소염제를 처방받아 저녁마다 챙겨 먹었지요.

현재 대학교 3학년 학생인 저는 졸업 후 사회생활도 통증으로 힘들 것이 자명하여 그 전에 어떻게든 제 병의 진단명이라도 알고 싶었어요. 네이버 검색을 통해 여러 병원을 알아보던 중에 마음편한유외과에서 난치병, 통증 치료가 가능하단 것을 알게 되었고 1개월가량 내원치료를 받았습니다. 4주 간의 집중치료를 받고 나니 몸이 한결 가볍게 느껴지고 심한 통증은 거의 없어졌어요. NRS 통증척도 기준 8점이었는데 2.5점으로 많이 줄었고 일주일에 하루이틀 미미한 관절통증 이외에는 통증 없이 생활할 정도예요. 물론 지금도 계속해서 치료받고 있어요. 조준호 원장님이 알기 쉽게 설명해주시고 간호사, 물리치료사 분들이 친절히 응대해 주셔서 마음도 편해요.

저와 같은 질환을 가지고 있는 분이 있다면 이러한 치료를 꼭 받아 삶의 질이 향상되었으면 하는 바람으로 이 글을 씁니다.

조하니(36세, 여)

저는 마음편한유외과에 오기 전에 통증의학과, 정형외과, 한의원, 안과 등을 병원 투어하듯 거쳤던 사람입니다. 모든 치료가 일시적이었고 제 통증을 현대인이면 누구나 겪는 가벼운 불편 정도로 여기는 진료에 지쳐 가고 있었습니다. 때문에 제가 가진 문제들을 개별 질환이 아닌 통합적인 시각으로 이해하고 치료해줄 병원을 꽤 오랜 시간 찾았습니다. 마음편한유외과에 내원하기 전에 조준호 원장님의 칼럼을 거의 다 읽었고, 유튜브 영상으로 나름의 공부를 하고 방문했습니다.

치료 효과가 더디더라도 몸의 문제를 차근히 찾아보겠다는 각오였는데 생각보다 빠른 차도에 놀랐습니다. 두 번째 내원 때부터 매번 좋아지는 몸 상태에 기쁘고, 기복이 있더라도 치료 과정 중에 생기는 현상임을 차근히 설명해주셔서 조급하지 않았습니다. 내 몸을 공부하며 친하게 지낼 수 있겠다는 자신이 생겼습니다. 그 마음 덕분에 정말 몸이 편해졌습니다. 몸과 맘이 모두 편한 마음편한유외과! 파이팅!

감사의 글

━━━━━━━━━━━━━━━━━━━━━━━

이 책을 쓰면서 인체에 대해 더 깊은 이해와 진료 철학을 다시 한 번 확인하게 되었습니다. 그 소중한 기회를 주신 분들께 감사의 인사를 드리고 싶습니다.

나는 많은 분들에게 엄청난 빚을 졌습니다. 이분들의 가르침과 도움이 없었다면 이 책은 절대 세상에 나오지 못했을 것입니다.

수년 동안 좀 더 새로운, 좀 더 다른 치료법에 대한 열망이 내 마음과 머리를 사로잡았던 것은 사실입니다.

그러나 그것은 큰 오산이었습니다.

"업은 아이 삼 년 찾는다."

문제의 원인과 해결책이 가까운 데 있는 것을 모르고, 엉뚱한 곳에서 찾아다녔습니다. 그 길고 긴 방황에서 나에게 큰 가르침과 깨달음을 주신 조성우 원장님께 '감사하다'는 말로는 부족할 만큼 감사한 마음을 가지고 있습니다.

더불어 큰 스승이자 동료인 마음편한유외과 김준영 원장님의 지원과 격려, 가르침을 통해 많은 것들을 배울 수 있었습니다.

수년째 함께 공부하고 있는 대한자율신경의학회 이강욱 원장님

이하 회원분들에게도 감사 인사를 드립니다.

사랑과 헌신으로 교육시켜주시고, 언제나 곁에서 용기를 주시며 세심한 지원을 아끼지 않으시는 양가 부모님, 모든 가족들, 조군희, 염동순, 이규석, 김경남, 행복발전소 승민, 혜인, 효원, 조현성, 김태오, 형준, 호준, 혜민, 상표 모두 감사합니다.

항상 나에게 새로운 영감을 주는 소울메이트 화목, 정민, 유진, 여진, 태환, 태윤, 서진, 하진 가족 그리고 나의 아내 이인화, 당신이 있기에 인생이 행복합니다.

또 내가 머리 숙여 감사 인사를 드려야 할 사람들이 더 있습니다.

실제 현장에서 어려운 환자들의 전인적 치유를 위해 헌신하고 노력하는 마음편한유외과 식구들 모두 감사합니다.

에듀웰 김경숙 대표님 또한 감사합니다. 뒤죽박죽으로 섞인 블로그 게시글과 토막글들을 단단한 응집력을 가진 한 권의 책으로 탈바꿈시켜주셨습니다.

'안티프래질'과 '폴리매스'를 외치면서 정신 똑바로 차리며 살도록 채찍질해주신 신영준 박사님, 고영성 작가님, 웅 이사님께 감사드립니다.

마지막으로 "환자가 최고의 스승입니다."

진료 현장에서 함께 울고 웃었던 많은 환자분들의 가르침으로 이 책이 세상에 나오게 되었습니다.

늘 건강하시고 가정에 행복이 가득하시길 기원합니다.

힐링 알고리즘 바로잡기

초판 1쇄 발행 2021년 9월 28일
초판 2쇄 발행 2023년 7월 1일

지은이 | 조준호
발행인 | 김경숙

편   집 | 한소영, 윤수연
삽   화 | 박대진
디자인 | 호기심고양이
마케팅 | 윤상현
펴낸곳 | 에듀웰
출판등록 | 2007년 11월 13일 (제2007-000213호)
주   소 | 서울특별시 서초구 서운로 19 서초월드오피스텔 1505호
전   화 | (02)539-8446
이메일 | syypa@naver.com

ISBN 978-89-964187-4-0 (13510)